全国中医药行业高等职业教育"十三五"规划教材

常见疾病康复

（供康复治疗学等专业使用）

主　编◎左天香　黄学英

中国中医药出版社
·北 京·

图书在版编目（CIP）数据

常见疾病康复 / 左天香，黄学英主编 . —2 版 . —北京：中国中医药出版社，2020.4
全国中医药行业高等职业教育"十三五"规划教材
ISBN 978-7-5132-4976-8

Ⅰ.①常…　Ⅱ.①左…②黄…　Ⅲ.①常见病 – 康复医学 – 高等职业教育 – 教材
Ⅳ.① R49

中国版本图书馆 CIP 数据核字 (2018) 第 099118 号

中国中医药出版社出版

北京经济技术开发区科创十三街 31 号院二区 8 号楼
邮政编码　100176
传真　010-64405750
河北品睿印刷有限公司印刷
各地新华书店经销

开本 787×1092　1/16　印张 20.75　字数 420 千字
2020 年 4 月第 2 版　2020 年 4 月第 1 次印刷
书号　ISBN 978-7-5132-4976-8

定价 85.00 元
网址　www.cptcm.com

社 长 热 线　010-64405720
购 书 热 线　010-89535836
侵 权 打 假　010-64405753

微信服务号　zgzyycbs
微商城网址　https://kdt.im/LIdUGr
官 方 微 博　http://e.weibo.com/cptcm
天猫旗舰店网址　https://zgzyycbs.tmall.com

如有印装质量问题请与本社出版部联系（010-64405510）
版权专有　侵权必究

全国中医药行业高等职业教育"十三五"规划教材

全国中医药职业教育教学指导委员会

主 任 委 员

卢国慧（国家中医药管理局人事教育司司长）

副主任委员

赵国胜（安徽中医药高等专科学校教授）

张立祥（山东中医药高等专科学校党委书记）

姜德民（甘肃省中医学校校长）

范吉平（中国中医药出版社社长）

秘 书 长

周景玉（国家中医药管理局人事教育司综合协调处处长）

委 员

王义祁（安徽中医药高等专科学校党委副书记）

王秀兰（上海中医药大学教授）

卞 瑶（云南中医学院继续教育学院、职业技术学院院长）

方家选（南阳医学高等专科学校校长）

孔令俭（曲阜中医药学校校长）

叶正良（天士力控股集团公司生产制造事业群 CEO）

包武晓（呼伦贝尔职业技术学院蒙医蒙药系副主任）

冯居秦（西安海棠职业学院院长）

尼玛次仁（西藏藏医学院院长）

吕文亮（湖北中医药大学校长）

刘 勇（成都中医药大学峨眉学院党委书记、院长）

李 刚（亳州中药科技学校校长）

李 铭（昆明医科大学副校长）

李伏君（千金药业有限公司技术副总经理）

李灿东（福建中医药大学校长）

李建民（黑龙江中医药大学佳木斯学院教授）

李景儒（黑龙江省计划生育科学研究院院长）

杨佳琦（杭州市拱墅区米市巷街道社区卫生服务中心主任）

吾布力·吐尔地（新疆维吾尔医学专科学校药学系主任）

吴　彬（广西中医药大学护理学院院长）

宋利华（连云港中医药高等职业技术学院教授）

迟江波（烟台渤海制药集团有限公司总裁）

张美林（成都中医药大学附属针灸学校党委书记）

张登山（邢台医学高等专科学校教授）

张震云（山西药科职业学院党委副书记、院长）

陈　燕（湖南中医药大学附属中西医结合医院院长）

陈玉奇（沈阳市中医药学校校长）

陈令轩（国家中医药管理局人事教育司综合协调处副主任科员）

周忠民（渭南职业技术学院教授）

胡志方（江西中医药高等专科学校校长）

徐家正（海口市中医药学校校长）

凌　娅（江苏康缘药业股份有限公司副董事长）

郭争鸣（湖南中医药高等专科学校校长）

郭桂明（北京中医医院药学部主任）

唐家奇（广东湛江中医学校教授）

曹世奎（长春中医药大学招生与就业处处长）

龚晋文（山西卫生健康职业学院／山西省中医学校党委副书记）

董维春（北京卫生职业学院党委书记）

谭　工（重庆三峡医药高等专科学校副校长）

潘年松（遵义医药高等专科学校副校长）

赵　剑（芜湖绿叶制药有限公司总经理）

梁小明（江西博雅生物制药股份有限公司常务副总经理）

龙　岩（德生堂医药集团董事长）

中医药职业教育是我国现代职业教育体系的重要组成部分，肩负着培养新时代中医药行业多样化人才、传承中医药技术技能、促进中医药服务健康中国建设的重要职责。为贯彻落实《国务院关于加快发展现代职业教育的决定》（国发〔2014〕19号）、《中医药健康服务发展规划（2015—2020年）》（国办发〔2015〕32号）和《中医药发展战略规划纲要（2016—2030年）》（国发〔2016〕15号）（简称《纲要》）等文件精神，尤其是实现《纲要》中"到2030年，基本形成一支由百名国医大师、万名中医名师、百万中医师、千万职业技能人员组成的中医药人才队伍"的发展目标，提升中医药职业教育对全民健康和地方经济的贡献度，提高职业技术院校学生的实际操作能力，实现职业教育与产业需求、岗位胜任能力严密对接，突出新时代中医药职业教育的特色，国家中医药管理局教材建设工作委员会办公室（以下简称"教材办"）、中国中医药出版社在国家中医药管理局领导下，在全国中医药职业教育教学指导委员会指导下，总结"全国中医药行业高等职业教育'十二五'规划教材"建设的经验，组织完成了"全国中医药行业高等职业教育'十三五'规划教材"建设工作。

中国中医药出版社是全国中医药行业规划教材唯一出版基地，为国家中医中西医结合执业（助理）医师资格考试大纲和细则、实践技能指导用书、全国中医药专业技术资格考试大纲和细则唯一授权出版单位，与国家中医药管理局中医师资格认证中心建立了良好的战略伙伴关系。

本套教材规划过程中，教材办认真听取了全国中医药职业教育教学指导委员会相关专家的意见，结合职业教育教学一线教师的反馈意见，加强顶层设计和组织管理，是全国唯一的中医药行业高等职业教育规划教材，于2016年启动了教材建设工作。通过广泛调研、全国范围遴选主编，又先后经过主编会议、编写会议、定稿会议等环节的质量管理和控制，在千余位编者的共同努力下，历时1年多时间，完成了83种规划教材的编写工作。

本套教材由50余所开展中医药高等职业教育院校的专家及相关医院、医药企业等单位联合编写，中国中医药出版社出版，供高等职业教育院校中医学、针灸推拿、中医骨伤、中药学、康复治疗技术、护理6个专业使用。

本套教材具有以下特点：

1. 以教学指导意见为纲领，贴近新时代实际

注重体现新时代中医药高等职业教育的特点，以教育部新的教学指导意见为纲领，注重针对性、适用性以及实用性，贴近学生、贴近岗位、贴近社会，符合中医药高等职业教育教学实际。

2. 突出质量意识、精品意识，满足中医药人才培养的需求

注重强化质量意识、精品意识，从教材内容结构设计、知识点、规范化、标准化、编写技巧、语言文字等方面加以改革，具备"精品教材"特质，满足中医药事业发展对于技术技能型、应用型中医药人才的需求。

3. 以学生为中心，以促进就业为导向

坚持以学生为中心，强调以就业为导向、以能力为本位、以岗位需求为标准的原则，按照技术技能型、应用型中医药人才的培养目标进行编写，教材内容涵盖资格考试全部内容及所有考试要求的知识点，满足学生获得"双证书"及相关工作岗位需求，有利于促进学生就业。

4. 注重数字化融合创新，力求呈现形式多样化

努力按照融合教材编写的思路和要求，创新教材呈现形式，版式设计突出结构模块化，新颖、活泼，图文并茂，并注重配套多种数字化素材，以期在全国中医药行业院校教育平台"医开讲－医教在线"数字化平台上获取多种数字化教学资源，符合职业院校学生认知规律及特点，以利于增强学生的学习兴趣。

本套教材的建设，得到国家中医药管理局领导的指导与大力支持，凝聚了全国中医药行业职业教育工作者的集体智慧，体现了全国中医药行业齐心协力、求真务实的工作作风，代表了全国中医药行业为"十三五"期间中医药事业发展和人才培养所做的共同努力，谨此向有关单位和个人致以衷心的感谢！希望本套教材的出版，能够对全国中医药行业职业教育教学的发展和中医药人才的培养产生积极的推动作用。需要说明的是，尽管所有组织者与编写者竭尽心智，精益求精，本套教材仍有一定的提升空间，敬请各教学单位、教学人员及广大学生多提宝贵意见和建议，以便今后修订和提高。

国家中医药管理局教材建设工作委员会办公室

全国中医药职业教育教学指导委员会

2018 年 1 月

全国中医药行业高等职业教育"十三五"规划教材

《常见疾病康复》
编 委 会

主 编

左天香（安徽中医药高等专科学校）

黄学英（山东中医药高等专科学校）

副主编

江跃华（江西中医药高等专科学校）

熊 华（四川中医药高等专科学校）

黄昕红（黑龙江中医药大学）

编 委（以姓氏笔画为序）

杨和艳（保山中医药高等专科学校）

杨路华（安徽中医药高等专科学校）

张国强（河南推拿职业学院）

赵 旭（黑龙江中医药大学）

梁志刚（邢台医学高等专科学校）

谭小玲（重庆三峡医药高等专科学校）

　　常见疾病康复是指综合采用各种康复治疗手段，对临床专科各类病、伤、残患者的功能障碍进行有针对性的康复评定、康复治疗及相关问题研究的一门课程，是康复治疗学专业重要的专业课程和主干课程。目标是使学生掌握临床常见疾病的康复治疗措施。本教材主要供高等职业院校康复治疗学专业使用，也可供康复专业相关人员临床参考之用。

　　本教材是在全面推进高等职业教育教学质量与教学改革工程的实施背景下，为满足不断深化的教学改革的需要编写的。我们秉承三基（基本知识、基本理论、基本技能）、五性（思想性、科学性、先进性、启发性、适用性）和三特定（特定的对象、特定的要求、特定的限制）的编写原则，注重学生的实践动手能力和专业创新能力的培养。

　　本教材以功能障碍为主线，贯穿多系统疾病，从每个疾病的定义、流行病学、病因及发病机制、临床特征、康复评定和康复治疗等几方面进行编写，围绕康复治疗进行描述。每一模块均开宗明义，明确学习目标及考试大纲。书中特别设有案例导入、知识链接等内容，以扩展学生的知识面，增加教材的知识性、趣味性，激发学生的学习兴趣。每一模块末尾设有复习思考题，以启发学生思考，便于整体把握学习内容，及时进行回顾。本教材丰富了对治疗技术和评定方法的图表描述，增强了可读性；并紧跟康复评定方法和康复治疗技术发展趋势，注重知识的更新，将临床康复学科、行业的新知识、新成果和新技术写入其中。

　　本教材的编写分工如下：模块一、十二、十九、二十、二十九，由左天香编写；模块二，由梁志刚编写；模块三、四、六，由江跃华编写；模块五，由杨和艳编写；模块七、八，由杨路华编写；模块九、十、十一，由黄学英编写；模块十三、十四、十五，由张国强编写；模块十六、十七、十八，由熊华编写；模块二十一、二十三、二十五，由黄昕红编写；模块二十二、二十四，由赵旭编写；模块二十六、二十七、二十八，由谭小玲编写。

　　在编写过程中，我们得到了中国中医药出版社的精心指导，同时也得到了各编写单位的大力支持，使我们的编写工作能够顺利完成，在此表示衷心的感谢！在教材的编写中，全体参编人员付出了艰辛的劳动，并对教材做了反复的校对及修改。尽管如此，仍可能会有一些疏漏和不足之处，恳请广大师生提出批评和建议，以便再版时进一步完善。

《常见疾病康复》编委会

2019 年 10 月

目录

扫一扫，看课件

模 块 一

绪 论

【学习目标】
1. 掌握常见疾病康复定义、常见疾病康复目标。
2. 熟悉临床康复的工作特点、工作方式，康复医师和治疗师的资格与职责。

项目一　常见疾病康复概述

随着康复医学的发展，康复作为一种理念已渗透到临床医疗的全部过程以及养生保健领域。各种专科疾病康复的开展，促进了与临床专科相应的临床康复学的发展。近几年，在一些国家出现了临床专科康复医师，如骨科康复医师、神经康复医师。专科康复学和专科康复医师队伍的发展体现了疾病康复学已深入临床工作，体现了康复医学与临床治疗的密切关系。临床医师既是临床专科医师，通过学习也可以成为该专科的康复医师，而且临床早期阶段也是康复的最佳时期。在临床实践工作中，临床康复医师不但要掌握临床医学的基本知识，还要掌握康复医学的全面知识，特别是本专科疾病康复的相关知识，只有这样，才能正确地进行康复治疗。

一、常见疾病康复的定义

常见疾病康复是一门研究因伤病导致功能障碍的预防、治疗，促进病、伤、残患者功能与能力最大限度恢复的医学学科。常见疾病康复研究的主要对象是临床相关疾病引起的功能障碍患者。由于功能障碍可以是潜在的，也可以是现存的，可逆的或不可逆的，可以在疾病之前出现，也可与疾病并存或成为疾病的后遗症。因此，常见疾病康复实际上涉及临床各学科，涵盖临床各学科的知识，侧重康复医学的内容。常见疾病康复的基本研究领域主要包括：

1. **骨科康复学**（orthopaedic rehabilitation） 是一门研究由骨与关节、肌肉及外周神经和软组织损伤、畸形、疾病所致的功能障碍及康复处理的学科。康复治疗措施包括必要的临床手术治疗、手术前后的功能训练、假肢和矫形器的装配等。

2. **神经康复学**（neurological rehabilitation） 是一门研究中枢神经系统及外周神经系统病损导致的功能障碍及康复治疗的学科。

3. **其他康复学** 包括内科疾病康复学、儿科康复学、肿瘤康复学、老年病康复学等。

二、常见疾病康复的目标

在制订常见疾病康复治疗计划时，每个患者的康复目标往往是不同的。确定每一个患者具体的康复目标主要依据其病伤的分类诊断和功能评定，同时还要考虑患者的年龄、体质，有无其他合并症等。但是从常见疾病康复的基本观点出发，患者的基本康复目标是一致的。常见疾病康复的目的是利用以医学为主的多种手段，设法使患者已经受限或丧失的功能和能力恢复到可能达到的最大限度，帮助他们重返社会，从而达到接近正常或比较正常的生活。康复基本目标主要包括两个方面：增加患者的独立能力（independence），使患者能回归家庭或社会，并进行创造性生活（productive life）。

1. **重新获得独立能力** 重新获得独立能力是康复的首要目标。长期以来，康复被认为是一个通过康复训练等手段使患者获得尽可能高的身体独立水平的过程。日常生活活动或生活自理能力的明显提高往往被作为疾病康复成功的标志。独立能力的概念被极大程度地限制在身体的（肉体的）独立能力范围之内，即把生活自理能力作为独立能力的指标。然而，独立能力不能被单纯看作身体或生理功能上的独立能力，同时还应包括独立做出决定和解决问题的能力，即自决能力（self-determination）。举个例子，如果只强调身体的独立能力，那么仅能使得高位脊髓损伤患者通过指导、别人协助和应用某些辅助器械达到一种相对独立的生活方式，而不能真正获得独立能力。因此，在所有患者的疾病康复过程中，要同时注意培养患者的自决能力，从而尽可能地达到身心独立。独立功能评定体现了身体的独立和自决能力两方面内容。

2. **重归社会，提高生活质量** 至今，很多康复医师仍把康复目标局限于生活自理能力或独立能力的恢复或提高，康复治疗方法局限于物理疗法、作业疗法等体能方面的训练，社会适应能力的恢复及潜在的就业能力的恢复往往被忽视，甚至被忽略。患者和家属满足于患者生活自理，认为重新工作是不可能或不必要的。生活自理能力的恢复为社会适应能力和就业能力的恢复奠定了基础，但是生活自理能力的恢复并不意味着社会适应能力和就业能力的恢复。患者只有生活自理能力，可以在家庭环境中进行一定程度的独立活动，但仍难以回归社会。这样，他们事实上只是社会资源的消耗者，而不能通过自己潜在的就业劳动能力（包括体力和智力）为社会提供资源。他们既不能作为社会精神或物质财富的创造者而创造性地生活，也不能通过创造财富增加自信、自立。只注重生活自理能力的恢复，实际上只是对人的自然属性的康复。只有注意社会适应能力和就业能力的恢复，才是对人的社会属性进行"康复"，否则，其对自然属性的康复就失去了重要价值。例如脊髓损伤患者中，有一定文化水平和专业技术能力的患者通过必要的训练，应用部分科学技术（如计算机）也可从事一定的工作。同时，研究结果显示，脊髓损伤患者在生活自理活动以外的其他方面所消耗的平均时间实际上少于正常人所用的时间，因此可以有更多的时间从事更有意义的工作，这已经被一些事业上取得成功的患者所证实。对康复患者应进行力所能及的职业康复训练，使他们今后能返回合适的工作岗位，从而真正地回归社会，达到全面康复的目标。

项目二 工作特点及工作方式

一、常见疾病康复的工作特点

临床疾病康复学与临床医学有很大的不同，从某种意义上讲，临床疾病康复学是一种功能医学，它的主要任务之一是研究患者的功能障碍和残疾，以及如何去治疗（或克服）残疾给患者带来的功能障碍。这样临床疾病康复的工作内容也就有了它自己的特点，即康复评定、康复治疗、康复预防。

（一）康复评定

康复评定是疾病康复治疗的基础。它类似于临床医学的诊断过程，但又不完全相同。对于康复评定的定义可以这样来理解：康复评定是客观、准确地检查、判断患者功能障碍的性质、部位、范围、程度，确定尚存的代偿能力情况，估计功能障碍的发展、转归和预后，确定康复目标，制订出可行的康复治疗措施，判定康复治疗效果，决定康复治疗后患者回归及去向的过程。

1. 康复评定的内容

（1）躯体功能评定 一般包括关节活动功能评定、肌肉力量评定、上下肢功能评定、步态分析、神经电生理评定、痉挛与弛缓的评定、感觉与知觉功能的评定、协调与平衡功能的评定、姿势反射与原始反射的评定、日常生活活动能力的评定、上下肢穿戴假肢或矫形器能力的评定、穿戴脊柱矫形器能力的评定等。

（2）精神心理功能评定 一般包括情绪评定、残疾后心理状态评定、疼痛评定、失用症和失认症评定、痴呆评定、非痴呆性认知障碍（注意力、记忆、思维）评定、人格评定等。

（3）语言功能评定 一般包括失语症评定、构音障碍评定、语言错乱评定、痴呆性言语评定、言语发育迟缓评定、听力测定和发音功能的仪器评定等。

（4）社会功能评定　一般包括社会生活能力评定、生活质量评定、就业能力评定等。

2. 康复评定的分期

（1）初期评定　在患者入院初期完成。目的是全面了解患者功能状况和障碍程度、致残原因、康复潜力，据此确定康复目标和制订康复治疗计划。

（2）中期评定　在康复治疗中期进行。目的是经过康复治疗后，评定患者的功能情况，有无康复效果，分析原因，并据此调整康复治疗计划。中期评定可进行多次。

（3）后期评定　在康复治疗结束时进行。目的是经过康复治疗后，评定患者总的功能情况，评价康复治疗效果，提出重返家庭和社会或做进一步康复治疗的建议。

3. 康复评定会　康复评定会是康复评定工作的一种重要形式，是由康复医师主持召开，康复治疗师、康复护士、康复工程师等相关人员参加的康复治疗组会议。在会上小组成员根据其本人的检查及分析，对患者功能障碍性质、部位、程度、发展、预后及康复目标充分发表意见，提出各自领域的康复对策、康复目标和治疗处理意见（包括近期、中期、远期），然后由康复医师归纳总结为一个完整的康复评定和治疗方案，拟定计划，指派各专业人员分别实施。治疗中期再次召开评定会，对计划执行情况进行评定、修改和补充。治疗结束时再召开评定会，对康复疗效进行总结，并为下阶段康复治疗或出院后去向提出意见。

4. 康复评定应当做出的判断

（1）确定患者功能障碍的种类和主要的功能障碍。

（2）确定患者功能障碍的程度　对患者的功能障碍，不仅应了解其种类，还应判断其严重程度。

（3）判断患者的代偿能力　在康复医疗工作中，不仅应了解患者功能障碍的情况，知道其丧失了什么功能，还应该了解其代偿能力如何，还残存什么功能，能发挥多大的代偿能力，并研究怎样利用这些残存的功能去发挥代偿作用，提高患者的生活和社会适应能力。

（4）确定康复治疗目标　对患者功能障碍的种类、严重程度和主要功能障碍有了正确全面的了解以后，明确康复治疗重点，通过康复治疗和训练，预期使患者的功能障碍恢复到何种水平，这种水平就是康复治疗需要达到的目标。最基本的指标是患者生活自理能力的恢复水平，其次是对家庭及社会适应能力的恢复程度等。治疗目标又可分为：

1）近期目标　是康复治疗初级阶段达到的目标。

2）中期目标　是康复治疗过程中，分阶段应达到的目标。

3）出院目标　是患者康复治疗结束，准备出院时应达到的目标。

4）远期目标　是患者出院后回归家庭和社会后所能达到的水平。

（5）决定承担各种功能训练任务的专业成员 根据患者功能障碍的种类和严重程度，结合康复治疗小组各成员的专长，将功能恢复训练的各方面任务恰当地分配给能胜任的成员，充分发挥其特长，分工协作，共同完成恢复患者功能的任务。

（6）决定各种康复治疗措施 康复评定会议要综合各专业评定结果的意见，根据功能障碍的主次，制订康复治疗计划并对康复治疗的先后顺序作出合理的安排。影响患者生活自理能力最严重的以及患者感到最痛苦并最迫切希望解决的问题，应优先考虑。

（7）判断康复治疗效果、修改康复治疗计划 在康复治疗工作中，可根据需要随时对患者的状况进行评定，修改康复治疗计划，变更康复治疗措施，以取得更好的康复治疗效果。

（8）决定康复结局及转归 康复治疗结束，应对患者作出全面的评定，指出康复治疗后患者的去向。例如，回归家庭、回归社会、回归工作岗位、转至其他康复机构（如康复中心、疗养院）、至社区康复服务站继续接受康复治疗等。

（二）康复治疗

康复治疗技术的应用是康复医学不同于其他临床医学的又一特征。康复治疗以康复训练为主要手段，但并不排斥临床行之有效的其他方法的应用，比如药物、手术、石膏、夹板、传统医学疗法等。主要康复训练疗法简介如下：

1. 物理疗法（physical therapy，PT） 包括运动疗法和理疗。

（1）运动疗法 是物理疗法的主要组成部分，它是通过运动对身体的功能障碍和功能低下进行预防、改善和功能恢复的治疗方法。应用被动运动、主动运动、主动助力运动、抗阻运动、神经发育疗法等各种运动方法来训练患者，如肢体瘫痪后如何设法使其运动，如何将不正常的运动模式转变为正常或接近正常的模式，改善关节活动，增强肌力，增进运动协调性，提高调节平衡的能力等。总之，该疗法是针对性地、循序渐进地恢复患者丧失或减弱的运动能力，同时能够预防和治疗肌肉萎缩、关节僵直、骨质疏松、肢体畸形等并发症的发生。

（2）理疗 主要是应用除力学因素以外的电、光、声、磁、水、冷、热等各种物理因素治疗疾病，促进患者康复的治疗方法。

2. 作业疗法（occupation therapy，OT） 是针对患者的功能障碍，从日常生活活动、手工操作劳动及文本活动中选出一些针对性强，能恢复患者减弱的功能和技巧的作业活动，让患者按照指定的要求进行训练，逐步恢复其功能，从而提高患者的日常生活能力，使其能自理生活和学习。在日常生活活动方面，常选用进食、梳洗、穿衣、从床上到轮椅转移等活动；在手工操作方面，常选用木工、手工制作等；在文本活动方面，常选用套环、拼七巧板、绘画及各种有康复价值的游戏等。对于活动困难者，作业治疗师可为他们制作自助具，如患者手握持困难，可为他们准备粗柄勺，以便握持；对装配上肢矫形器以及配备特殊轮椅者，进行操纵和使用训练；对于认知能力有障碍的患者，进行认知功能的训练；以及为某些需要辅助器具的患者配制辅助器具等（主要是上肢，为方便日常生活或训练用）。

3. **言语疗法（speech therapy，ST）** 是采用各种科学的方法，对言语障碍的患者，如脑瘫、脑外伤等有交流障碍的患者，进行评定和针对性训练，改善言语功能。

4. **心理疗法（psychotherapy）** 心理是脑的功能对客观现实的反映，患者心理往往存在不同程度的改变。心理疗法是通过观察、谈话、实验和心理测验（智力、人格、精神、心理等），对患者的心理异常进行诊断后，再采用精神支持疗法、暗示疗法、行为疗法、松弛疗法、音乐疗法等对患者进行训练、教育和治疗，从而减轻或消除症状，改善心理和精神状态，使康复治疗顺利进行，最终实现全面康复。

5. **康复护理（rehabilitation nursing，RN）** 康复护士是康复治疗组重要成员之一，主要任务是与其他康复专业人员共同协作，对患者施行符合康复要求的专业护理和必要的功能训练，预防并发症，防止继发性残疾，减轻残疾的影响，提高生活自理能力，使患者最大限度地康复并回归社会。康复护理具体内容包括：防治长期卧床导致的各种不良反应（例如早期活动防止失用综合征，定时翻身防压疮，鼓励患者尽量主动做各种活动等）；指导患者自主完成日常生活活动（如穿衣、吃饭、洗漱等）；配合治疗师训练患者的肢体运动功能（如坐、站、走等）；做好患者的心理康复工作等。

6. **假肢和矫形器的应用（prosthesis and orthoses，P&O）** 假肢是弥补人的肢体缺损和代偿肢体功能的人工肢体，适用于上下肢截肢后装配，用以代偿已丧失肢体的部分功能，使截肢者恢复一定的生活自理和工作能力。

矫形器以往被称为支具或支架，现统称为矫形器。用于四肢和其他部位，预防或矫正畸形，支持或协助功能运动，限制关节异常活动，缓解神经压迫，治疗骨骼、关节、神经、肌肉疾病时，用以补偿功能活动。某些矫形器的适当使用甚至可以取代手术。

7. **康复工程（rehabilitation engineering）** 康复工程是应用现代工程学的原理和方法去恢复、代偿或重建患者功能的学科。具体工作有：①康复评定设备的研制；②功能恢复训练器械的研制；③功能代偿性用品的研制（矫形器、辅助用品，如拐杖、助行器、轮椅、站立架和生活自助器具等）；④功能重建性用品的研制（人工喉、人工耳蜗等）；⑤康复工程材料的研制（人工骨关节、肌肉、血管等）；⑥装饰性假器官的研制（人工眼、耳、鼻、乳房等）。广义上来说，假肢和矫形器的研制也属于康复工程学科。

8. **中医康复疗法** 中药、针灸、推拿、传统运动疗法等已有数千年的历史，特别是对功能障碍性疾病的治疗有较好的疗效。尤其对骨折、瘫痪、肌肉关节挛缩、疼痛、四肢功能障碍等疗效显著。

（三）康复预防

常见疾病康复与临床医学一样，应以预防为主。早期采取康复预防措施，防止残疾及功能障碍的发生、发展。

二、常见疾病康复的工作方式

综合医院康复医学科是在康复医学理论指导下，应用功能评定和物理治疗、作业治疗、言语治疗、心理康复治疗、传统康复治疗、康复工程等康复医学诊断和治疗技术，为患者提供全面、系统的康复医学专业诊疗服务的临床科室。

（一）康复治疗组

临床常见疾病康复的工作方式需要多专业合作，具有特殊康复技能的人员共同组建康复治疗组。康复治疗组对病残者进行康复评定、治疗、教育与训练，以达到使服务对象功能提高、融入社会、最大限度地提高生活质量的目的。相关专业人员包括：康复医师、康复护士、物理治疗师、作业治疗师、言语治疗师、心理治疗师、社会工作者、假肢/矫形器技师等。治疗组成员的任务：

1. 康复医师（physiatrist） 负责患者的诊断，确定主要的功能障碍或出院目标，决定患者的药物、手术和其他医疗问题。通常康复医师担任治疗组会议组织者的角色。

2. 物理治疗师（physical therapist） 主要职责是恢复患者躯体和肢体运动能力，包括关节活动、肌力、肌肉耐力、全身耐力和心肺功能等，以及使用下肢矫形器、假肢和步行辅助器具，对患者进行步态训练，坐、站和转移训练，牵张训练、协调和平衡训练、皮肤整体感觉训练、各种理疗（冷、热、电、磁、光、超声、水疗等）、轮椅技巧训练等。推拿或手法治疗一般也属于物理治疗师的工作。

3. 作业治疗师（occupation therapist） 主要职责是恢复患者日常生活、学习、娱乐和工作能力，包括患者的生活自理活动能力（衣、食、住、行、个人卫生等）、职业能力、转移能力，使用上肢矫形器、假肢和辅助器具的能力等，必要时训练患者的感觉、感知和认知能力。吞咽功能训练有时也由作业治疗师进行。此外，还包括出院前向患者提供家庭和工作环境改造建议、就业建议等。患者家属和陪护者的训练也是作业治疗师的责任。

4. 言语治疗师（speech-language pathologist） 主要职责是评定和治疗神经源性言语障碍，包括失语症（aphasia）、构音障碍（dysarthria）、失用症（apraxia）以及认知性交流障碍（cognitive-communication impairment）。吞咽障碍训练往往也属于言语治疗师的工作范畴。

5. 矫形器和假肢技师（prosthetist-orthotist） 主要职责是康复评定、矫形器和假肢的制作、穿戴矫形器和假肢前后的康复训练，并指导患者和家属进行矫形器和假肢的日常维护等。

6. **心理治疗师（psychologist）** 主要职责是对患者进行心理评定、心理咨询、心理疏导、应激处理、行为治疗等。

7. **社会工作者（social worker）** 主要职责是与患者家庭和社区联络，评定患者的家居情况、家庭收入情况、就业情况、生活方式等，并协调患者的治疗费用，为患者进行出院安排，为患者家属排忧解难。目前国内该职业还不成熟。

8. **娱乐和体育治疗师（recreational and sports therapist）** 主要职责是评定、训练患者进行娱乐和体育活动的能力，并教育患者如何正确地参与其中，激发患者主动活动的热情和积极性，为患者确定合适的娱乐和体育活动。

9. **康复护士（rehabilitation nurse）** 少数国家设有专职的康复护士，主要负责患者卧床期间的体位摆放、床上活动、皮肤护理、直肠和膀胱处理、个人卫生、病房环境控制、辅助器具使用辅导、治疗时间安排等。没有专职康复护士时，护理组将从整体上承担上述任务。

10. **其他治疗师** 与康复治疗相关的其他治疗技术人员还包括：运动治疗师（kinesiotherapist）、园艺治疗师（horticultural therapist）、音乐治疗师（music therapist）、足疗师（podiatrist）、舞蹈治疗师（dance therapist）等。

所有成员不仅要致力于特定的专业目标，还要对康复治疗的所有结果承担共同的责任，共同参与康复目标的确定，提供与目标相关的观察结果（不仅局限于自身的专业），与所有成员共享工作经验，互相学习，取长补短。因此，学科协作模式比学科组合模式更加注重参与康复过程的各个成员的独立性和相互作用。

（二）常见疾病康复的治疗模式

康复治疗组模式（team approach）是临床常见疾病康复治疗的基本工作形式。康复医学是多专业和跨学科的，因此，多学科的康复治疗组的工作形式是所有临床康复医学工作者都应该了解和实践的重要内容。

1. **治疗组会议（team meeting）** 是包括康复医师、康复治疗师、康复护士、社会工作者、心理治疗师、矫形器假肢治疗师等参加的康复评定和治疗方案讨论会。实施方式一般为：会议前确定患者的主要问题，然后由治疗组负责人确定会议日期、内容和地点。会议可以定期或不定期，在会议上各专业人员报告患者评定结果，确定或回顾治疗目标，设定治疗重点内容，并确定出院日期。会议的宗旨是治疗组成员提供相互交流讨论的平台，弥补各个专业的缺点或"盲点"，对患者近期和远期治疗目标以及最重要治疗策略和方针达成共识。必要时患者及其家属也可以参加会议，这样可以有效提高患者对医务人员的信任，也有助于提高疗效。

2. **查房（ward round）** 查房是临床医学传统的病房工作模式，特征是由上级医师指导下级医师进行医疗处置观察，患者一般被动参与。康复医学科的查房与临床医学查房模式类似，康复医师查房时相关治疗师和护士同时参加，查房地点通常在治疗室进行，这样不影响患者治疗，也有利于直接观察患者的康复治疗情况。它将成为今后的发展趋势。

3. 会诊（consultation）　请相关学科专家对特殊问题共同进行诊疗讨论是医院工作的基本形式。康复医学的横向多学科合作大部分以会诊的形式进行，必要时也可邀请兄弟学科专家参加。

康复医学的核心是通过多层次、多学科、多渠道的集体合作方式，对患者和残疾者进行训练和再训练，使其功能障碍得到最大限度的恢复，并尽可能恢复他们的生活角色和价值。这种方式可以使各康复医疗相关专业的作用得到充分发挥和扩大，因此已经成为康复医疗最典型的工作特征。

项目三　资格与职责

我国政府十分重视康复事业，继 2001 年《国民经济和社会发展第十个五年计划纲要》提出"发展康复医疗"之后，2002 年 8 月 24 日，国务院办公厅又转发了卫生部、民政部、财政部、公安部、教育部、中国残联《关于进一步加强残疾人康复工作的意见》（下称《意见》）。《意见》的总体目标是：到 2005 年，在城市和中等以上发达地区的农村，70%有需求的残疾人能够得到康复服务；在经济欠发达地区的农村达到 50%。到 2010 年，在城市和中等发达地区的农村，有需求的残疾人普遍得到康复服务；欠发达地区的农村达到70% 以上。到 2015 年，实现残疾人"人人享有康复服务"。要达到此目标，关键是要加快综合医院康复医学科的建设，培养康复人才。

一、康复医学资格考试制度的建立

为了适应医药卫生体制改革的需要，科学、客观、公正地评价卫生专业人员的技术能力和水平，提高卫生专业人员的业务素质，按照人事部、卫生部关于加强卫生专业技术职务的评聘要求，其中一个重要的措施是逐步推行卫生专业技术资格考试制度，实行以考代评与执业准入并轨的考试制度。考试在人事部、卫生部的统一领导下进行，实行全国统一组织、统一考试时间、统一考试大纲、统一考试命题、统一合格标准，原则上每年进行一次。考试合格后可取得全国统一印制的、在全国范围内有效的专业技术资格证书，它是担任相应专业技术职务的必备条件。2000 年开始执业医师和执业助理医师准入的全国统一考试，2001 年开始初级、中级专业技术资格考试，其中包括康复医学专业中级（主治医师）资格考试，2002 年资格考试的范围进一步扩展，增加了康复医学治疗技术专业初级、中级（技师、主管技师）资格考试和技师执业准入考试。

报考卫生专业技术资格的人员必须具备人事部、卫生部所规定的有关政治思想、医德医风、相应学历和工作年限的基本条件。关于初级、中级卫生技术资格考试的内容，有统一的严格要求。在考试的学科设置中，按卫生部有关综合医院科室设置的要求定位于康复医学科，其中"医"资格考试列入康复医学专业，"技"资格考试列入康复医学治疗技术专业。

二、康复医学专业人员考试的要求

康复医学科的"医""技"两个系列人员同属康复医学范畴，在考试中对"医""技"两个系列及其中不同层次的要求是有区别的。2002年康复医学专业、康复医学治疗技术专业的考试大纲基本体现了康复医学科的医、技中级职称资格评审条件的要求，对"医""技"的初级、中级资格区分为掌握、熟悉、了解等不同程度的要求。在"基础知识"方面，报考医、技初级、中级资格的人员均熟悉与本专业较密切相关的基本理论知识，如解剖学、生理学、病理学、医用物理学、康复医学总论等；报考技士执业准入者则应掌握在校学习的解剖学、生理学、病理学、药理学课程。在"相关专业知识"方面，报考医、技初级、中级资格的人员均应熟悉与本专业较密切相关的临床医学科（如骨科学、神经科学、内科学、外科学等）的基本理论与基础知识；报考"医"中级资格者还应了解本专业常用的医学影像诊断学、医学检验等科学的原理与方法，熟悉其临床应用，并能正确评价其临床意义；报考"技"初级、中级资格者还应了解本专业常用治疗设备的基本结构与原理；报考技士执业准入者则应掌握在校学习的内科学、外科学的课程。在"专业知识"和"专业实践能力"方面，报考"医"中级资格者应掌握物理疗法学（含运动疗法学）、运动功能评定学、电诊断学等基本知识，了解肌电图等神经电生理检查、作业治疗学、言语治疗学、心理学等基本知识以及常用康复医学工程装置的应用，并应掌握骨科、神经科、内科、外科等科室常见病的康复评定，康复治疗的原理、技术、方法，以及相应适应证、禁忌证；报考"技"初级、中级资格者应掌握物理疗法学（含运动疗法学）的基本知识、常用物理疗法的操作规程和注意事项、本专业常见伤病的解剖定位及伤病不同病理阶段的治疗操作常规、禁忌证和注意事项，并应具有分析本专业常见技术故障原因和错误操作后果的能力；报考技士执业准入证则应掌握"技"系列人员所应掌握的基本原理和常见伤病的常用治疗方法。我国康复医学教育的不断发展和执业准入及专业技术职务考试制度的建立和完善，对推动我国康复医学事业的可持续发展具有极其重要的意义。

三、康复医师和康复治疗师的职责

康复医师和康复治疗师在临床工作中有明确职责分工，康复医师的职责主要是针对患者的医学管理、功能评估及康复处方。康复医师应会使用各个治疗区和实验室常见的医疗设施，并熟知其安全性、校准和保养方法，包括透热、超声波、辐射热和传导热源、其他热疗和水疗器具、紫外线、运动器具、手杖、拐杖、步行器和其他行走辅助器、轮椅、残疾司机特殊器具、电诊断和肌电图仪、尿动力实验仪器、简单的夹板装置以及听力测试器具。应充分利用心理、职业和社会能力评定器具和检查仪器，根据病情知道其使用及测定结果的解释。通过已登记注册的矫形－假肢设备来观察和获得矫形学与假肢学的基本原理，包括装配和制造过程。

康复治疗师的主要职责是在综合的康复治疗中，为患者进行物理治疗和作业治疗，促进其康复。其主要任务为使用身体运动和各种物理因子（电、光、热、冷、磁、力等）作为治疗手段，进行神经肌肉和骨关节运动功能的评估与治疗训练以及减轻疼痛；又用日常生活活动训练、手工艺治疗、认知训练等作业治疗手段对患者进行精细功能、认知功能、家居及社会生活能力等的评估和治疗训练，促进患者身心康复，重返社会，改善生活质量。康复治疗师属医学相关领域专业技术人才，不属医师范畴。康复治疗师要求具有本专业的理论知识，具有物理治疗方面、作业治疗方面及其他康复治疗方面的技术能力，具有较好的语言沟通技巧和较好的社会工作能力及一定的组织管理能力，懂得如何示范治疗操作和进行讲解，懂得康复治疗临床实用性研究的基本方法，能在指导下协助收集资料，进行试验性治疗等。

在专业培养方向上，有的地方还存在着康复医师和治疗师混为一体培养的情况，这不利于康复医学的发展。两者是不同的培养体系，康复医师的培养应该在掌握全面的临床医学知识和技能基础上，并具备临床工作经验后，再接受一定时间的康复医学专科培训。康复医师只有掌握了全面的康复知识，才能正确指导治疗师的工作。混合培养的结果则易使学生既不能胜任康复医师的临床工作，也不能胜任治疗师的工作，不但对本人不利，对康复医学事业的发展也不利。在现阶段，医疗机构暂不需要专业分工过细的康复治疗人才，康复治疗专业毕业生的就业去向除了综合性医院、康复专门机构外，还面向社区、体育保健机构、疗养院等基层单位，机构内也没有过细的专业分工要求，如果所学专业过细，势必影响学生的就业范围，对刚起步的康复医学教育带来不利的影响。因此，在康复医疗机构尚不成熟的现阶段，作为过渡性措施，我国康复治疗专业的培养目标除符合教育部对卫生人才的统一要求外，定位于培养"用有以 PT（物理疗法）为主兼顾 OT（作业疗法）、ST（言语疗法）知识结构的复合型康复治疗人才"较为合适。

【复习思考题】

1. 临床康复的工作方式有哪些？

2. 临床康复的工作特点是什么？

3. 简述康复治疗模式有哪些。

扫一扫，知答案

扫一扫，看课件

脑血管疾病的康复

【学习目标】

　　1. 掌握脑卒中的定义、功能障碍特点、康复评定的项目和评定内容、各期主要康复治疗技术。

　　2. 熟悉脑卒中康复治疗的分期、各期康复治疗目标。

　　3. 了解脑卒中的主要危险因素、预后以及三级预防措施。

【考纲摘要】

1. 康复治疗原则和康复目标。

2. 功能评定。

3. 治疗分期及急性期、恢复期和后遗症期康复治疗方案。

项目一　概　述

一、定义

　　脑血管疾病是一组急性脑血管病的总称，是由于各种脑血管源性病变引起的急性起病、发展迅速，且出现持续性（>24h）的局灶性或弥漫性脑神经功能缺损甚或引起死亡的临床综合征。临床表现为头痛、头晕、意识障碍等脑部症状和引起偏瘫、失语、认知障碍等功能障碍。依据脑神经功能缺失的持续时间不同，将持续时间不足24h者称为短暂性脑缺血发作；超过24h者称为脑卒中，又称脑血管意外。脑卒中按其病理性质可分为缺血性卒中和出血性卒中两大类，缺血性卒中包括脑血栓形成、脑栓塞和腔隙性脑梗死。

　　脑卒中的康复指应用康复医学的基本理论，全面阐述脑卒中后功能障碍现象，对其各方面障碍进行康复功能评定，并依据评定制订全面康复治疗方案，进行系统康复治疗的过程。现代康复医学的研究发现，中枢神经损伤后具有重组的功能，重组后的神经功能可通过反复针对性训练得到提高。脑卒中康复是经循证医学证实的对降低致残率最有效的方法，是脑卒中组织化管理中不可或缺的关键环节。

二、流行病学

脑卒中是神经系统的常见病和多发病，《2016 年脑卒中流行病学报告》指出，脑卒中已成为我国居民第一死亡原因。脑卒中具有发病率高、复发率高、致残率高和死亡率高的特点。据流行病学调查结果测算，我国脑卒中的年发病率约 210/10 万，每年新发脑卒中约 200 万人，年死亡率为（60~120）/10 万，生存者中 70%~80% 遗留有不同程度的残疾，5 年内复发率高达 41%。随着我国社会人口老龄化趋势的发展，发病人数将会继续上升。而且目前脑卒中年轻化趋势逐步明显，30 多岁的脑卒中患者屡见不鲜，这严重影响了患者的正常生活，也给社会和家庭造成沉重负担。积极防治脑卒中，减少功能障碍的影响，已经成为社会各界关注的重点。

三、病因及发病机制

引起脑卒中发生的原因很复杂，一种原因或几种原因同时存在都可导致本病的发作。流行病学调查发现，以下几种因素为脑卒中发病和复发的高危因素：

1. 高血压 是最重要的和独立的脑卒中危险因素，收缩压或（和）舒张压增高都会增加出血性脑卒中的发生率。

2. 心脏病 包括心脏瓣膜疾病、冠状动脉粥样硬化性心脏病、心肌梗死、非风湿性心房颤动、二尖瓣脱垂、心脏黏膜瘤和各种原因所致的心力衰竭均会增加脑血管病的发病率，是已明确的脑卒中危险因素。有效防治这些疾病可降低脑卒中的发生率。

3. 糖尿病 糖尿病造成的大血管和微血管损害使脑卒中的患病风险增加 3.6 倍，而且高血糖还可加重卒中患者的脑损伤程度。

4. 短暂性脑缺血与脑卒中史 短暂性脑缺血发生愈频繁，脑卒中风险愈高；有脑卒中史者脑血管病的复发率较一般人群高 4 倍。

5. 吸烟和酗酒 吸烟可提高血浆纤维蛋白原的含量，增加血液黏度和血管壁损害；尼古丁等刺激交感神经导致血管收缩、血压升高。酗酒者脑卒中的发生率是一般人群的 4~5 倍，特别是容易增加出血性脑卒中的危险。

6. 高脂血症 高脂血症易引发血液黏稠度增加，使脑动脉硬化速度加快。高胆固醇血症与缺血性脑卒中的发生关系密切。

7. 其他 饮食不当（如高盐、高脂肪）、运动少、超重或肥胖、滥用药物、口服避孕药；此外年龄、性别、种族、气候、卒中家族史等也与卒中发生有关。

脑卒中由于脑组织局部出现缺血、缺氧、病灶周围的低灌流等供血障碍和受压，病灶中心出现脑细胞水肿、变性、坏死，小病灶时出现瘢痕机化和不规则小腔隙，若病灶范围大则可残留囊腔。坏死部位局灶小血管发生破裂出血会加重病情。

四、临床特征

（一）临床表现

1. 脑血栓形成 常见于安静状态下发病；大多数无明显头痛、呕吐；发病较缓慢，多逐渐进展或呈阶段性进展，多与脑动脉粥样硬化有关，也可见于动脉炎、血液病等；一般发病后 1~2 天内意识清楚或轻度障碍；有颈内动脉系统和/或椎基底动脉系统症状和体征；腰穿脑脊液一般不含血；做 CT 或 MRI 检查可明确诊断。

2. 脑栓塞 多为急骤起病；多数无前期症状；一般意识清楚或有短暂性意识障碍；有三偏征、失语、失用和失认，眩晕，呕吐，共济失调，意识障碍等颈内动脉系统和（或）椎基底动脉系统症状和体征；腰穿脑脊液一般不含血；可同时伴有其他部位栓塞表现。

3. 腔隙性梗死 发病多由于高血压动脉硬化引起，呈急性或亚急性起病；多无意识障碍；腰穿脑脊液无红细胞，临床表现不严重。

4. 脑出血 高血压是脑出血最直接的原因。常在用力活动或情绪激动等引起血压升高的时候突然发生；发作时常有头痛、反复呕吐和血压升高；病情进展迅速，常出现意识障碍、偏瘫和其他神经系统局灶症状；多有高血压病史；腰穿脑脊液多含血且压力增高。

5. 蛛网膜下腔出血 发病急骤；常伴剧烈头痛、呕吐；一般意识清楚或有意识障碍，可伴有精神症状；多有脑膜刺激征；腰穿脑脊液呈血性；脑血管造影可帮助明确病因。

（二）功能障碍

1. 运动功能障碍 运动功能障碍是脑卒中后最突出的问题，因病灶部位的不同会引起各种不同的障碍现象。其中最常见的是病变半球对侧肢体的中枢性偏瘫，偏瘫有弛缓性和痉挛性两种主要形式。早期多表现为弛缓性瘫痪，在恢复过程中逐渐出现痉挛性瘫痪。临床上以肌张力异常、腱反射亢进以及出现联合反应、共同运动和病理反射为特征。脑卒中偏瘫主要是由于上运动神经元损伤导致正常姿势反射机制紊乱，即运动系统失去了其高级中枢的调控，使脑干等皮层下中枢原始的运动反射释放出来，导致患侧肢体肌群间协调紊乱，抗重力肌群痉挛，从而形成异常的姿势和运动模式。同时，环境的各种刺激对皮层下中枢的易化系统作用增强，使原始反射活动以更加夸张的形式表现出来。在这两种因素的综合作用下，脑卒中患者形成了以上异常表现。

（1）偏瘫患者典型的痉挛模式 头部：颈向患侧屈曲并旋转，面朝向健侧。上肢：肩胛骨回缩，肩带下降，肩关节内收、内旋；肘关节屈曲伴前臂旋后或旋前；腕关节屈曲并向尺侧偏斜；拇指对掌、内收、屈曲，其余四指手指屈曲内收。下肢：骨盆旋后上提，髋关节后伸、内收、内旋，膝关节伸展，踝跖屈、足内翻，趾屈曲、内收。躯干：向患侧侧屈并后旋。见图2-1。

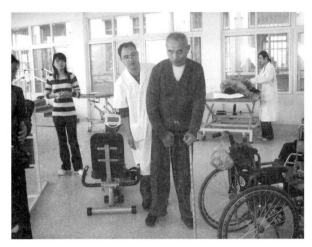

图2-1 偏瘫患者典型的痉挛模式

（2）共同运动 是在脑组织损伤后患侧肢体某一关节进行主动运动时，会引发相邻的关节甚至同一肢体的所有关节出现不可控制的运动，并形成固定的活动模式。在主动的用力运动时共同运动表现典型。大部分偏瘫患者上肢以屈肌共同运动为主，下肢以伸肌共同运动为主。上肢屈肌共同运动表现为肩胛骨回缩、上提，肩关节后伸、外展、外旋，肘关节屈曲，前臂旋后，腕和手指屈曲；上肢伸肌共同运动表现为肩胛骨前伸，肩关节屈曲、内收、内旋，肘关节伸展，前臂旋前，伸腕伸指。下肢伸展共同运动表现为髋关节后伸、内收、内旋，膝关节伸直，踝跖屈、内翻，足趾跖屈；下肢屈曲共同运动表现为髋关节屈曲、外展、外旋，膝关节屈曲，踝背屈、内翻，足趾背屈。

（3）联合反应 偏瘫患者在进行健侧肢体的抗阻力运动时，可以引起患侧肢体相应部位的反射性肌张力增高。健侧抗阻运动强度越大，患侧联合反应越明显。其中肩关节外展、肘关节屈曲或伸展、腕关节屈曲或伸展以及下肢外展或内收时，患侧相应部位可出现相同的运动或肌张力的升高。下肢屈曲或伸展以及患侧上肢屈曲或伸展时，患侧下肢出现相反的伸展或屈曲运动或肌张力的升高。

（4）步态异常 由于患者肌张力异常和协调平衡功能障碍导致行走姿势出现异常状态。常见的脑卒中后步态有划圈步态、长短步态和膝过伸步态。

2. 感觉功能障碍 脑卒中患者以偏身的感觉障碍最为常见。包括一般感觉障碍（浅感觉、深感觉、复合感觉障碍）和特殊感觉障碍。与患者直接相关的感觉障碍有偏盲、关节位置觉和运动觉的减弱或丧失以及疼痛。由于偏盲造成视野缺损，患者看不见患侧半边全部或部分的物体，进而产生身体姿势异常和步态异常。而本体感觉的减弱或丧失会产生感觉性共济失调，出现动作不准确，静态或动态的平衡障碍以及姿势异常。这类患者在运动中往往需要以视觉来补偿本体感觉的缺失。疼痛可以限制被动和主动活动，使关节活动度减小、痉挛加重。此外，疼痛还影响患者的情绪，不利于功能的恢复。

3.认知功能障碍 认知功能障碍是脑卒中患者发生率较高的症状，也是患者日常生活活动能力下降的主要影响因素之一。脑卒中后可出现多种认知功能障碍，主要有注意障碍、记忆障碍、空间辨别障碍、失用症、患侧忽略症、失认症等。严重的认知障碍表现为痴呆。

4.言语功能障碍 言语功能障碍主要表现有失语症和构音障碍等。

（1）**失语症** 脑卒中患者约有 1/3 伴发失语症。脑卒中患者因脑功能的损害，在失语症发生的同时常合并有认知障碍、构音障碍及其他高级神经功能障碍，使得失语症更难确定。单纯的失语症主要有运动性失语、感觉性失语、传导性失语、命名性失语、经皮质性失语、完全性失语等。

（2）**构音障碍** 即在脑组织病损后与言语产生有关的肌肉运动不协调而引发的言语障碍。患者表现为听和理解正常，能够正确选择词汇，能按语法排列词汇，但在说话中出现发音困难，说话费力，音调、音量急剧变化，吐字不清，严重者完全不能讲话或丧失发声能力。

5.心理障碍 患者的心理状态关系到患者在康复治疗中的积极性，极大影响着疾病恢复效果。抑郁症是脑卒中患者最多见的心理障碍，表现为情绪低落、对事物缺乏基本的兴趣、做事动作迟缓、长期失眠、体重下降、常伴有焦虑。

6.其他障碍 患者由于生活环境的差异以及治疗、护理过程的不同还可出现其他的功能障碍，如吞咽障碍以及大、小便控制障碍等。少数患者会出现一些并发症，如肩关节半脱位、肩痛、肩手综合征、废用综合征、误用综合征等。

（1）**吞咽障碍** 脑卒中患者吞咽障碍发生率为 30%~60%。表现为流口水、进食呛咳、误咽、口腔失用。

（2）**肩关节半脱位** 主要是由于软瘫期肩关节囊、韧带本身的松弛，肩关节周围肌肉瘫痪，体位不当或长期牵拉导致。表现为肩带下降、关节盂向下倾斜、肱骨头向下滑出关节盂，肩峰与肱骨头之间出现明显的凹陷，可容纳 1/2 横指~1 横指，X 光下可见肱骨头和关节盂之间的间隙增宽。早期患者无任何不适，部分患者如患臂在体侧垂放时间较长，会有不舒服感或疼痛，若上肢被抬起或支放在桌面上症状可缓解。

（3）**肩痛** 由于盂肱关节排列不整齐、肩肱节律异常或不正确的体位摆放和运动造成。伴有肩关节粘连、肩关节半脱位、肩 – 手综合征等。多在脑卒中后 1~2 个月出现，初期表现为肩关节活动时出现疼痛，后期可在休息时仍有自发痛，疼痛范围随症状的加重而涉及肩、上臂和前臂，严重影响患者休息和康复训练，长期疼痛会诱发各种情绪和心理障碍。

（4）肩手综合征　又称反射性交感神经性营养不良。可能与交感神经功能障碍，腕关节在屈曲位长时间受压，影响静脉淋巴液回流，过度牵拉腕关节，患侧手背长时间静脉输液或手受到意外小伤害等因素有关。多见于脑卒中后 1~3 个月，表现为患侧肩手疼痛，运动受限，手浮肿伴疼痛，局部皮肤潮红、皮温升高，手部肌肉萎缩，重症可出现手挛缩畸形，手功能丧失。

（5）废用综合征　因长期肢体制动引起失用性肌无力及肌萎缩、关节挛缩、失用性骨质疏松等。

（6）误用综合征　在治疗和护理过程中所造成的人为性损伤，主要有肌腱、韧带和肌肉的损伤，关节的变形、痉挛的加重等。

案例导入

患者杨某，男，58 岁，因"左侧肢体活动不利伴吞咽障碍 15 天"入院。患者晨起散步后无明显诱因摔倒，出现左侧肢体活动不利。患者 2 个月前有"脑梗死"病史，发现左侧肢体麻木，治疗后未遗留明显后遗症；有"高血压病"史 20 余年。专科检查：神志清，精神可，言语欠清晰，听理解和复述尚可，定向力及计算力尚可，简易智力状态检查（MMSE）：26 分。双眼眼球未见明显眼震，双侧眼球瞳孔等大等圆，直径约 2.5mm，对光反射灵敏，无偏侧忽视。伸舌左偏，无舌肌萎缩及肌纤维颤动，双侧软腭上抬可，悬雍垂左偏，咽反射可诱发。洼田饮水试验 4 级。坐位、站位平衡不能。Brunnstrom 分级：左上肢－左手－左下肢 Ⅱ－Ⅰ－Ⅱ 级。左肩关节半脱位。肌张力（改良 Ashworth）：各肌群肌张力未见明显异常。深、浅感觉及本体感觉正常。左侧肱二头肌肌腱反射、桡骨膜反射（+++），左侧膝反射、踝反射（+++），左侧 babinski 征（+），右侧 babinski 征（－）。ADL（Barthel 指数）：10 分（得分项：大便 10 分）。ICF：35 分。实验室及器械检查，头颅 CT：右侧基底节区血肿，左侧基底节区多发腔梗。

提问：根据以上记述，该患者康复治疗的近期和远期目标是什么？康复治疗如何开展？

项目二　康复评定

脑卒中的发生，会因脑组织损伤部位、性质和损伤程度的不同，引发各种不同的功能障碍。康复治疗要与临床诊疗同时进行，第一时间做出相应的功能评定，制订出相应的康复治疗方案，规划各阶段治疗目标。根据脑卒中患者常见的功能障碍，常进行以下评定内容：

一、神经功能损伤程度的评定

主要采用 1995 年全国第四次脑血管病学术会议制定的评定标准（表 2–1）。

表 2–1　脑卒中患者临床神经功能缺陷程度评定内容和标准（1995）

评价内容	得分	评价内容	得分
I.意识（最大刺激，最佳反应）		V.肩、臂运动	
1.两项提问		正常	0
（1）年龄（相差两岁或一个月都算正确）		不能抵抗外力	1
（2）现在是几月份		抵抗自身重力抬臂高于肩	2
均正确	0	抵抗自身重力抬臂平肩或低于肩	3
一项正确	1	抵抗自身重力抬臂大于 45°	4
都不正确者，再作以下检查		抵抗自身重力抬臂等于或小于 45°	5
2.两项指令（可以示范）		无运动	6
（1）握拳、伸指		Ⅵ.手运动	
（2）睁眼、闭眼		正常	0
均完成	3	所有抓握均能完成，但速度和准确性比健侧差	1
完成一项	4	可作球状或圆柱状抓握，手指可作共同伸屈，但不能单独伸屈	2
都不能完成者，再作以下检查		能侧捏及松开拇指，手指有半随意的小范围伸展	3
3.强烈局部刺激健侧肢体		可做钩状抓握，但不能释放，指不能伸	4
定向退让	6	仅有极细微的屈曲	5
定向肢体回缩	7	无任何运动	6
肢体伸直	8	Ⅶ.下肢运动	
无反应	9	正常	0
Ⅱ.水平凝视功能		不能充分抵抗外力	1
正常	0	抬腿 45° 以上，踝或趾可动	2
侧凝视动作受限	2	抬腿 45° 左右，踝或趾不能动	3
眼球侧凝视	4	抬腿离床不足 45°	4
Ⅲ.面瘫		能水平移动，不能抬离床面	5
正常	0	无任何运动	6
轻瘫、可动	1	Ⅷ.步行能力	
全瘫	2	正常行走	0
Ⅳ.言语		独立行走 5m 以上，跛行	1
正常	0	独立行走，需扶杖	2
交谈有一定困难，需借助表情、动作表达或言语流利，但不易听懂，错语较多	2	有人扶持下可以行走	3
可简单交流，但复述困难，言语多迂回，有命名障碍	5	自己站立，不能走	4
不能用言语达意	6	坐不需支持，但不能站立	5
		卧床	6

此评定表可以客观评定患者病情的严重程度，最高分 45 分，最低分 0 分。得分越高，神经功能缺陷程度越重，病情越重。一般分为三个等级，轻度障碍：0~15 分；中度障碍：16~30 分；重度障碍：31~45 分。

二、运动功能评定

运动功能障碍是偏瘫患者最明显的功能障碍，也是影响患者生活活动的主要问题之一。运动功能的评定主要有整体运动功能评定、痉挛评定、平衡功能评定、步态评定等。常用的评定方法有 Brunnstrom 运动功能恢复评定、上田敏偏瘫运动功能分级法、Fugl-Meyer 运动评定量表、改良 Ashworth 痉挛评定量表等。

1.Brunnstrom 运动功能恢复评定 瑞典学者 Brunnstrom 提出了著名的偏瘫恢复六阶段理论，为中枢神经病损所致的偏瘫做出了科学的总结，揭示了偏瘫患者肢体运动恢复的自然过程，准确描述了运动功能恢复各阶段表现（表 2-2）。

表 2-2 Brunnstrom 运动功能恢复各阶段表现

部位	分期	运动功能表现
上肢	I	弛缓期，无任何运动
	II	开始出现痉挛、联合反应及轻微的屈曲共同运动
	III	屈肌共同运动模式达到高峰，能进行伸肌共同运动
	IV	异常运动开始减弱，开始出现部分分离运动：①手背可触及后腰部；②肩 0°，肘屈曲 90°，前臂旋前、旋后；③肩前屈 90°，肘伸直
	V	出现难度较大的分离运动：①肩外展 90°，肘伸直；②肩前屈 30°~90°，肘伸直，前臂旋前、旋后；③肘伸直，前臂中立位，肩关节能前屈 180°
	VI	动作正常或接近正常，快速动作不灵活
手	I	弛缓，无任何运动
	II	稍出现手指的联合屈曲
	III	能充分联合屈曲，但不能联合伸展
	IV	①能侧方抓握及松开拇指；②手指可随意做小范围伸展
	V	①能抓握圆柱状、球状物体，完成第三指对指；②手指可一起伸开，但不能做单个手指伸开
	VI	能进行各种抓握动作，但速度和准确性稍差
下肢	I	弛缓，无任何运动
	II	出现极少的随意运动
	III	伸肌异常运动模式达到高峰
	IV	出现部分分离运动：①坐位，可屈膝 90° 以上，脚可向后滑动；②坐位，足跟触地，踝可背屈；③坐位，膝关节可伸展
	V	出现分离运动：①坐位，膝关节伸展，踝关节可背屈，髋可内旋；②立位，膝关节伸展，踝关节可背屈；③立位，髋伸展位能屈膝
	VI	动作正常或接近正常：①立位，小腿能内旋、外旋，伴有足内翻、外翻；②立位，髋能外展并能超过骨盆上提范围

2. 痉挛评定　脑卒中所致的中枢神经损害为上运动神经元损伤，其运动功能障碍的发生主要是肌张力异常所致，并以痉挛性为主要特征。对严重痉挛者需进行痉挛程度的评定，目前广泛使用的评定是改良 Ashworth 分级评定法。分级方法为：0 级　无肌张力增高；1 级　肌张力轻度增高，受累部分被动屈伸时有较小阻力；1＋级　肌张力轻度增高，受累部分在 1/2 关节活动度以上被动屈伸时有较小阻力；2 级　肌张力明显增高，但较容易屈伸；3 级　肌张力显著增高，被动活动困难，但仍能完成；4 级　受累部分强直，被动活动不能。

3. 平衡功能的评定

（1）三级平衡评定标准　Ⅰ级平衡是人体可以维持静态平衡，即在各种静止姿势状态下维持重心稳定；Ⅱ级平衡是人体可以维持自动态平衡，即在不受外力干扰基础上，能够在一定的范围内进行随意运动而重心稳定；Ⅲ级平衡是人体可以进行他动态平衡，即能够抵抗一定的外力干扰，维持各种姿势重心稳定。评定时分为坐位、站立位。

（2）Berg 平衡量表　Berg 平衡量表是评定平衡功能的标准化量表，该量表将平衡功能从易到难分为 14 项，每项分为 5 级，即 0、1、2、3、4，最高得 4 分，最低得 0 分，总积分最高为 56 分，最低分为 0 分。0~20 分：提示患者平衡功能差，需要乘坐轮椅。21~40 分：提示患者有一定的平衡能力，可在辅助下步行。41~56 分：提示患者平衡功能较好，可独立步行。实际工作中 <40 分都提示有跌倒的危险，需要认真防护。

4. 步态评定　偏瘫患者多表现有划圈步态、长短步态、膝过伸步态。常用的方法有目测观察法、足迹分析法、步态分析仪评定法等。

三、认知功能评定

认知功能包括感觉、知觉、注意力、定向力和思维等，认知功能障碍患者康复治疗的效果会受到严重影响，在制定康复目标时需认真考虑。认知功能障碍有许多评定方法，全面的评定方法有 MoCA 量表，意识状态评定可采用 Glasgow 昏迷评定，智商水平评定可选用韦氏智力量表，记忆的评定可选用韦氏记忆量表以及简易精神状态检查量表等。

四、日常生活活动能力（ADL）的评定

ADL 评定根据患者功能障碍程度不同分别采用 Barthel 指数分级法、Katz 分级法、Kenny 自理评定和 FIM 功能独立性测评进行评定。

五、生活质量（QOL）的评定

QOL 是在世界卫生组织推荐的健康新概念的基础上创立的评价指标，可分别进行主观的生活质量评定和相对客观的生活质量评定。分别依照"生活满意指数"和"生活质量

指数"量表进行评定。

六、言语功能评定

（一）失语症的评定

1.失语症筛查　失语症的评定首先对患者是否存在失语症做出初步的筛选。通过重点观察患者言语表达、听觉理解、阅读理解及高级的脑功能检查等进行快速的评定。

2.失语症综合评定　实施综合评定可发现患者是否存在失语症以及其程度、类别。我国常用的失语症检查方法有：汉语标准失语症检查、汉语失语成套测验（ABC）和汉语波士顿失语症检查法。

（二）构音障碍

构音障碍的检查方法较多，临床上有频谱分析法、光纤维腭咽喉内镜检查、电视荧光放射照相技术、气体动力学检查和构音器官功能性检查法等。而康复治疗中最常用的方法是构音器官功能性检查法，此法通过对反射、呼吸、口唇运动、下颌状态、软腭运动、喉的运动、舌体运动和言语8项内容的功能分级进行评定。

七、其他功能障碍的评定

根据患者的实际情况，还需要进行感觉评定、抑郁评定、吞咽功能评定、膀胱及直肠功能评定、疼痛评定、各种并发症的评定等。

项目三　康复治疗

一、康复治疗目标与原则

（一）康复治疗目标

1.预防各种并发症，如压疮、坠积性肺炎、深静脉血栓、肌肉萎缩等。

2.改善受损功能，提高患者日常能力与生存质量。

（二）康复治疗原则

1.早期康复　各种研究已经证实，在中枢神经受损的早期实施康复治疗，能最大限度地减轻各种功能障碍的程度，全面改善大脑功能。而且康复介入的时间越早，患者功能恢复越好，同时并发症、后遗症也会越少。目前对"早期"的理解是脑卒中发生后生命体征稳定、神经学缺陷不再发展后48小时，患者有一定的感知能力，对疼痛等不适有反应，不要求患者完全清醒和能清楚地交流。由于疾病发展规律不同，一般缺血性脑卒中患者较出血性脑卒中患者开始康复治疗相对较早。

2. **全面康复** 脑卒中后的功能障碍是多方面的，各种功能障碍严重程度不一，因此康复治疗需通过康复协作组制定综合的治疗方案，各类治疗师分工合作，给予患者全面的康复治疗，不可偏重。治疗中不仅要重视患侧进行功能恢复性训练，也要针对健侧和全身功能开展相应的维持及强化训练。此外，一定要同步常规临床治疗，康复治疗不能够解决脑卒中的所有问题，临床治疗非常重要，包括临床药物治疗和手术治疗。

3. **主动参与** 康复过程中不仅要求患者及其家属积极配合治疗，按要求完成所有训练内容，参与治疗的各个环节，还要求患者本人逐渐树立主动康复的理念，把提高自身功能作为一种生活目标，把功能恢复当作日常活动自觉坚持，由接受康复，变为我要康复。

4. **循序渐进** 神经功能的恢复遵照一定客观规律，是渐进性的，所以治疗不可急于求成。康复训练应从小量、简单、低强度开始，逐渐增加治疗项目、治疗时间、训练难度、治疗强度，以患者尽全力能完成为参考，有时为避免患者过度疲劳，可采取少量多次的方法。无论是开始阶段还是后期康复，训练内容都要依据康复评定的结果进行合理设定，根据病情变化不断调整治疗方案。

二、康复治疗方法

1. **运动功能障碍的康复** 脑卒中造成的运动功能障碍为中枢性瘫痪（多数为偏瘫），其本质是脑卒中造成上运动神经元损伤之后，高位中枢神经系统失去了对低位中枢的调节（整合）作用，低位中枢被抑制的各种原始反射再次出现。人体正常反射主要有脊髓水平、脑干水平、中脑水平及大脑皮质水平的不同层次反射，在生理状态下各种水平的反射出现与消失具有一定的时间规律性（中脑、大脑等高级水平的反射发育形成，脊髓水平和脑干水平的反射将逐渐被整合或抑制）。这种规律性在脑卒中发生后则造成高层次中枢神经系统的损害而被破坏，致使原始反射"获释"或重现，导致了正常姿势反射机制的紊乱和运动协调性异常，出现肌肉失控状态。偏瘫患者的运动特点为：肢体运动低效、无功能；肌肉的启动顺序错误；肌肉出现同时收缩；维持躯体各种姿势的肌张力、体位反射、平衡反应和其他保护性反应的协调活动等被固定的、异常的共同运动模式所取代，严重影响了患者随意运动的恢复，同时也是导致偏瘫症状加重的重要原因。所以，运动障碍的康复最主要的目的就是调节肌张力和改善异常的运动模式，促进正常运动功能的恢复。

（1）**软瘫期的治疗** 康复治疗是在神经内科常规治疗的同时开展的，因患者尚需安静卧床，可开始床边的训练。此期的康复目标是：①预防各种并发症，如肩痛、肩关节半脱位、肩手综合征、关节挛缩、坠积性肺炎、压疮、肢体肿胀、深静脉血栓形成等而妨碍后期的康复进程；②增加对患侧的各种感觉刺激，使患者体会到正确的运动感觉并使肌张力逐渐提高，及时引导出肢体的合理随意运动；③在软瘫期时即开始神经生理疗法运用，有助于预防和减轻痉挛模式的出现，缩短痉挛期，早日恢复正常运动。此期具体治疗项目包括：

1）良肢位摆放　良肢位是指为了预防或对抗以后将会出现的痉挛模式、保护关节以及早期诱发分离运动而设计的一种短期治疗性体位，又称为抗痉挛体位。床上良好的体位摆放是急性期治疗中的重要环节，可预防和减轻痉挛模式的出现，预防肩关节半脱位、肩手综合征和软组织挛缩。因此，自发病的第一天起，在不影响临床治疗的前提下即应开始正确的体位摆放，且要贯穿在偏瘫后的各个时期，具体有患侧卧位、健侧卧位、仰卧位等。

患侧卧位：是患侧在下，健侧在上的侧卧位，该体位可增加对患侧的感觉刺激输入，又不影响健侧的正常使用。患者头部置于软枕上，保持与肩膀同高，上颈段轻度前屈，后背垫靠软枕保持躯干轻度后旋，患肩前屈90°~120°，使肩胛骨着床负重，这可避免肩关节受压并防止肩胛骨后缩，肘关节伸直，前臂旋后，掌心向上，腕关节自然背伸，指关节伸展。患侧下肢髋关节略后伸，膝关节微屈，踝关节保持背屈90°，健侧上肢自然放置于体侧；健侧髋、膝关节屈曲，下垫软枕支撑，以防过度压迫患肢。（图2-2）

健侧卧位：是健侧在下，患侧在上的侧卧位，是患者最舒适的体位。此体位避免了患侧肩关节直接受压可能造成的损伤，并且在这一体位下便于康复操作。患者头部置于软枕上，患侧肩关节前屈90°~120°放于较高的长软枕上，保持与躯干等高，防止肩关节出现内收。肘伸直，腕背伸，掌指关节和各指间关节伸展；上肢垫枕长度应超过手指，以防止腕关节下垂造成局部的肿胀与疼痛。患侧下肢屈髋、屈膝类似迈步状置放在身体前方的较高软枕上，保持与躯干等高，患足应由软枕给予良好支持，以防止足内翻下垂。健侧上肢自然舒适放置在体前；下肢轻度屈髋屈膝，自然放置。（见图2-3）

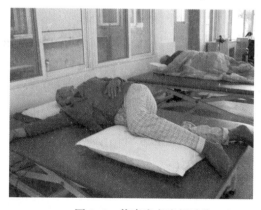　　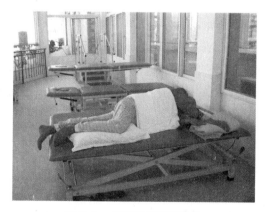

图2-2　偏瘫患者患侧卧位　　　　　　　图2-3　偏瘫患者健侧卧位

仰卧位：头置于枕上呈正中位。患侧肩胛骨下方垫软枕使肩关节轻度前屈，肩关节外展45°左右。患肢放于软枕上，远端比近端略高以利于血液回流，肘关节伸展，腕关节背伸，指关节伸展；患侧臀部和大腿下方外侧垫置软枕，使骨盆向前并防止患腿外展外

旋；膝下放置软枕可以保持轻度屈髋屈膝，软瘫阶段可在足底放置枕头维持踝关节背屈90°，防止足下垂的发生。（见图2-4）

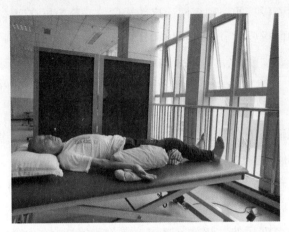

图 2-4　偏瘫患者仰卧位

　　应注意的是各种卧位都有利有弊，考虑到紧张性颈反射和迷路反射等神经反射对肌张力的影响以及压疮等并发症的形成，应适时进行体位转换。患者下肢肌张力恢复后，足底部避免直接接触任何支撑物，以降低因阳性支撑反射引起的尖足。

　　2）关节活动度训练　可保持关节活动度，预防关节挛缩，促进患肢血液循环，刺激浅、深感觉感受器，诱发运动感觉，促进患肢运动功能的恢复。此期部分患者有感觉障碍，所以治疗手法要轻，避免用暴力；被动活动宜在无痛的正常范围内进行，以免造成软组织损伤；活动范围应由小到大至全范围，活动顺序从近端大关节到远端小关节；活动速度要缓慢均匀，每次每个关节活动5~10遍，每日2~3次，直至患肢主动运动恢复。关节被动活动主要的治疗部位是：肩胛骨，主要防止肩胛骨后缩畸形，由于肩肱节律的影响，这也是肩关节活动的前提。盂肱关节，软瘫期因体位摆放或过度运动等原因都会导致肩关节半脱位的发生，但制动过久又易引发挛缩等不良影响，因此肩关节的治疗要双向防范，提高保护关节意识。此时期各方向的活动范围控制在正常值1/2左右，不能为了寻找运动终末感而过度活动，随着功能改善可适当增加活动角度（图2-5）。肘关节，偏瘫患者后期以肘关节屈曲痉挛为主，但是不能长期摆放于伸展位，应进行屈伸活动训练，调整屈肌和伸肌的肌张力（见图2-6）。

　　尺桡关节、腕关节、掌指关节和指间关节，这些远端关节对后期日常生活活动能力有重要影响，因此要注意预防后期的痉挛，做全范围活动（见图2-7）。髋关节，髋关节正常的屈伸功能是恢复期站立和行走的必需条件，为了预防后期痉挛，要同时开展外展、内收、旋转的全范围被动活动训练（见图2-8）。膝关节、踝关节，要注意预防后期的痉挛，做全范围活动（见图2-9）。

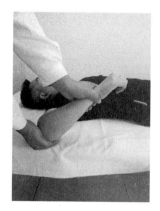

图 2-5　肩关节活动

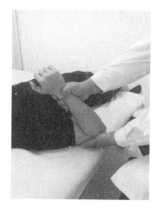

图 2-6　肘关节活动

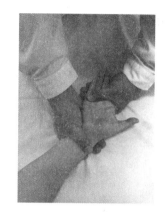

图 2-7　腕关节活动

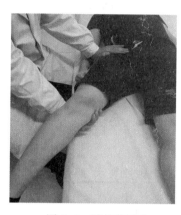

图 2-8　髋关节活动

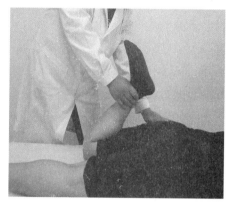

图 2-9　膝关节活动

此时期患者可以利用健侧肢体带动患侧肢体进行自我训练，这样可以利用更多的时间进行训练，但一定要根据治疗师的指导和要求，合理安排训练时间和强度。

3）改善软瘫　为促进肌张力恢复，在病情允许条件下，可应用各种神经生理学技术进行治疗。如应用 Rood 技术的多种感觉刺激疗法，选择使用触觉、温度觉、本体感觉、视觉、听觉等促进患者功能恢复；应用 Bobath 技术的加压和负重、放置和保持等治疗技术；应用 Brunnstrom 技术联合反应、姿势反射等神经促通技术。

还可以使用各种形式的物理因子治疗，如功能性电刺激、肌电生物反馈、中频电疗法、药物离子导入法、中药熏蒸法和局部空气压力治疗，这些可使瘫痪肢体肌肉通过被动引发的收缩与放松逐步改善其张力。此外，中医穴位针刺治疗具有双向调节作用，对恢复运动功能具有显著治疗作用。

4）按摩　此时期由于肌肉失神经支配导致肌肉泵作用消失、血管舒缩功能失调从而引起血液循环和淋巴循环减慢，易引发肢体水肿、深静脉血栓形成和失用性肌萎缩等并发症。肌肉按摩或经络腧穴按摩都可以有效地预防和减轻以上并发症的发生。肌肉按摩从肢体远端开始逐渐移向肢体近端，再从肢体近端向躯干部位做向心性按摩，动作要柔和、缓慢且有节律，略加大按摩的力度有助于肌张力的提高。经络腧穴按摩要在中医理论指导下进行，遵守操作规范，选准穴位。

5）功能训练　软瘫期患者运用一定的生物力学原理，可以进行早期的功能活动训练，主要有床上翻身、卧坐转移、坐位适应性训练、站立适应性训练等，这些活动根据患者病情变化从辅助开始，逐渐过渡到独立完成。体位改变的训练还可以改善体位性低血压，防止肺部感染，改善心肺功能，增加视觉反馈。其中起立床训练应遵守循序渐进原则，逐步提高倾斜角度和训练时间。在训练过程中如患者出现头晕、心慌、出汗、面色苍白等体位性低血压症状，应立即将床头放平，待患者适应后再开始训练。

（2）痉挛期的治疗　此期瘫痪侧肌张力由弛缓性逐渐向痉挛性转换，突出的问题是痉挛导致共同运动的日益加强引发异常运功模式形成，早期可能发生的并发症仍然存在。共同运动是病理性的异常运动模式，因其动作虽然是由患者意志所引起的，但运动模式是刻板的、固定的，使得患者难以进行各个关节的随意运动，不能实现功能性动作。如得不到科学有效的康复治疗，将会严重影响康复效果。此期康复目标是：①抑制痉挛，打破共同运动模式，促进分离运动出现，促进正确的运动模式。②提高日常生活活动能力。此期治疗项目应继续软瘫期的各项治疗内容，在肌张力调节方面需要进行以下调整：

1）抑制痉挛　随着脑卒中病情的发展，肢体开始出现肌张力升高，此期进行抑制痉挛的治疗是防止异常运动模式形成的最佳时机。主要治疗方法有：良肢位摆放、躯干旋转、桥式运动、主动翻身训练、关节活动训练、肌肉牵伸，这些训练方式都可使痉挛的肌肉张力降低。另外，抗痉挛肢位的保持可使痉挛肌处于被持续静态牵张状态，肌张力降低。此阶段还可应用神经生理疗法，如 Rood 技术的挤压、牵拉等抑制手法；Bobath 技术的控制关键点、反射性抑制及促进姿势反射等治疗；Brunnstrom 技术的各种反射的应用；PNF 技术的对角线螺旋式运动，促进分离运动以及正常运动模式的重新建立等。

各种形式的物理因子治疗，如功能性电刺激、肌电生物反馈和低中频电刺激等可使痉挛肌肉放松，逐步改善其张力。此外，中医穴位针刺治疗、舒缓的按摩也可以有效降低肌张力，促进正常运动功能恢复。

2）引导正确运动形式　中枢神经系统的损害导致了肌肉收缩失控，出现原始以及运动协调性异常，而这些功能的恢复是需要患者主动参与的再学习过程，患者主动参与程度越高，恢复越快，恢复程度越高。所以当患者体能有一定程度恢复后，宜尽早进行以下运动的引导训练。主要有：

翻身训练：翻身是预防压疮的重要措施，并可通过躯干的旋转和肢体的摆动促进全身反应和肢体活动，抑制痉挛，促进平衡和协调功能恢复，对患者十分重要。注意头部控制和上下肢与躯干的协调（见图 2-10）。

上肢训练：上肢是功能活动最多的，在关节活动训练的过程中要结合功能活动进行有目的的运动。如伸手取物、进食、梳洗、穿脱衣物等动作。

下肢训练：此时主要是步行功能基础训练，纠正异常步态。脑卒中患者步态异常主要是下肢伸肌痉挛，踝跖屈引起的代偿性"画圈步态"，腘绳肌痉挛和（或）挛缩，膝关节伸展受限导致的长短步态，股四头肌痉挛和（或）挛缩等原因引起的膝过伸步态。可以

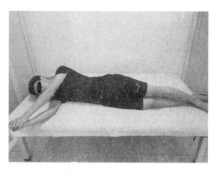

图 2-10　翻身训练

做以下训练：髋、膝、踝屈伸训练、下肢控制训练、桥式运动（见图 2-11、图 2-12）。

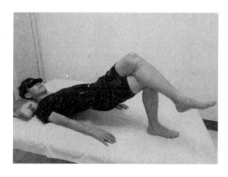

图 2-11　单桥运动

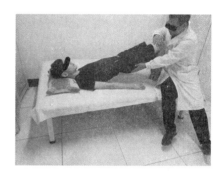

图 2-12　双桥运动

卧坐转移：根据运动再学习的有关理论，分析运动要点和异常原因，进行正确运动顺序的体位转移训练。包括头和躯干侧屈、手支撑、摆腿等（见图 2-13、图 2-14）。

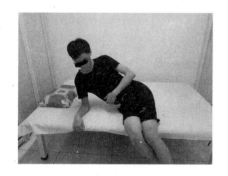

图 2-13　健侧坐起

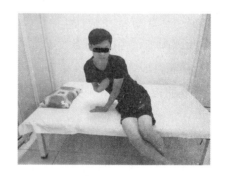

图 2-14　患侧坐起

坐位训练：保持正确的坐姿，防止因痉挛引发的颈部侧屈、患侧肩胛后缩、躯干旋转侧弯、患侧髋关节外展及外旋、足内翻及下垂、两侧臀部负重不均等。同时开展坐位平衡训练，治疗要循序渐进，由静态平衡过渡到自动态平衡，再训练他动态的平衡（见图 2-15）。在治疗师的辅助指导下，逐步由助力过渡到主动完成，进一步应用到日常生活

活动中。坐位训练时，还应加强躯干的主动控制能力的训练，为后期站立与步行训练做好准备。

坐站转移：在患者获得良好的坐位平衡功能后，进行从辅助到独立的坐站转移能力训练（见图2-16）。

站立训练：此项训练是为步行做充分的准备。主要训练在负重状态下能完成髋膝踝关节的屈伸控制和身体重心转移。开始训练保持正确的站立姿势，即站立时保持颈部直立、面向正前方，躯干端正，双肩水平放置，骨盆左右水平，伸髋、伸膝、足跟着地，使重心均匀分布于双侧下肢。治疗师位于患者患侧，帮助控制髋关节防止外旋、保持膝关节中立位、防止足内翻。训练内容有不同负重下患肢的控制训练和平衡训练。利用平衡训练系统可进行负重和重心转移的训练，并通过生物反馈法进行调整。

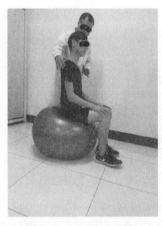 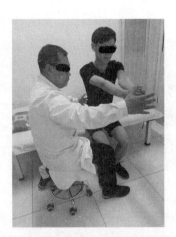

图2-15　坐位平衡训练　　　　　　　　图2-16　站起训练

3）作业治疗　以上所有引导性训练都可以根据患者的功能状态选择适合其个人的日常生活活动进行训练，以提高患者的生活能力。主要有更衣训练、进食训练、个人卫生能力训练、转移能力训练。

（3）恢复期的治疗　本期患者的肌张力逐渐降低或趋于正常，运动由共同运动转向分离运动。正常运动模式逐步形成，运动协调性差，平衡能力有待提高。此期的康复目标是：①提高上下肢协调性；②恢复基本日常生活活动能力。此期治疗项目应继续痉挛期的各项治疗内容，在平衡协调训练方面需要进行以下调整：

1）进一步促进分离运动　继续抑制痉挛，重点进行步行功能训练、上下楼梯训练和手的功能性活动训练等，可应用PNF技术并结合日常生活活动进行训练。

2）上肢和手的训练　通过上肢有针对性的作业治疗，提高上肢控制能力以及双手的相互配合和患手精细活动能力。

3）步行训练　脑卒中患者步行时所需肌肉的启动顺序和收缩程度错误，故需加强练习患侧下肢髋关节伸展状态下的膝关节屈曲；髋关节伸展、膝关节屈曲状态下的踝关节背屈和髋关节屈曲、膝关节伸展状态下的踝关节背屈等分离运动功能，进一步提高步行的协调性。包括步行的分解动作训练、骨盆和肩胛带旋转训练、主动屈髋训练、患肢摆动期训练。可借助平行杠或减重步行训练系统进行有关训练。部分患者下肢瘫痪程度严重，无独立行走能力者或合并有认知功能障碍，导致肢体运动功能恢复差或平衡功能差的患者，可进行助行架的使用练习，可扩大患者的活动范围，增加社会参与程度。

4）上下阶梯训练　上下阶梯训练通过主动地屈伸髋、膝、踝关节及躯干配合的左右旋转和屈伸，有利于患者整体协调运动的改善，更有利于步行能力的提高。上下楼梯训练先训练两足一阶法，随着重心转移和患肢支撑能力的提高，再训练一足一阶法。上下楼梯训练时早期须健侧先上、患侧后上，患侧先下、健侧后下。患侧下肢负重和控制能力增强后可交换上下台阶时健患腿的顺序。训练过程中，治疗师需位于患者的后方或侧方，对患肢的髋膝关节屈伸不足者进行控制，对整个过程给予辅助、指导和安全保护（见图 2-17、图 2-18）。

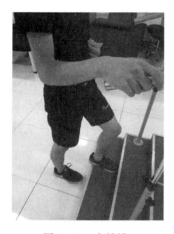 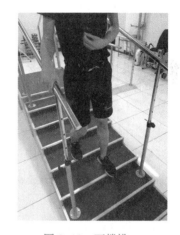

图 2-17　上楼梯　　　　　　　　　　图 2-18　下楼梯

5）作业治疗　此时期是作业治疗的重要阶段，可进行日常生活活动训练、工作性和生产性活动训练及娱乐性活动训练。训练时应遵循从简到繁，从易到难，不能独立完成者可用辅助器具的原则。

6）辅助器具的应用　辅助器具可以让患者发挥患侧肢体残存的功能，尽可能克服功能障碍的影响，争取最大程度的生活自理，重返家庭和社会。主要有矫形器的使用；进食、洗澡等自助具使用的训练；助行器的使用训练等。

（4）后遗症期的治疗　脑卒中患者常见的后遗症主要表现为面瘫、失语、构音障碍、上下肢协调功能差、大小便控制障碍、血管性痴呆等。本期康复治疗应加强残存能力和已有的功能训练，注意防止痉挛和挛缩的加重，避免废用综合征和误用综合征及其他并发症的发生。此期治疗项目包括：

1）环境适应训练 由于患者功能恢复程度有限，后期要
对家庭环境进行必要的、可能的改造，以满足患者功能活动的
需求，如浴缸加扶手、蹲便改为坐便等，此时就要求患者尽自
己所能，发挥最大潜力，利用残存功能，适应新的便利环境，
最大限度地实现生活自理。

2）社区活动 鼓励患者进行适当的户外活动，可利用社
区健身器材进一步提高平衡和协调功能，或参与太极拳等休闲
娱乐活动，增强其参与社会的能力，在社区环境中全面提高运
动功能（见图2-19）。

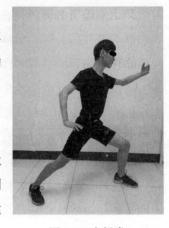

图2-19 太极拳

（5）运动障碍康复的注意事项

1）控制训练强度 密切关注心率、血压的变化以及患者感受，如有异常改变和主观
不适感受应立即中止训练，对症处理。

2）控制肌肉活动 训练中，避免屏气和过度用力，保持低水平用力，进行重复的、
任务导向性的、有控制的训练，这可以更快地促进运动感觉的恢复，改善患肢运动功能。

3）实用性训练 患者每天进行康复治疗的时间有限，这段时间内患者学习了正确的
运动模式、正确的姿势和运动控制，但需要利用训练之余的时间巩固训练效果，如果没有
将训练内容时时运用于日常生活当中，训练效果将会减弱。因此要求患者及其家属了解目
前进行的训练内容，随时随地保证患者应用正确的运动模式完成日常生活活动。

2. 感觉障碍的康复 脑卒中恢复过程中，感觉障碍会显著地影响运动功能的恢复，同
时还会因为各种感觉的缺失经常造成烫伤、摔伤等意外损伤的发生，因此必须重视感觉功
能的训练。感觉的恢复和重建是一个缓慢的过程，需要长期反复训练，因此感觉障碍的康
复治疗应与运动康复治疗统一规划、在发病早期同步进行。在进行感觉训练时，应遵循以
下的原则：作好宣教，取得患者配合；同一动作或同一种刺激需要反复多次，注意不能频
繁更换训练用具；感觉刺激时，必须防止痉挛加重；循序渐进，由易到难、由简单到复
杂；学会视觉代偿，防止损伤。具体治疗内容有：

（1）偏盲的训练 可以进行双侧活动的训练；左右注视的训练；视野缺损范围大的患
者培养向偏盲侧转头及视觉代偿习惯。

（2）实体觉训练 让患者观察、触摸物体，由睁眼到闭眼，由单一物体到多个物体，
随着功能提高不断增加训练难度。

（3）深感觉的训练 脑卒中患者深感觉障碍主要为位置觉障碍和运动觉障碍，深感觉
感受器主要分布于肌肉肌腱和关节内，因此深感觉的训练是和运动功能训练结合进行的。
可以通过拿放不同重量的物体，调节训练的难易程度。

3. **认知障碍的康复**　认知障碍严重影响康复治疗，患者无法理解和执行训练方案，造成康复治疗无法开展，患者也无法积极参与康复治疗，造成了康复治疗效果很差。因此认知功能障碍的康复应作为开展康复治疗的主要参考内容。

（1）知觉障碍的训练

1）失认症的训练　包括视觉失认的训练、单侧忽略的训练、视觉空间失认的训练。主要形式有辨认左、右方的事物；说出各手指的名称；认识各种形状；认识熟人照片；患侧注意力引导；画各种图形；摆放物品等。

2）失用症的训练　先进行动作分解学习，逐步完成一个完整动作；先练习粗大活动，再练习精细活动。向患者发出的言语命令应清晰、缓慢、简短，并可向患者进行示范。用触觉、视觉和本体觉暗示患者。常见有意念性失用、运动失用、意念运动性失用、结构性失用、穿衣失用等，对于不同的失用症患者采用不同的训练方法。

（2）认知功能的康复　脑卒中后认知障碍表现为记忆力减弱、执行功能障碍，严重者出现痴呆。患者学习新事物困难，不能进行主动康复训练，主要加强支持疗法，需要给予不同程度的生活照顾，鼓励患者多与社会接触，多参加文娱活动。

4. **言语障碍的康复**

（1）失语症的康复　通过训练提高患者言语功能，增加交流途径，改善实际交流能力。常因病情程度不同，其愈后相差较大，康复目标的设定要考虑以下因素：年龄、利手、病前智力和文化程度、职业、性格、病后环境、原发疾病的性质、有无并发症、全脑功能、失语症的类型及严重程度、康复介入时间、认知功能、对康复训练的欲望及态度等。治疗方法有：①刺激疗法，强调足够的听刺激，分为直接和间接训练两种，前者针对损害的言语进行治疗，后者针对训练的内容进行相应的调整；②实用交流法，是通过使用言语交流和非言语交流（如书写、手语、肢体语言等）相结合，提高患者的实际交流能力。

（2）构音障碍的康复　构音障碍患者具有正常的理解能力，训练侧重在舌唇运动训练、呼吸运动训练、发音训练、辨音训练和鼻音控制等训练。严重者可用代偿性技术，如交流板沟通治疗和电子交流盘治疗。

5. **心理障碍的康复**　脑卒中患者的心理障碍常表现为抑郁症，治疗方法主要有：

（1）心理治疗　主要应用支持疗法，通过倾听、耐心解释、反复指导、不断鼓励和安慰患者，使患者正确认识和对待自身的健康问题，解除顾虑，调动患者的康复积极性，主动配合治疗。同时，要做好患者家属的思想工作，使其家属能充分认识到抑郁症对患者康复的严重影响，而主动协助治疗患者，这是改善患者抑郁症的重要因素。

（2）药物治疗　临床医师根据病情选用抗抑郁药。

（3）电针疗法　中医师选取适当穴位，采用疏波、断续波电流，中等或强刺激。

6. 吞咽障碍的康复　脑卒中所致的吞咽障碍多发生在进食过程中的口腔期和咽喉期，主要因咀嚼肌和咽喉部肌麻痹所致。训练内容包括：

（1）功能恢复训练　包括改善口面肌群运动训练；增强舌肌运动训练；增强吞咽反射的训练；声带内收训练；增强喉上抬训练；咽收缩训练；吸吮及喉抬高训练；空口吞咽训练等。

（2）功能代偿技术

1）体位改变　通过食物的自身重力进食，改变咽腔体积，促进吞咽，减少误吸。具体方法：头后仰，利于食团向后运动入咽；头前屈，可助喉上提、闭合防止食团误入气管；头转向吞咽功能差的一侧以利于患侧梨状窝关闭；屈颈以提高声门闭合功能；头侧向健侧以利于食团由健侧通过。

2）选食与进食训练　包括选择一口食量；调整食物的形态；调整食团大小与性质；调整摄食姿势；调整进食速度；选用合适餐具。

7. 中医传统康复手段　中医传统的治疗方法在改善脑卒中患者的功能障碍方面主要有：

（1）针灸治疗　包括毫针刺法、头针法、电针法、穴位注射法。

（2）中药治疗　运用辨证论治，具体问题具体分析，制定个性化治疗处方。

（3）推拿治疗　主要是穴位推拿。手法刺激轻而平稳，以得气为度。推拿治疗在改善肌张力、预防萎缩、促进运动功能恢复中效果明显。

（4）饮食疗法　根据患者体质，以药膳形式进行。

（5）传统功法　主要适宜于脑卒中恢复期及后遗症期的治疗，如太极拳、八段锦等。

三、脑卒中并发症的康复

（一）肩关节半脱位

脑卒中患者的软瘫期，肩关节囊变得松弛，如果治疗护理方法不当，就不可避免地造成肩关节半脱位。康复治疗措施有：

1. 纠正肩胛骨位置　通过手法活动肩胛骨，坐位上肢支撑负重，卧位将患肩垫起等方法防止肩胛骨后缩，使肩胛骨充分上抬、前屈、外展，并向上旋转，以纠正肩胛骨的位置，恢复肩关节自然固定机制。

2. 肌肉刺激　通过刺激肩关节周围肌肉，增强稳定作用。主要有：

（1）电刺激治疗　用功能性电刺激及肌电生物反馈对三角肌和冈上肌等进行治疗。

（2）手法治疗　通过逐步递加刺激强度的方式，直接促进肩关节周围起稳定作用肌肉的活动。

（3）冰刺激治疗　用冰块做快速摩擦相关肌肉，以刺激肌肉的活动。

（4）针灸治疗　用针灸或电针治疗对提高肌张力有一定作用。

3. 维持活动度　在不损伤肩关节及周围组织、结构的前提下，进行无痛性关节活动。

（二）肩痛

肩痛发生机制复杂，但无论何种原因导致的都会对患者造成极大的负面影响，应积极解决，目前治疗方法有：

1. 抗痉挛　偏瘫患者由于肌痉挛，当患侧上肢外展时，肩胛骨与肱骨的运动不协调，而造成局部损伤。通过 Bobath 技术等抗痉挛治疗，降低肩胛骨周围肌肉的肌张力，可使肩胛骨、肱骨丧失的协调运动功能逐渐恢复为正常肩肱节律。

2. 止痛　对肩痛局部使用红外线、微波、冰疗、超短波、功能性电刺激或肌电生物反馈等物理疗法达到止痛效果，也可选用关节松动技术进行止痛。

3. 关节活动训练　进行主动和被动关节活动以增大关节活动度，可预防疼痛引起的局部挛缩。

4. 药物治疗　可应用消炎镇痛药物、抗痉挛药物口服。

5. 手术　以上治疗持续 3 个月肩痛没有缓解，伴有严重挛缩的患者可行手术松解。

（三）肩 – 手综合征

严重的肩 – 手综合征可导致手功能的丧失，目前治疗方法有：

1. 良肢位　卧位时适当抬高患肢；坐位时要将患肢放在前面支撑物上，不要把患肢垂悬在体侧；夹板固定腕部。

2. 加压性向心性缠绕　是一种简单、安全和有效的治疗周围性水肿的方法。用一根直径 1~2mm 的长线从远端到近端向心性缠绕患手，先缠绕拇指和其他手指至各手指根部，用同样方法再缠绕手掌和手背至手腕以上，随后再将缠绕的长线一一松开，每天反复进行。

3. 冷疗　用冷水反复浸泡患手，具有止痛、消肿及解痉作用。注意长时间冷疗有反射性的血管收缩后扩张作用，会加重水肿和冻伤。

4. 冷温水交替浸泡法　冷水约 10℃，温水约 40℃，患手交替浸泡水中 10min，浸泡要超过腕关节，重复 4 次。

5. 主动和被动运动　主动运动可促进血液回流，减轻水肿；被动运动可防止肩痛，并维持各关节活动度。但应先进行肩胛骨活动，尽可能做前臂旋后运动，动作要轻柔、缓慢，以不产生疼痛为度。

6. 类固醇制剂　对于症状明显者，可口服或肩关节腔及手部腱鞘注射，对肩痛、手痛有较好效果。

7. 物理因子治疗　蜡疗、电刺激、超声、针灸、按摩等都可缓解局部症状。

四、脑卒中的家庭康复

脑卒中患者由于各种功能障碍的影响，本人的日常生活活动受到极大的影响，同时也给家人的心理带来沉重负担。尽快恢复生活必需的功能是患者及家属最大的愿望。由于家属与患者共处的时间长，了解患者各方面都很深入，所以家属积极参与康复治疗对提高治疗效果意义重大。不管是在卒中的急性期还是后遗症期，家属都可不同程度地参与康复治疗活动，为患者尽快恢复功能做出努力。而且有些治疗活动家属参与进去会取得更好的疗效。大多数家属康复治疗愿望和积极性强烈，但是他们并非是康复治疗的专业人员，专业技术和知识不足，急于求成会引起患者训练疲劳过度或者误用综合征的出现，反而不利于功能恢复。因此需要严格遵守康复医师和治疗师等人员的建议，以正确的方法和训练内容辅助患者康复。脑卒中患者在家庭中的康复有以下内容：

1. **饮食指导**　根据脑卒中诱发因素，合理调节饮食结构，科学健康的饮食为患者提供必要的、足够的营养，对提高体质、促进恢复具有重要意义。戒烟酒是需要患者家属严格监督的。

2. **安全指导**　为患者建立舒适安全的环境，保持地面平坦、干燥；浴室及厕所最好装有扶手架，卧床时要加床栏，防坠床；给患者穿轻便、防滑、合脚的软底鞋；室内采光柔和，无危险物品，物品放置以方便患者行动为宜；行走训练注意患者安全，防跌倒造成骨折；在患者进行日常生活活动时，给予充足的时间，切忌催促；不要让患者擅自离开安全环境，以防不测；经常提醒患者，提高安全意识。

3. **辅助康复治疗**　对长期卧床患者，要做到定时翻身，进行肢体功能活动，保持床褥平整、干燥，预防褥疮及并发症；家属可根据患者的自理能力，督促和帮助其进行日常生活，如洗脸、刷牙、更衣、进食等；家属尽量满足患者的兴趣爱好和合理要求，适当安排文娱活动，鼓励患者参加集体活动；监督功能锻炼，适度运动，运动强度太低，不利于尽快恢复，太高会出现全身乏力，面色苍白或运动不协调，心跳呼吸加快等运动过度的缺氧表现；养成良好生活习惯，保证精力充沛，主要是良好的睡眠规律和饮食习惯。

4. **康复训练**　患者家属有更多的时间陪伴患者，可以利用起来开展力所能及的康复治疗活动，但是所有治疗必须严格遵照康复治疗师的指导，准确操作。家属可以参与的治疗内容有：关节活动训练、牵伸训练、体位转移训练、步行功能训练、ADL 训练、言语训练、心理康复等。在疾病的不同阶段，配合治疗师治疗活动，以正确的方式进行，作为专业康复治疗的补充和延续，会起到很好的效果。

五、脑卒中康复的全面管理

脑卒中具有发病率高、复发率高、致残率高和死亡率高的特点，一旦罹患，不仅给个人带来重大影响，也将会给家庭和社会造成沉重负担。随着我国人口结构老龄化以及脑卒中发病年轻化，脑卒中的发病率将会继续上升，社会负担会更加沉重。因此，对脑卒中的全面管理是康复医疗的重要工作之一。康复工作不仅是需要康复协作组所有成员共同努力、协作完成，而且还需要临床相关科室、患者家属、社会保障等参与，是一项系统工作。因此脑卒中患者的康复需要进行合理规划和管理，各部门和人员协调工作内容，为患者早日康复共同努力。可以从以下两个方面进行：

（一）脑卒中三级预防

1. 一级预防　主要针对无脑卒中病史但有脑卒中危险因素存在的人群，主要包括：

（1）防治高血压　低盐低脂饮食；禁烟限酒；适量运动；放松心态；控制血糖和体重；选择合适的降压药。

（2）防治高血脂　控制饱和脂肪酸的摄入，血脂高者加用降脂药。

（3）防治高血糖　调整饮食结构，规律饮食生活，适量运动。

（4）防治肥胖　增加纤维食物摄入，增加运动量，控制总热量。

（5）其他　手术感染、止血药应用等，都有发生卒中的风险，需要积极预防。

2. 二级预防　针对已有短暂性脑缺血、腔隙性脑梗死等发生的人群进行脑卒中预防。短暂性脑缺血容易发展为脑梗死，腔隙性脑梗死多数预后良好，致残率低，但复发率高。这两种疾病都应积极治疗，消除危险因素，防止再发。

3. 三级预防　针对发生过脑卒中的人群进行残疾、残障的预防。脑卒中发生后，应尽早进行康复治疗，预防各种并发症，减少后遗症。通过及时准确的康复治疗，使患者功能最大程度地恢复，提高生活质量，重返家庭，重返社会。

（二）脑卒中三级康复

1. 一级康复　指患者早期在医院急诊室或神经内科的常规治疗及早期康复治疗。此阶段多为卧床期，主要进行良肢位摆放，关节被动活动，早期床边坐位保持和坐位平衡训练。如果患者能够痊愈，或者出院后只需康复指导即可在家庭或社区进行康复训练，就可以直接出院回家。如果患者日常生活大部分需要他人帮助，或者出院后得不到康复指导或社区康复训练，建议患者转移至康复医学科或专门的康复中心继续进行康复。

2. 二级康复　在康复中心和综合医院中的康复医学科进行。康复小组召开评定会，综合患者的情况，制订康复计划并开始实施治疗。这是患者功能恢复的关键时期，也是全面规范康复治疗的重要阶段。如果患者恢复较好，就可以进入社区进行康复。如果不能回归社区生活，建议继续住院康复治疗。

3. 三级康复　脑卒中的社区康复。患者经过一段时间专业康复后，如果现有功能可以适应社区生活，而且仍有改善的空间，就可以让患者出院接受社区康复。社区康复医生参考上级医生的诊治经过和康复治疗计划，根据患者居住环境制订康复计划并负责实施训

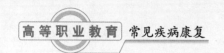

练。如果患者功能恢复达到平台期，可以对患者及其家属进行康复宣教，使患者可以在家中进行常规的锻炼以维持功能。

【复习思考题】

1. 脑卒中常见功能障碍有哪些？

2. 脑卒中痉挛期进行哪些康复治疗？

3. 如何预防脑卒中？

扫一扫，知答案

扫一扫，看课件

颅脑损伤的康复

【学习目标】

1. 掌握颅脑损伤的康复治疗措施。

2. 熟悉颅脑损伤的康复评定方法。

3. 了解颅脑损伤的临床特征。

【考纲摘要】

1. 掌握颅脑损伤康复原理和治疗原则。

2. 掌握颅脑损伤的功能评定。

3. 掌握颅脑损伤康复治疗分期和康复方案。

项目一 概 述

一、定义

颅脑损伤是指暴力作用于头部而致的头颅和脑组织的创伤，其中头颅指的是头皮和颅骨。颅脑损伤可分为头皮损伤、颅骨损伤与脑损伤，其中，头皮损伤分开放性损伤与闭合性损伤；颅骨损伤分颅盖骨折与颅底骨折；脑损伤分原发性脑损伤与继发性脑损伤，对预后起决定性作用的是脑损伤的程度及处理效果。

二、流行病学

颅脑损伤发生率仅次于四肢，占全身损伤的 10%~20%，但其死伤率居各类损伤之首。我国年发病率为 55.4/10 万人。在美国，颅脑损伤的发病约为脊髓损伤的 10 倍，发病率为 3900/10 万人。青年组发病率相对较高，男女比例为 2：1，男性更严重。

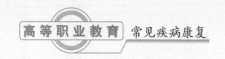

三、病因与发病机制

颅脑损伤多见于各种交通事故、自然灾害、爆炸、坠落等锐器或钝器对头部的直接或间接的伤害。

颅脑损伤的伤害严重程度取决于暴力的大小、作用的部位和方式。一般而言，暴力强度轻微仅发生头颅损伤，暴力强度大可同时发生脑损伤。因此，当头部受到暴力作用时，头皮损伤、颅骨损伤和脑损伤可以单独发生，也可以同时存在。

脑损伤后局部缺血、缺氧是神经元损害的主要原因，也是细胞死亡的主要机制。当脑组织受外力的机械性损伤引起膜结构的变化，各种酶复合物交联系统关系和活动障碍，即可影响中枢神经系统的整合活动。高能物质的不足加重了神经元之间的联系和调节机制障碍。分泌的"休克性"神经递质和调节剂，作用于高级中枢和边缘 – 网状结构，使神经生理加重，并使皮层 – 皮层下相互关系失调。颅脑损伤可视为特种应激，形成适应性反应机制障碍，产生多种"恶性循环"，这将决定病理过程的发展。

四、临床特征

虽然颅脑损伤的临床表现差异较大，但其功能障碍具有一定的共性，主要表现为以下几方面：

1. **认知功能障碍** 认知是认识和理解事物过程的总称，包括知觉、注意、思维、言语等心理活动。颅脑损伤后常见的认知障碍是多方面的，有注意力分散、思想不能集中、记忆力减退、学习困难、归纳演绎推理能力减弱等。

2. **心理及行为功能障碍** 由于患者承受各种行为和情感方面的困扰，如对受伤情景的回忆、头痛引起的不适、担心生命危险等不良情绪都可导致包括否认、抑郁、倦怠嗜睡、易怒、攻击性及躁动不安等类神经质的反应，严重者会出现人格改变、行为失控。

3. **言语功能障碍** 脑损伤后的言语运动障碍常见的有构音障碍和言语失用。构音障碍时患者表现为言语缓慢、用力、发紧，辅音不准，吐字不清，鼻音过重，或分节性言语等。言语失用患者表现为言语表达能力完全丧失，不能数数，不能说出自己的姓名，复述、呼名能力均丧失，不能模仿发出言语声音等。

4. **运动功能障碍** 由于颅脑损伤形式多样，导致运动功能障碍差异很大，通常以高肌张力多见。出现痉挛、姿势异常、偏瘫、截瘫或四肢瘫、共济失调、手足徐动等。

5. **日常生活活动能力障碍** 主要由于认知、运动、心理及行为等概念障碍，使患者在日常生活自理及家务、娱乐等方面受到限制。

6. **职业能力障碍** 中、重度患者恢复伤前的工作较难，持续的注意力下降、记忆缺失、行为控制不良、判断失误等使他们不能重返原来的工作。

📚 **案例导入**

患者，男，31岁。因车祸致头部外伤，昏迷、呕吐1小时入院。入院时检查：患者意识不清，脉搏60次/分，呼吸16次/分，血压150/90mmHg。被动体位。右枕部有一头皮血肿。双侧瞳孔不等大，左侧大于右侧，对光反射迟钝。耳鼻无异常分泌物。颈项无抵抗。心肺检查无异常。腹部检查无异常。神经系统检查发现：右侧腹壁反射减弱，右膝腱反射和跟腱反射减弱，右侧巴氏征阳性。入院后约2小时行头部CT检查显示左侧额顶叶损伤伴有硬膜下血肿。初步诊断为：左侧额顶叶对冲性损伤，硬膜下血肿。行急诊开颅血肿清除术。术后病情稳定。一周后患者逐渐清醒。查体：生命体征正常，瞳孔等大，对光反射灵敏。右下肢肌力2级，肌张力减弱。

提问：如何对该患者实施康复治疗？

项目二 康复评定

颅脑损伤可导致多种功能障碍，主要包括意识、认知、运动、心理、行为、日常活动能力等障碍，这些功能障碍是影响患者生存质量的主要因素。因此，对颅脑损伤患者的功能障碍进行早期、全面的评定，对患者的康复有重要意义。主要包括以下几方面内容。

一、损伤严重程度的评定

（一）格拉斯哥昏迷量表评定

一般认为，意识障碍程度是判断颅脑损伤严重程度的重要指标。意识障碍程度的判断常采用国际公认的格拉斯哥昏迷量表（Glasgow coma scale，GCS）（表3-1）来测定。该表内容简单、易操作、评分标准具体可靠。

表3-1 格拉斯哥昏迷量表（GCS）

项目	评价内容	评分
睁眼反应	自动睁眼	4
	呼唤睁眼	3
	刺痛睁眼	2
	不睁眼	1
言语反应	回答正确	5
	回答错误	4
	可说单字	3
	只发声音	2
	无反应	1

项目	评价内容	评分
运动反应	按吩咐动作	6
	刺痛能定位	5
	刺痛能躲避	4
	刺痛时肢体屈曲	3
	刺痛时肢体伸直	2
	无反应	1

说明：最高分为15分，表示意识清楚；12~14分为轻度意识障碍；9~11分为中度意识障碍；8分以下为昏迷；分数越低则意识障碍越重。

在重度颅脑损伤中，有一种特殊类型的意识障碍，称为持续性植物状态（persistent vegetative state，PVS），约占重度颅脑损伤的10%。中华医学会急诊医学学会于1996年4月制定了我国PVS诊断标准：①认知能力丧失，无意识活动，不能执行命令；②保持自主呼吸和血压；③有睡眠－觉醒周期；④不能理解和表达语言；⑤能自动睁眼或刺激睁眼；⑥可有无目的性眼球跟踪运动；⑦丘脑下部及脑干功能基本保存。以上条件持续1个月以上即可认定为PVS。

（二）颅脑损伤严重程度综合评定

根据GCS计分、伤后昏迷时间的长短以及伤后记忆丧失到连续记忆恢复所需时间（post traumatic amnesia，PTA）三者的综合评定，将颅脑损伤分为轻度、中度和重度三型。（表3-2）

表3-2 脑损伤严重程度综合评定

严重程度	伤后24h内或连续记忆恢复以前		连续记忆恢复以后
	GCS	昏迷时间	PTA
轻度	13~15分	<20min	>1h
中度	9~12分	>20min，<6h	1~24h
重度	≤8分	≥6h	>24h

说明：脑损伤严重程度综合评定最高分15分，属于正常状态；≤8分为重度脑损伤。

（三）盖尔维斯顿定向力及记忆遗忘检查（GOAT）

GOAT是评定损伤后遗忘（PTA）的客观可靠的方法。该方法主要通过向患者提问的方式了解患者的连续记忆是否恢复。满分100分；75~100分为正常；66~74分为边缘；<66分为异常。一般认为≥75分才可认为是脱离了PTA。

二、认知功能障碍的评定

认知功能主要涉及大脑皮层的高级活动范畴，包括记忆力、注意力、思维能力、智力、推理能力、心理活动等方面。颅脑损伤后，认知功能障碍发生率较高。

颅脑损伤后认知功能障碍主要涉及感知、意识、记忆力、理解力、注意力、专注力、思维力、推理能力和解决问题能力等。常用方法有：认知功能分级（RLA）、神经行为认知状态测试（NCSE）、洛文斯顿作业疗法认知评定成套测验（LOTCA）。

（一）认知功能分级（RLA）

RLA 评定能反映颅脑损伤患者恢复过程中的认知与行为变化，不能表明患者特定的认知障碍，常常作为制订治疗计划的依据。包括从无反应到有目的反应共 8 个等级。

（二）神经行为认知状态测试（NCSE）

NCSE 评定能比较敏感地反映患者认知障碍的内容及认知障碍的程度，操作比较方便。做初步的筛选和评估，具有良好的效度和信度，是一个全面性的标准认知评估量表。NCSE 评估认知功能包括 3 个一般因素（意识水平、注意力和定向力）和 5 个主要的认知功能区域（言语功能、结构功能、记忆力、计算能力和推理能力）。

（三）洛文斯顿作业疗法认知评定成套测验（LOTCA）

是目前认知评估领域应用较为广泛的方法之一。包括 4 个方面、20 项对定向力、知觉、视运动组织和思维运作检查。其优点是项目简化、全面、易操作。该方法能与治疗密切结合。

（四）记忆力评估

常用 Rivermead 行为记忆能力测验（RBMT）和韦氏记忆量表（WMS）。

1. Rivermead 行为记忆能力测验　目的是在医院的室内环境下评定日常生活的记忆功能。适用于成年人，年龄在 16~69 岁。经过测试后的记忆功能水平可分为正常、轻度障碍、中度障碍及严重障碍，22~24 分为正常，17~21 分为轻度障碍，10~16 分为中度障碍，0~9 分为重度障碍。

2. 韦氏记忆量表（WMS）　是常用的成套记忆力评定表，也是神经心理测验之一。共有 10 项分测验，分别测量长时记忆、短时记忆和瞬时记忆。特点是对各个方面的记忆功能都予以评定，其结果有助于鉴别器质性和功能性的记忆障碍。

三、言语功能障碍的评定

颅脑损伤后，患者言语障碍的特点是言语错乱、构音障碍、失语。言语错乱主要表现为：①定向力障碍，对地点、时间、人物等不能辨认；②答非所问，意识不到自己回答的问题不正确，但无明显的词汇和语法错误；③不配合检查等。言语障碍可通过医患对话来评定。

四、运动功能障碍的评定

目前国际上统一的运动功能评定方法主要有：Brunnstrom 等级评定法、Fugl-Meyer 评定法、上敏田评定法、MAS 评定法、Rivermead 运动指数法、Lindmark 评定法和 Karen

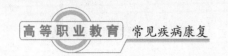

Margrethe 评定法。这些评定方法各有侧重，临床上可依据患者具体情况进行选择。

1. Brunnstrom 等级评定法　特点是内容精简，省时，易重复，而且容易被患者接受。缺点是敏感度较差，常出现患者的功能恢复虽有进步，而功能级别却无变化的现象。

2. Fugl-Meyer 评定法　是将上肢、下肢、手和手指运动等功能评价与平衡能力、关节活动度、关节运动时的痛觉、感觉功能等 5 项与瘫痪后身体运动功能恢复有密切关系的内容综合定量的评定方法，由 4 部分组成，总分 226 分，其中运动占 100 分，平衡占 14 分，感觉占 24 分，关节活动度及疼痛占 88 分，临床上可根据需要选择，多用于科研。该评定法内容详细，并把功能障碍的指标进行量化，提高了评价可信度和敏感度，但费时，需要患者积极配合。

3. Rivermead 运动指数评定　是比较新型的评价方法。可采用实际操作来评估，也可通过询问获得评价结果。优点：省时，全部评价只需几分钟，可作为一种快速评价运动障碍的量化方法。对运动功能的评价内容从易到难，很容易判断患者的运动障碍处于何种状态，对运动功能的评价也较全面。缺点：敏感度及对手功能评价不及简化 Fugl-Meyer 评定法。

五、行为障碍的评定

颅脑损伤后行为障碍主要表现为攻击、冲动、无自制力、无积极性、癔症、严重强迫观念等。行为障碍的评定主要依靠临床表现。

1. 发作性失控　是一种突然性、无诱因、无预谋、无计划的发作，直接攻击最靠近的人或物，表现为攻击他人、损毁家具等，常为颞叶损伤的结果，发作时脑电图可出现阵发性异常。

2. 额叶攻击　多为额叶受损所致。常因细小的诱因或挫折发生过度反应，其行为直接针对诱因，最常见的表现是间歇性激惹，并逐步升级为与诱因完全不成比例的反应。

3. 负性行为障碍　表现为情绪低落、情感淡漠、懒散，不愿主动做一些力所能及的事情。

六、情绪障碍的评定

情绪障碍常表现为焦虑或抑郁。对于焦虑症患者，可采用焦虑自评量表（Self-Rating Anxiety Scale，SAS）进行评定；对于抑郁症患者可用抑郁量表（Hamilton Depression Scale，HAMD）进行评定。

七、前庭功能障碍的评定

颅脑损伤后，前庭功能检查对鉴别中枢神经病变、内耳疾病或全身性疾病所致眩晕有重要价值。方法包括平衡功能检查和眼球震颤检测等。

八、日常生活活动能力的评定

日常生活活动能力（activity of daily living，ADL）是指人体在日常生活中照料自身的衣、食、住、行、个人卫生以及独立社区活动所开展的一系列基本活动，也是人们维持生存和适应生存环境必须反复进行的最具共性的活动。颅脑损伤后进行 ADL 评定，对了解患者能否重返社会十分重要。

目前 ADL 评定的主要方法是使用功能性独立性测量（functional independence measure，FIM）和 Barthel 指数（Barthel index，BI），两者均具有良好的信度和效度。但 FIM 使用需要经过专门培训和支付版权费用，使其应用受到限制。而 BI 就成为评定 ADL 临床上应用最广泛、最简单、研究最多的评定方法，其主要不足是评定等级较少，等级之间分值差距大，不能较好地反映等级之间变化和需要帮助的程度，尤其是不能很好地反映治疗效果，灵敏度有限。

九、电生理学评定

电生理检查对神经损伤程度的判断有重要参考价值，是检测、评价神经损伤后神经再生和功能恢复的重要手段，并且有助于判断周围神经肌肉病变、确定病变阶段、预估预后与帮助制订康复方案。

十、颅脑损伤结局的评定

颅脑损伤后，常采用格拉斯哥结局量表（Glasgow outcome scale，GOS）（见表 3-3）进行评定。

表 3-3　格拉斯哥结局量表

分级	简写	特征
Ⅰ 死亡	D	死亡
Ⅱ 持续性植物状态	PVS	无意识、无言语、无反应，有心跳呼吸，在睡眠觉醒阶段偶有睁眼，偶有哈欠、吸吮等无意识动作，从行为判断大脑皮层无功能。特点：无意识，但仍存活
Ⅲ 重度残疾	SD	有意识，但由于精神、躯体残疾或由于精神残疾而躯体尚好，但不能自理生活。记忆、注意、思维、言语均有严重残疾，24h 均需他人照顾。特点：有意识，但不能独立
Ⅳ 中度残疾	MD	有记忆、思维，言语障碍，轻度瘫痪、共济失调等，可勉强利用工具，在日常生活中尚能独立，可在庇护性工厂参加一些工作。特点：残疾，但能独立
Ⅴ 恢复良好	GR	能重新进入正常社交生活，并能恢复工作，但可遗留各种轻度的神经学和病理学缺陷。特点：恢复良好，但仍有缺陷

项目三　康复治疗

颅脑损伤的康复治疗应全面、早期介入，贯穿急救、手术外科、NICU、医院康复、社区康复、家庭康复全过程。分为3个阶段，急性期、恢复期和后遗症期。

一、康复治疗目标与原则

（一）康复治疗目标

1. 急性期康复目标　稳定病情，提高患者觉醒能力。促进记忆恢复，促进功能恢复，预防并发症。

2. 恢复期康复目标　减少定向障碍和言语障碍，提高注意力、记忆力、思维能力和学习能力；最大限度恢复感觉、运动、认知、语音功能和生活自理能力，提高生活质量。

3. 后遗症期康复目标　让患者适应功能不全的现状，学会用新的方法代偿功能不全，增强在各种环境下的独立和适应能力，回归社会。

（二）康复治疗原则

1. 与临床治疗紧密配合，病情稳定后应积极开展早期康复治疗，在治疗时，若出现并发症或病情反复，应及时协商处理。

2. 充分取得患者信任与配合，以主动活动为主，被动活动为辅，鼓励重复训练。

3. 根据患者实际情况制定短期、长期康复计划与目标。最低目标应达到日常生活自理。

4. 针对病变的不同时期，采取合适的康复手段，提倡家人和社会共同参与。

二、康复治疗方法

颅脑损伤的康复治疗是以认知功能训练为重点的综合康复治疗，并贯穿于损伤的各个阶段。

（一）急性期康复治疗

在病情稳定、安全的情况下，采取以非手术治疗为主的措施，促进创伤和神经组织的修复，为肢体功能重建做好必要的准备。

1. 药物治疗　颅脑损伤急性期对于原发性脑损伤主要治疗是控制脑水肿，药物包括脱水剂和肾上腺皮质激素。其他药物有止血药物、促醒药物和抗癫痫药物等。

2. 支持治疗　降低头部温度，减少脑组织的耗氧量；给予高蛋白、高热量饮食，促进创伤的恢复；维持水、电解质、酸碱平衡，维护重要器官的功能。

3. 促醒治疗　严重的颅脑损伤恢复首先由昏迷和无意识开始，为了加速患者苏醒恢复的进程，应增加各种神经肌肉促进的刺激手段帮助恢复。如让患者接受自然环境发生的刺激，定期听亲人的录音和言语交流，收听广播和音乐等。

4. 保持良好的身体姿位　床上良肢位是从治疗角度出发设计的一种临时性体位，对日后肢体功能重建有重要意义。如患侧卧位可以牵拉瘫痪侧肢体，增加感觉输入，有助于防止痉挛；健侧体位是患者最舒适的体位等。颅脑损伤一般取头高足低位，有利于静脉血回流；肢体保持功能位，特别注意避免上肢屈曲、下肢过伸、足下垂的痉挛状态。要定期翻身、变换体位，以防压疮的发生。

5. 运动疗法　包括关节的被动活动、自我辅助活动和床上活动等。

（1）关节被动活动　是由治疗师对昏迷或不能开展主动活动的患者进行的活动，其目的是防止发生关节痉挛，保持关节活动度，促进局部血液循环和为日后的主动活动打好基础。活动顺序应从近端关节至远端关节，多做抗痉挛模式的活动，如肩外展、指伸展、踝背屈等。每日2次以上，每次进行各方位活动3~5遍，直至主动活动恢复。注意动作要轻、慢、稳，活动范围以不引起疼痛为宜。

（2）自我辅助活动　当患者意识清楚后，即可训练自我辅助活动。自我辅助活动是指患者自身进行的健侧肢体带动患侧肢体的活动。

（3）床上活动　对意识清楚、病情稳定的患者可尽早开展床上活动。急性期主动活动均应在床上进行。目的是使患者在独立完成各种床上早期训练后，能达到独立完成从卧位到床边坐起的转移。方法包括上肢自助被动活动和桥式运动等。

6. 理疗　利用低频脉冲电疗法可兴奋神经及增强肌张力，以增强肢体运动功能；利用频率>2000Hz以上的超声波的机械、温热及化学治疗作用，可增加组织代谢和通透性，达到缓解肌肉痉挛、止痛、镇静和伤口愈合作用。

7. 高压氧治疗　系统性应用高压氧治疗能有效改善脑组织供氧，减轻脑水肿，促进脑功能恢复，减少继发性损害，降低重度颅脑损伤死亡率。

（1）高压氧治疗颅脑损伤的原理　①收缩脑血管，减轻脑水肿，降低颅内压；②增加血氧含量，增加有效氧弥散距离，纠正脑缺氧状态；③促进毛细血管再生，加快侧支循环建立，促进脑组织修复；④加速病灶清除和血肿的吸收；⑤促进胶质细胞分化，加速组织修复；⑥改善脑电活动，促进觉醒状态。

（2）高压氧治疗颅脑损伤的注意事项　①强调综合治疗，同时需控制脑水肿；②生命体征必须平稳，确保治疗安全；③循环功能必须良好，确保治疗效果；④保持呼吸道通畅，防止肺不张的发生；⑤对颅内血肿患者，确保出血停止6小时以上，方可考虑高压氧治疗。

8. 支具治疗　利用低温热塑板材或一些矫形器具，作用于患侧肢体固定关节，保持关节功能最佳的位置。

（二）恢复期康复治疗

颅脑损伤引起的功能障碍多种多样，患者之间差异较大，康复治疗计划制订应因人而异。但首先应开展行为、情绪和认知障碍方面的康复，然后实施运动方面的康复，否则会给康复治疗带来巨大障碍。

1. 认知障碍的治疗 认知障碍是颅脑损伤后的常见症状。认知功能治疗是提高智能的训练，应贯穿整个治疗过程。目前应用计算机进行认知障碍的治疗在国内外已达成共识。

（1）记忆障碍的训练 在进行记忆训练时，应从简单到复杂、从单一到整体，进度要慢，训练时间不宜过长。患者需要记忆的内容要少、信息呈现的时间要长，逐步增加信息量，要及时给予奖励。遵循反复刺激、反复训练、强化记忆的原则。下面介绍常用训练方法。

1）PQRST 法 对于信息量较大的内容可采用此法。

P（preview）——先预习要记住的内容。

Q（question）——向自己提出与内容有关的主要问题。

R（read）——为回答问题而仔细阅读资料。

S（state）——反复陈述阅读过的资料。

T（test）——用回答问题的方法来检验自己的记忆。

2）视觉记忆训练 先将 3~5 张绘有日常用品的图片放在患者面前，告诉他每张卡片可以看 5 秒，然后将卡片收起，再让患者写下所看到的物品名称，反复数次。成功后给予奖励，并逐渐增加卡片的数目。

3）编故事法 把要记忆的内容按患者的习惯和爱好编成一个个小故事，有助于其记忆。

4）作业疗法 常采用木工、黏土作业、镶嵌等方式进行。

5）日常生活训练 建立恒定的每日生活规律，让患者不断地重复和练习；反复耐心地向患者提问和下命令等。

（2）注意力的训练 通过下列训练，可使颅脑损伤患者集中注意力。

1）猜测游戏训练 第一步取两个透明玻璃杯和一个弹球，在患者注视下，训练者将一个杯扣在弹球上，让患者指出有弹球的杯子，反复数次，直到无误。第二步改用两个不透明的杯子，操作同上，反复数次，直至无误。第三步改用多个杯子和多个不同颜色的弹球，扣上后让患者分别指出不同颜色弹球的杯子，移动杯子后再问，直到无误。

2）删除作业训练 在一张白纸上写上 0123456789，再让患者用铅笔删除训练者指定的数字，如 6，无误后再改写数字的顺序和规定要删除的数字，反复训练数次，成功后逐渐增加难度，也可用字母或图形代替。

3）时间感训练 患者按训练者命令启动秒表，并于 10 秒时停止，然后将时间逐渐延长至 1 分钟，当误差小于 1~2 秒时，改为不让患者看表，启动秒表后让患者心算到 10 秒时停止，然后将时间延长，到 2 分钟时停止，每 10 秒的误差小于 1.5 秒为合格。达到要求后改为一边与患者交谈，一边让患者进行上述训练，使其尽量控制自己不因交谈而分散注意力。

4）作业疗法　可采用编织、木工、拼图等训练。

（3）思维能力的训练　思维包括推理、分析、综合、比较、抽象、概括等多种过程。思维能力训练用于提高患者解决问题的能力。

1）报纸信息法　取出一张报纸，首先问患者有关报纸首页的信息，如报纸名称、日期、大标题等；回答无误后，再要求患者指出报纸的专栏，如新闻、广告、文艺等；回答无误后，再训练患者寻找特殊信息，如某电影院上映的电影如何等；回答正确后，再训练患者寻找一些需要做出决定的消息。

2）数字排列法　拿出三张数字卡片，让患者将卡片数字按大小排列，无误后再拿出一张卡片让患者按数字大小插入已排好的三张卡片之间，正确后再拿出几张数字卡，询问其中有什么共同之处，如哪些为奇数，哪些为偶数，哪些可以互为倍数等。

3）物品分类法　让患者将多种物品按用途分类、配对等。

4）作业疗法　采用图画合成、木工等训练。

2. 行为障碍的治疗

（1）发作性失控的治疗　可给予卡马西平 0.1~03 克 / 次，每日 2~4 次，配合行为疗法中的暂停法。

（2）额叶攻击的治疗　用暂停法，同时给予患者正惩罚法，如厌恶的刺激，在患者鼻孔下释放挥发性氨等。

（3）负性行为障碍的训练　①用神经行为疗法中的成型法训练患者完成晨间日常活动。若患者有能力完成晨间日常活动，却不愿做，可用代币法处理，即患者每完成一项晨间日常活动，如起床、叠被、刷牙、洗脸等，就奖励一个代币；以后改为每完成两项任务，给予一个代币奖励；再改为每完成三种行为，奖励一个代币，依次鼓励，将患者孤立行为成型为连续系列行为。持代币可换取自己喜欢的物品。②用负惩罚法训练患者行走。如患者有能力行走却不愿走，并对代币法不感兴趣，可规定患者若能主动走到餐厅，则可正常就餐，否则只给少量面包，以此刺激患者主动行走。

3. 情绪障碍的治疗　可通过心理治疗与患者建立相互信赖的关系，认真倾听患者的诉求，向患者详细解释实际病情，增加患者自信心，消除抑郁、紧张、焦虑等不良情绪，同时合理使用抗焦虑、抗抑郁药物。

4. 言语障碍的治疗　正确评定患者言语障碍的原因与类型，采取综合治疗手段，包括视听觉的应用、多途径的言语刺激方法、替代方式（手势、交流板等），促进言语理解、口语表达，恢复、改善构音功能，提高语言的清晰度和流畅性。随着认知障碍的改善，相应的言语障碍也将逐渐好转。

5. 运动训练　颅脑损伤后1~3个月是运动康复的最佳时间。开展运动训练，要按照人类运动发育规律，由简到繁、由易到难的顺序逐步实施，其规律为翻身→坐→坐位平衡→双膝立位平衡→单膝立位平衡→坐到站→站位平衡→步行。下面介绍具体训练方法。

（1）床上训练　这是运动训练的第一步，包括躯干肌牵伸、髋控制能力训练、仰卧位屈膝运动和翻身训练。

（2）坐起与坐位平衡训练　坐起训练由侧卧位开始，健足推动患足，健手掌支撑腋下，用力推动躯干，手掌边推边后撤，同时躯干用力侧屈坐起。此时治疗者可在患者膝和小腿部推压以帮助坐起。坐起后正确的坐姿是抗痉挛体位，即背部用支撑枕垫好，髋关节保持近90°的屈曲位，双上肢伸展置于胸前桌上，避免患侧上肢悬吊于身旁而引起肩关节半脱位或肩手综合征等并发症。同时进行坐起平衡训练，并要求达到三级平衡，即一级静态平衡：无支撑坐在椅子上；二级自动态平衡：坐起后患肢能做各方向不同幅度的摆动；三级他动态平衡：坐起后患者能做到完成抵抗他人外力。

（3）坐位到站立位转移训练　患者坐直，双足平放于地面，足尖与膝盖成一直线，双上肢Bobath握手伸肘，肩充分前伸，躯干充分前倾，抬头向前、向患侧方向触及目标，髋关节尽量屈曲，重心从臀部逐渐转移至双足而站立。站立后双下肢应同时负重。坐下时躯干应前倾，膝前移，髋、膝关节屈曲而坐下。

（4）站立位平衡训练　包括双下肢负重训练、单腿独立负重训练和站立位动态平衡训练。

（5）步行训练　内容包括步行前准备活动、扶持或平衡杠内行走、徒手行走、上下台阶和复杂步行训练等。

（6）ADL训练　包括床椅转移、穿衣、进食、上厕所、洗澡、行走、个人卫生等。

（三）后遗症期康复治疗

颅脑损伤后经过正规急性期和恢复期康复治疗，多数患者的各种功能有不同程度改善，可重返社区和家庭。对于部分遗留有功能障碍的患者，仍需进行康复治疗。主要包括以下方面。

1. 加强ADL训练，并逐步学习外出购物、乘坐交通工具等。

2. 矫形器和辅助器具的使用，如手杖、步行器、轮椅等。

3. 职业训练，颅脑损伤患者康复后重返工作岗位前，需进行相关工作技能的训练。

（四）中医康复治疗

1. 中医中药治疗　采用中医辨证，辅以中药治疗，对颅脑损伤患者改善病情、缓解症状有一定的作用。

（1）中医辨证论治　根据颅脑损伤不同病机，辨证论治可分为6种证型。

1）瘀阻脑络型

主症：头痛、头晕、视物模糊、烦躁、乏力。

方药：柴胡、土鳖虫、当归、泽兰、半夏、牡丹皮、细辛、薄荷（后下）、白芥子、茺蔚子、枸杞子、菟丝子、车前子（包煎）、黄芪、煅龙骨（先煎）、煅牡蛎（先煎）、大枣等。

2）髓海不足型

主症：头痛、眩晕、语言错乱、哭笑无常、智力下降、忧郁焦虑、注意力不集中、记忆力减退或丧失、消极悲观。

方药：酸枣仁、柏子仁、熟地黄、黄精、益智仁、菟丝子、赤芍、川芎、石菖蒲、当归、远志等。

3）痰浊阻滞型

主症：头痛、头晕、头重而晕，伴脘痞纳呆、舌白苔腻。

方药：桃仁、红花、远志、石菖蒲、川芎、白蔻、薏苡仁、杏仁、滑石、地龙等。

4）肝阳亢盛型

主症：头痛、头晕、失眠多梦、恶心、呕吐、健忘、抑郁、恐惧。

方药：桃仁、赤芍、丹参、天麻、钩藤、杭菊、田七、蝉蜕、龙骨、牡蛎等。

5）心神失养型

主症：伤处肿痛、心乱气越、神不守舍。

方药：龙齿、川牛膝、菊花、桑叶、丹参、川芎等。

6）气血亏损型

主症：头痛、头晕、恶心、呕吐、记忆力减退。

方药：黄芪、党参、当归、红花（包煎）、陈皮、升麻、柴胡、炙甘草等。

（2）中药制剂治疗　黄芪注射液能提高患者免疫力；川芎嗪注射液可降低急性脑损伤的血液黏稠度，对脑水肿有一定作用；醒脑静注射液对昏迷患者有促醒作用；七叶皂苷钠可降低颅内压；参麦注射液可治疗脑心综合征等。

2.针灸治疗　针灸疗法在治疗颅脑损伤时有较好疗效，临床上可考虑制定最佳方案进行综合治疗。

（1）急性期治疗　主要针对闭证和脱证等。

1）闭证

治法：上下配穴法。泻法或点刺出血。

取穴：十二井、水沟、太冲、涌泉。

针法：持续行针，捻转泻法，意识好转后间歇行针。

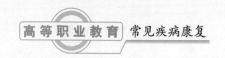

2）脱证

治法：远近配穴法。用艾条、艾柱灸。

取穴：神阙、关元、百会。

操作：神阙、关元艾柱灸，百会艾条灸。脉象好转后，稍休息再灸。

（2）恢复期治疗

治法：上下配穴法。针灸并用。

取穴：百会、神阙、关元、三阴交、太阳、合谷。

针法：毫针刺，留针 30min，每日一次，一个疗程 6 次。神阙、关元用灸法，其他穴位用补法。

（3）后遗症期治疗

治法：上下配穴法。平补平泻。

取穴：百会、神门、三阴交。

针法：取毫针刺，留针 30min，每日一次，一个疗程 10 次。

三、颅脑损伤并发症的康复

颅脑损伤患者的并发症主要包括：继发性癫痫、精神障碍、持续植物状态、中枢高热等。任何并发症都会影响患者康复疗效，延缓康复进程，甚至危及生命。因此要积极采取综合康复治疗措施，减轻并发症的影响。

（一）继发性癫痫

1. 物理因子治疗　直流电疗法具有较好的镇静效果；直流电药物离子导入可用 Br^- 或 Ca^{2+}，能增强兴奋与抑制过程，减少癫痫发病率，提高生活质量。

2. 心理治疗　主要改善患者的抑郁、焦虑等心理障碍，提高生活质量的满足感，从而降低癫痫的发作频率。

3. 生物反馈疗法　常用脑电生物反馈治疗，通过产生抗癫痫脑电图来抑制癫痫的急性发作。

4. 行为治疗　癫痫的行为治疗包括一般支持治疗、识别先兆和触发因素、正确处理日常压力、学习自我观察、进行放松训练及提高社会能力等方面。

（二）精神障碍

颅脑损伤引起的精神障碍临床上有多种形式，常见的有两类：一种以持续性心理功能缺损为主；另一种以情绪障碍与无力状态为主。主要康复治疗包括：作业治疗和心理治疗。作业治疗如阅读作业、手工制作、书画练习与欣赏、音乐治疗等；心理治疗需要进行一对一的治疗，态度和蔼，言语谨慎，与患者建立良好的医患关系。

（三）中枢性高热

中枢性高热是颅脑损伤后严重的并发症之一，由于颅脑损伤导致脑干或下丘脑损伤，引起体温调节中枢的功能紊乱，发生体温异常，表现为高热，体温可达41℃以上，头颈、躯干体温上升明显。主要采用物理降温，如头部给予冰枕、冰帽；双侧腋下及腹股沟放置冰袋；用30%~50%酒精进行擦浴等。

四、康复教育

1.预防并发症教育　长期卧床易导致压疮、关节挛缩、肌肉无力、心肺功能低下等，应指导患者定时翻身、保持功能体位。

2.教育患者家属　积极配合康复治疗，熟悉患者残疾情况，鼓励患者，提高康复信心。

【复习思考题】

1. 如何评定脑损伤的严重程度？
2. 认知障碍包括哪些方面？
3. 记忆障碍有哪些康复治疗方法？
4. 颅脑损伤患者运动训练有哪些规律？

扫一扫，知答案

扫一扫，看课件

模 块 四

脊髓损伤的康复

【学习目标】

1. 掌握脊髓损伤的康复治疗措施。

2. 熟悉脊髓损伤的康复评定方法。

3. 了解脊髓损伤的临床特征。

【考纲摘要】

1. 熟练掌握脊髓损伤的康复评定。

2. 掌握脊髓损伤急性期和恢复期的康复治疗。

项目一　概　述

一、定义

脊髓损伤是由于各种原因引起的脊髓结构破坏和功能损害，造成脊髓所支配区域的运动、感觉及自主神经功能障碍。根据致病因素不同，可分为外伤性脊髓损伤和非外伤性脊髓损伤，一般所指脊髓损伤为外伤性脊髓损伤；非外伤性脊髓损伤多由炎症、肿瘤等所致。

二、流行病学

脊髓损伤是一种严重的致残性损伤，随着现代交通事业和工矿业的发展，其发病率呈逐年上升趋势。在美国脊髓损伤年发病率为 50/100 万人左右；在澳大利亚、法国、加拿大和挪威，年发病率为（12~24）/100 万人。2008 年我国四川汶川大地震，受伤人数达 37.4 万余人，其中骨折患者最多见，约占 50%，而有 1/4 为脊柱骨折。

三、病因及发病机制

（一）闭合性脊髓损伤

闭合性损伤是脊髓损伤最常见类型。主要见于车祸，约占闭合性脊髓损伤的50%左右；其次为坠跌伤，约占30%；此外还有暴力、体育意外、杂技事故、工矿事故及自然灾害等原因。其发病机制是由于各种暴力作用于脊柱，使脊柱发生过度伸展、屈曲、扭转，造成脊柱骨折、脱位而直接导致脊髓或脊髓供应血管的损伤。

（二）开放性脊髓损伤

其病因见于刀刺、枪弹、爆炸等，多伴有脊椎的骨折或脱位，进而使脊髓受到损伤，可发生在脊髓的任何部位，以胸髓损害最为多见。损伤程度与外力的大小成正比。

急性脊髓损伤包含原发性脊髓损伤和继发性脊髓损伤。原发性脊髓损伤的机制是由于局部组织变形和创伤能量传递引起的初始机械性的脊髓损伤；继发性脊髓损伤是指原发性损伤激活的包括生化和细胞改变在内的链式反应过程，可使神经细胞损伤进行性加重甚至死亡，并导致脊髓自体溶解破坏，髓内结构发生不可逆性损害，引起脊髓损伤区域的进一步扩大。实验表明，脊髓损伤最早的变化是损伤区微血管改变，引起微血管阻塞，使脊髓局部缺血。

四、临床特征

由于损伤部位与损伤程度的不同，脊髓损伤的临床表现也各不相同，但大多具有以下共同点。

（一）运动功能障碍

颈段脊髓损伤的患者可发生四肢瘫，胸段以下脊髓损伤引起躯干及下肢瘫痪；脊髓遭受严重创伤和病理损害时可发生脊髓休克，其功能的暂时性完全抑制，临床表现以迟缓性瘫痪为特征，各种脊髓反射包括病理反射消失及二便功能均丧失。

（二）感觉功能障碍

根据损害的部位和程度不同，感觉障碍表现不一。完全性脊髓损伤者，紧接损伤平面以上可有痛觉过敏，而在平面以下所有感觉完全消失；不完全性脊髓损伤者，若损伤部位靠前则表现对侧的痛觉、温度觉障碍；若损伤部位靠后则为触觉及本体感觉障碍；损伤部位在一侧，则为对侧的痛觉、温度觉及同侧的触觉及本体感觉障碍。

（三）呼吸功能障碍

高位脊髓损伤的患者，由于呼吸动力肌瘫痪，患者易发生夜间呼吸暂停、严重的打鼾等；由于肺功能和咳嗽功能的降低，容易发生肺炎或肺不张，呼吸道通气不畅而导致呼吸功能减退。

（四）膀胱功能障碍

在不同时期的脊髓损伤中，可出现不同类型的神经源性膀胱。上运动神经源性膀胱发生于颈胸腰髓的损伤患者，特点是膀胱的肌肉痉挛，膀胱容量缩小，因此小便次数增加而每次的小便量减少。而下运动神经源性膀胱发生于骶髓和马尾神经的损伤患者，特点是膀胱肌肉瘫痪，膀胱容量增大，当膀胱不能容纳更多的尿量时会发生溢出。

（五）直肠功能障碍

脊髓休克期（3~6周）的排便障碍多数表现为大便失禁，脊髓休克期后，腰段以上的完全性脊髓损伤的排便障碍主要表现为便秘。可通过调整饮食结构及应用通便药物得以解决。

（六）自主神经反射障碍

自主神经反射障碍是一种急性的交感神经兴奋综合征，常发生于第6胸椎或以上的脊髓损伤患者。其特征为阵发性高血压、搏动性头痛、眼花、视物不清、心动过缓、损伤平面以上出汗、面部潮红和鼻塞等症状。一般发生于受伤2个月以后。最常见的原因为膀胱和肠道的扩张、便秘、膀胱的感染、留置导尿、压疮、疼痛等外在或内在刺激。

（七）心理障碍

几乎所有脊髓损伤患者在伤后均有严重心理障碍，包括极度压抑或忧郁、烦躁、甚至发生精神分裂症。

（八）日常生活活动能力减退

肢体瘫痪、感觉障碍以及痉挛、疼痛等伴发症和并发症均会不同程度地限制患者的日常生活能力，使其丧失自我照料的能力。

（九）性生活／生育障碍

脊髓损伤患者多数有不同程度的性功能和生育功能障碍，影响患者的心理和生活质量，是康复治疗的重要内容之一。

（十）其他合并症

脊髓损伤患者还可发生许多其他合并症，给患者造成很大痛苦。常见的合并症有：关节挛缩畸形、肌肉痉挛、疼痛、压疮、骨质疏松等。

（十一）不完全性脊髓损伤的特殊类型

不完全性脊髓损伤还有以下几种特殊类型：

1. 脊髓中央损伤综合征　即中央束综合征，是最常见的不全损伤，常见于颈髓血管损伤。症状特点为：四肢瘫痪，上肢重、下肢轻。可出现膀胱功能障碍。其恢复过程是：下肢运动功能首先恢复，膀胱功能次之，最后为上肢运动功能，而以手指功能恢复最慢。

2. 脊髓半切综合征（Brown-Sequard综合征）　损伤水平以下，同侧肢体运动瘫痪和深感觉障碍，而对侧痛觉和温度觉障碍，但触觉功能无影响。

3.**脊髓前侧综合征** 可由脊髓前侧被骨片或椎间盘压迫所致。好发于颈髓下段和胸髓上段。发生在颈髓的，主要表现为四肢瘫痪，在损伤节段平面以下的痛觉、温觉减退而深感觉正常，预后较差。

4.**脊髓后部损伤综合征** 多见于颈椎于过伸位受伤者，系脊髓的后部结构受到轻度挫伤所致。其临床症状以感觉丧失为主，即在损伤节段平面以下有对称性颈部、上肢与躯干的疼痛和烧灼感。

5.**马尾 - 圆锥损伤综合征** 由马尾神经或脊髓圆锥损伤所致。临床特点：①支配区肌肉下运动神经元瘫痪，表现为弛缓性瘫痪；②因马尾神经纤维排列紧密，故损伤后其支配区所有感觉丧失；③骶部反射部分或全部丧失，膀胱和直肠呈下运动神经元瘫痪，因括约肌张力降低，出现大小便失禁。

6.**脊髓震荡** 脊髓损伤后出现短暂性功能抑制状态。大体病理无明显器质性改变。临床表现为受伤后损伤平面以下立即出现迟缓性瘫痪，经过数小时至两天，脊髓功能即开始恢复，且日后不留任何神经系统的后遗症。

案例导入

患者，男，26岁。施工时不慎被电线杆压伤胸背部，顿时感到脐以下部位知觉消失，双下肢不能动弹，随即被送入院。入院时检查：神志清楚，生命体征基本正常。头、胸、腹部均无异常。胸背部肿胀，局部有明显压痛。脐平面以下感觉、运动均消失。通过X线、CT检查显示：T_8椎体骨折，T_{10}脊髓损伤。

提问：如何对该患者进行康复评定？

项目二 康复评定

脊髓损伤引起的功能障碍多种多样，与损伤水平、损伤程度密切相关，这就要求在临床康复中对脊髓损伤者进行全面、细致的康复评定，为制订康复计划提供可靠依据。

一、脊髓损伤平面的评定

脊髓损伤平面是指脊髓损伤后保留身体两侧正常运动和感觉功能的最低脊髓节段水平。例如T_4损伤，T_4以上节段完好，T_5以下有功能障碍。脊髓损伤平面主要以运动功能平面为依据，但运动功能平面难于确定时，可以感觉功能平面确定。美国脊髓损伤学会（ASIA）根据神经支配的特点，选出一些关键肌（key muscle）和关键感觉区（key sensory

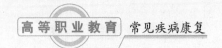

areas），通过对这些肌肉和感觉区域的检查，迅速确定损伤平面（见表 4–1）。

表 4–1 关键肌和关键感觉区

平面	关键肌	关键感觉区
C_2		枕骨粗隆
C_3		锁骨上窝
C_4		肩锁关节顶部
C_5	屈肘肌（肱二头肌、旋前圆肌）	肘前窝外侧面
C_6	伸腕肌（桡侧伸腕长肌和短肌）	拇指
C_7	伸肘肌（肱三头肌）	中指
C_8	中指屈指肌（指伸屈肌）	小指
T_1	小指外展肌	肘前窝内侧面
T_2		腋窝
T_3		第三肋间
T_4		第四肋间（乳线）
T_5		第五肋间（在 T_4 与 T_6 之间）
T_6		第六肋间（剑突水平）
T_7		第七肋间（T_6 与 T_8 之间）
T_8		第八肋间（T_7 与 T_9 之间）
T_9		第九肋间（T_8 与 T_{10} 之间）
T_{10}		第十肋间（脐平面）
T_{11}		第十一肋间（T_{10} 与 T_{12} 之间）
T_{12}		腹股沟韧带中部
L_1		T_{12} 与 L_1 之间上 1/3 处
L_2	屈髋肌（髂腰肌）	大腿前中部
L_3	伸膝肌（股四头肌）	股骨内上髁
L_4	踝背伸肌（胫骨前肌）	内踝
L_5	姆长伸趾肌（趾长伸肌）	足背第三跖趾关节
S_1	踝跖屈肌（腓肠肌、比目鱼肌）	足跟外侧
S_2		腘窝中点
S_3		坐骨结节
$S_4 \sim S_5$		肛门周围

注：确定损伤平面时，该节段关键肌的肌力必须 ≥ 3 级，该平面以上的肌力必须 ≥ 4 级。

二、感觉功能的评定

选择 $C_2 \sim S_5$ 共 28 个关键感觉区，采用 ASIA 感觉指数评分（sensory index score，SIS）进行感觉功能评定，每个感觉区要检查 2 种感觉，即痛觉和轻触觉。痛觉采用针刺的方法，轻触觉采用棉签测试。按三个等级分别评定打分：感觉消失为 0 分；感觉减退或过敏为 1 分；感觉正常为 2 分。每种感觉一侧共 56 分，左右两侧共 112 分，正常感觉功能总评分为 224 分，评分越高表示感觉功能越接近正常。

三、运动功能的评定

根据 ASIA 标准确定人体左右两侧各有 10 组关键肌（见表 4-1），脊髓损伤肌力评定不是单块肌肉的评定，而应综合进行。常采用 ASIA 运动评分法（motor score，MS）进行肌力评定。检测时左右两侧分别进行，采用徒手肌力测定法（manual muscle test，MMT）检测肌力，肌力为 0~5 级，每一条肌肉得分与测得肌力级别相同，如测得肌力为 2 级，评分即为 2 分；测得肌力为 0 级，评分即为 0 分。左右两侧总分各 50 分，总评分共 100 分，评分越高表示运动功能越接近正常。

四、损伤程度的评定

脊髓损伤程度评定采用 ASIA 损伤分级（表 4-2）。

表 4-2 ASIA 损伤分级

	损伤程度	临床表现
A	完全性损伤	S_4~S_5 无任何感觉，运动功能保留
B	不全性损伤	在损伤平面以下包括 S_4~S_5 存在感觉功能，但无运动功能
C	不全性损伤	在损伤平面以下存在运动功能，且大部分关键肌肌力 <3 级
D	不全性损伤	在损伤平面以下存在运动功能，且大部分关键肌肌力 ≥ 3 级
E	正常	感觉和运动功能正常

根据 AISA 损伤分级表明，损伤是否完全取决于最低骶节（S_4~S_5）有无残留功能。完全性脊髓损伤时，S_4~S_5 感觉和运动功能均丧失，就算有部分保留区，其范围 ≤ 3 个节段；不全性脊髓损伤时，S_4~S_5 感觉和运动功能存在，部分保留区范围 >3 个节段。

五、脊髓休克的评定

脊髓休克在伤后立即发生，可持续数小时至数周，出现球海绵体反射或肛门反射或足底跖反射是脊髓休克期结束的标记。脊髓休克期的长短是判断预后的重要指征，一般认为，脊髓休克期越长，表示脊髓损害越严重，预后越差。

六、神经电生理评定

对判断神经损伤程度、评价神经损伤后功能恢复，有一定价值。常采用强度 – 时间曲线（I/t 曲线）检查等。

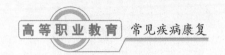

七、心理评定

心理评定对脊髓损伤患者的意义主要体现在以下三个方面：第一，由于身体或心理原因而出现的人格变化，这种变化可能会伴随其后的人生历程。人格变化可能导致生活危机或其他精神危机，需要心理干预才能使患者能够面对现实和未来发展；第二，由于一些生理功能异常或障碍，如肌肉痉挛等也可以使用心理方法加以控制；第三，由于身体的损伤导致的障碍会产生情绪和其他一些心理变化，这些均需要以心理康复保持健康。

因此，对脊髓损伤进行心理评定显得很有必要。评定方法可选择心理承受能力测评、自卑感量表、焦虑自评量表、抑郁自评测验等。通常需要借助心理咨询师来实施。

八、日常生活活动能力的评定

脊髓损伤患者 ADL 评定，可根据不同类型的功能障碍采用不同的评定方法。如截瘫患者多采用改良 Barthel 指数评定；四肢瘫患者常用四肢瘫痪指数（quadriplegic index of fuction，QIF）进行评定；还涉及性功能障碍等方面评定。

九、参与能力的评定

参与能力是患者适应周围环境，独立参与社会生活的能力。其评定内容包括社会生活能力、就业能力和生活治疗的评定，具体评定内容见本套规划教材中《康复评定技术》的相关章节。

十、其他评定

主要有脊髓损伤平面康复治疗效果的评定，可根据脊髓损伤平面推断康复治疗效果和进行功能恢复的预测。

项目三　康复治疗

脊髓损伤的康复治疗包括早期和中后期两阶段，治疗措施包括运动疗法、作业治疗、物理因子疗法、心理治疗、康复工程、中医康复疗法、健康教育和药物治疗等，应做到早期康复介入，综合协调治疗，最终达到回归家庭、回归社会的目标。

一、康复治疗目标及原则

（一）康复治疗目标

脊髓损伤患者由于损伤平面和损伤程度不同，其康复目标各异。因此康复的基本目标主要是提高患者的独立能力和建立新生活两个方面。

（二）康复治疗原则

脊髓损伤的基本康复原则是：急性期以挽救生命、尽可能减少脊髓功能丧失和防治并发症为重点。恢复期以提高生活质量为前提，主要通过代偿与替代、改善与训练、适应与学习等方面来达到此目的。

二、康复治疗方法

（一）早期康复治疗

脊髓损伤后 1~4 周为急性期。此期临床治疗与康复治疗可同时进行。当患者病情平稳，并保证脊柱稳定的前提下即可开展康复训练。其目的包括防止废用综合征，包括肌肉萎缩、骨质疏松、关节挛缩等。急性期康复训练内容主要有以下方面。

1. **体位与体位变换**　急性期卧床患者保持肢体功能位，对保护关节功能并为以后康复训练恢复关节功能至关重要。并应定时变换体位，在维持脊柱稳定的前提下，每 2 小时翻身一次，以避免压疮的发生。（见图 4-1）

2. **被动运动训练**　对瘫痪肢体应进行关节被动运动训练，每一关节进行各轴向活动 20 次左右，以防止肌腱及关节挛缩。对颈椎不稳定患者，注意肩关节外展不超过 90°；对胸腰椎不稳定患者，髋关节屈曲不超过 90°，以避免造成脊髓二次损伤。同时，所有能进行主动运动的肌肉都应开展主动运动训练，以防止发生肌肉萎缩。（图 4-2）

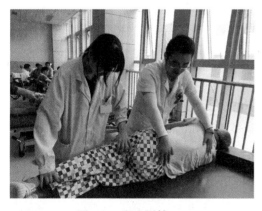

图 4-1　翻身训练

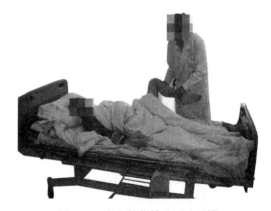

图 4-2　床上关节被动活动训练

3. **呼吸与排痰训练**　对于颈髓损伤导致呼吸肌麻痹的患者，可进行腹式呼吸、咳嗽、咯痰及体位排痰训练，以达到避免呼吸系统感染、促进呼吸功能的目的。

4. **直立适应性训练**　包括坐起训练和站立训练。

（1）坐起训练　在保证脊柱稳定的前提下，应尽早开始坐起训练。一般在伤后或术后 1 周左右进行，2 次 / 天，（30 分钟 ~2 小时）/ 次。可通过摇床，逐步抬高床头角度，通常从 30° 开始，可根据患者耐受能力而逐渐增加坐起时间，若无不良反应如头昏、眼花、心悸、恶心等情况，可每天将床头抬高 5°~10°，直到 90°。从平卧位到坐起大约需要 1 周的适应时间，并且适应时间的长短与脊髓损伤平面有关。

（2）站立训练　当坐起训练成功后，可进行站立训练。训练采用电动起立床进行。训练时应佩戴腰围或胸腰椎矫形器，从倾斜 20° 开始，逐渐加大角度，至 90° 为止。若有不良反应发生，应及时降低起立床角度。大约需要 8 周的适应时间可达到站立训练的目标。（图 4-3）

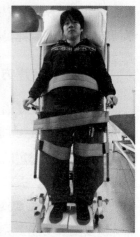

图 4-3　站立床训练

5. **膀胱与直肠功能训练**　脊髓损伤 2 周内，多采用留置导尿的方法进行排尿。2 周后开始间歇性导尿和自主排尿或反射排尿训练。便秘者可用润滑剂、缓泻剂或灌肠等方法进行处理。

6. **理疗**　减轻损伤部位的炎症反应，除采用足量、有效的抗生素外，可应用物理疗法，物理治疗还有改善神经功能的作用。临床常用的有超短波疗法、紫外线局部照射、药物离子导入法等。

7. **心理治疗**　康复治疗时必须为患者进行耐心细致的心理工作，对于患者的问题给予鼓励性的回答，帮助患者建立信心，积极参加康复训练。

8. **康复护理**

（1）床和床垫　对脊椎稳定者可使用减压床或床上加气垫。

（2）翻身　强调每 2 小时翻身一次，防止皮肤压疮。

（3）体位　患者可以采用平卧或侧卧，但要求身体与床接触的部位均匀地与床接触，避免某一局部压力过重发生压疮。病情许可的前提下，逐步让患者由平卧位向半卧位和坐位过渡。

（4）个人卫生护理　协助患者梳洗，注意采用中性肥皂。大小便及会阴护理，注意避免局部潮湿，以减少发生压疮的可能性。大小便后软纸擦拭，避免皮肤擦伤。

（二）恢复期康复治疗

当病情稳定，尤其是脊柱损伤处于完全稳定时，即可开始恢复期康复训练。

1. **肌力训练**　脊髓损伤患者肌力训练的目标是使肌力尽可能达到 3 级以上。当肌力 1 级时，采用功能性电刺激的方法改善肌力；肌力 2 级时，采用滑板运动或助力运动的方式提高肌力；肌力 3 级时，采用渐进性抗阻运动增强肌力。完全性脊髓损伤患者肌力训练的重点是背阔肌、内收肌、上肢肌、肩与肩胛带的肌肉以及腹肌等；不完全性脊髓损伤患者，还应注意残存肌肉的训练。为了使用轮椅、拐杖或助行器，患者在卧位、坐位时应开始上肢支撑力训练、肱二头肌和肱三头肌训练、握力训练，必要时进行腰背肌训练。（图 4-4）

2.垫上运动训练　主要是进行躯干与四肢配合训练、力量训练及功能性动作等综合训练。

（1）翻身训练　从仰卧、侧卧到俯卧，再从俯卧到仰卧的独立床上翻身训练。

（2）牵伸训练　是康复治疗中必须始终坚持的训练科目，其目的是防止下肢关节挛缩、减轻肌肉萎缩。牵伸训练的内容包括腘绳肌、内收肌和跟腱的牵伸训练。腘绳肌牵伸训练是使患者直腿抬高大于90°，以实现独立坐起为目标；内收肌牵伸训练的目的是避免内收肌痉挛；跟腱牵伸训练的目的是避免跟腱发生痉挛，以利于进行站立和步行训练。（图4-5、图4-6、图4-7）

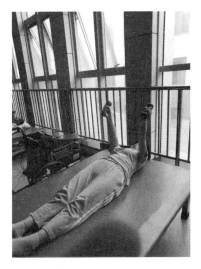

图4-4　肌力训练

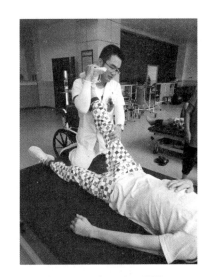

图4-5　腘绳肌牵伸训练

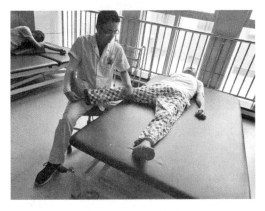

图4-6　内收肌牵伸训练

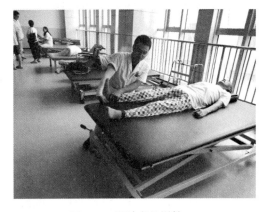

图4-7　跟腱牵伸训练

（3）垫上支撑训练　患者用双手支撑，能使臀部充分抬起。（图4-8）

（4）垫上移动训练　训练内容包括侧方支撑移动、前方支撑移动和瘫痪肢体移动。

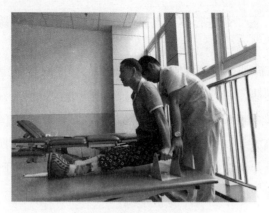

图 4-8　垫上支撑训练

　　3.坐位训练　坐位有长坐位（膝关节伸直）和端坐位（膝关节屈曲 90°）两种形式。（图 4-9、图 4-10）开展坐位训练要求患者对躯干有控制能力，而且双髋关节活动范围接近正常。坐位训练可在床上或垫上进行。坐位训练包括静态平衡训练和动态平衡训练，为日后转移、轮椅和步行训练打下良好基础。

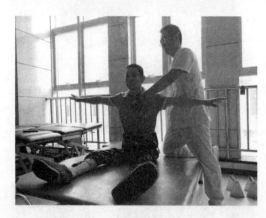

图 4-9　长坐位训练

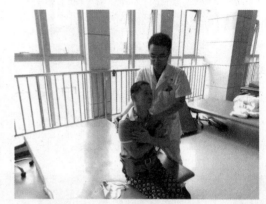

图 4-10　端坐位训练

　　4.转移训练　分协助转移与独立转移两种形式。协助转移指患者在他人的帮助下进行的身体移动；独立转移指患者独自完成转移动作。转移训练内容有床与轮椅之间的转移、轮椅与凳子之间的转移、轮椅与坐便器之间的转移等。在进行转移训练时，可以借助一些辅助器具，如滑板等。

　　5.步行训练　步行训练的前提是坐位与站位的平衡训练基础。进行步行训练前，应先确定患者髂腰肌、臀肌、股四头肌、腘绳肌等肌力和患者对上述肌肉的控制能力，与损伤平面和损伤程度关系密切。步行训练分社区功能性行走、家庭功能性行走和治疗性行走三种类型。

　　（1）社区功能性行走　L_4 以下损伤者，通过穿戴踝足矫形器进行步行训练，达到能上下楼梯、独立完成日常生活活动，连续步行在 900 米以上的目标。

（2）家庭功能性行走　L_1~L_3损伤者，多在室内进行步行训练，但行走距离不能达到900米。

（3）治疗性行走　T_6~T_{12}损伤患者，通过佩戴骨盆托矫形器或髋膝踝足矫形器，借助双腋拐进行短暂步行训练。

6. **轮椅训练**　当坐位训练完成良好，能独立坐15分钟以上，即可进行轮椅训练。轮椅训练分轮椅平衡训练和轮椅操作训练。轮椅操作训练包括向前驱动、向后驱动、左右转及旋转、上下坡和跨越障碍等训练，上肢力量和耐力是良好轮椅操作的前提条件。

7. **物理治疗**　用于改善局部血液循环，减轻肢体水肿，改善神经功能，防止肌肉萎缩等。主要方法包括红外线、超短波、蜡疗、功能性电刺激等。

8. **辅助器具的应用**　辅助器具的应用是脊髓损伤康复治疗的重要组成部分，损伤平面高低决定使用辅助器具的类型。通常情况下，四肢瘫患者选择上肢支具、自助器和轻型轮椅；截瘫患者选择下肢支具、助行器和标准轮椅为辅助器具。上肢支具主要是手部夹板。四肢瘫患者应在入院后48小时内使用，能保持手部的正常位置和手指功能位，防止畸形。自助器包括进食自助器、穿衣自助器和书写自助器。下肢支具有膝踝足矫形器和髋膝踝足矫形器，多在步行训练时使用。

9. **ADL训练**　ADL训练包括床上活动、吃饭、穿脱衣服、洗漱、梳头、大小便、使用轮椅、书写、使用手机等方面。ADL训练效果与脊髓损伤平面的高低有直接的关系。如C_7平面以下损伤者，生活基本能自理；而C_4平面以上患者，生活基本不能自理。

10. **心理康复**　脊髓损伤患者的心理活动，一般要经历休克期、否定期、焦虑或抑郁期、依赖期、接受期等多个阶段。康复工作者应了解各期特点，针对性进行心理康复治疗。必要时，应由心理治疗师进行心理治疗，以确保患者安全度过心理危机期。

（三）中医康复治疗

包括针灸治疗、中医中药治疗和推拿疗法。

1. **针灸治疗**　用于减轻疼痛，改善运动功能障碍及自主神经系统功能紊乱等。

（1）毫针疗法

治法：夹脊配穴法与远部取穴结合。

主穴：取损伤平面上下各1~2个棘突旁夹脊穴2~4对。

配穴：上肢取曲池、合谷、外关；下肢取环跳、承山、委中、昆仑、绝骨、太冲、三阴交、阳陵泉。

针法：夹脊穴针刺时，针尖稍向内倾斜，深度据部位1~1.5寸。其他穴位用常规针法，提插与捻转结合。留针30min，期间捻针2次，每日1次，6次后休息1天。

（2）灸法　具有行气活血、温通经络、祛寒逐湿等功效，对脊髓损伤、阳虚寒凝导致的痉挛、尿失禁、尿潴留等有一定疗效。

2. 中医中药治疗 本病的辨证分型为瘀血阻络，治疗以活血化瘀通络为主。方药包括葛根、桂枝、甘草、僵蚕、伸筋草、狗脊、骨碎补、生姜、大枣、桃仁、红花等加减，每日1剂，水煎服。

3. 推拿疗法 能有效地改善患肢血液循环，防止肌肉萎缩，维持关节活动度，缓解肌肉痉挛，达到恢复功能的目的。

取穴：百会、肝俞、肺俞、胆俞、肾俞、脾俞、环跳、风市、足三里、阳陵泉、委中、昆仑、承山、解溪。

手法：擦法、拿法、按法、揉法、拍法、抖法、摇法。

具体操作：俯卧位，按揉百会5分钟，施擦法于腰背部5遍，点按肝俞、肺俞、胆俞、肾俞、脾俞、环跳、风市、足三里、阳陵泉、委中、昆仑、承山、解溪穴，每穴1分钟。拍打脊背部，以皮肤发红为度，下肢施以抖法和摇法。每日1次，15次为一个疗程，休息3天后再进行下一个疗程的治疗。

三、脊髓损伤并发症的康复

1. 疼痛 为脊髓损伤主要并发症之一。处理方法包括减少引起疼痛的外在因素；开展心理治疗、物理疗法、中西医结合治疗等缓解疼痛。

2. 肌肉痉挛 在伤后6~12个月发生率最高。康复治疗包括去除诱因，如结石、感染等；进行牵张运动和放松训练；使用解痉药物等。

3. 泌尿系统并发症 主要为尿路感染和尿路结石。尿路感染多为留置导尿所致，因此要注意无菌操作、导尿管的更换、定期做尿液检查、多饮水，必要时根据尿培养合理使用抗感染药物。尿路结石为长期卧床所引起，患者应多活动，多饮水。

4. 深静脉血栓 此并发症在脊髓损伤患者中发病率较高，应引起足够重视。尽量避免导致下肢静脉回流障碍的各种因素，减少下肢静脉输液，注意下肢的被动运动训练。

5. 自主神经反射障碍 由于自主神经系统平衡失调所致。防治方法包括减轻颅内压力、监测生命体征、排除一切可能导致自主神经反射障碍的诱因，如膀胱充盈、便秘等。

6. 异位骨化 通常是指在软组织中存在骨组织，发病机制不明，好发于髋关节，因此在行髋关节被动运动时不宜过度用力和按压。

7. 骨质疏松 由于长期卧床的原因所致。防治方法包括加强康复运动训练、增加户外活动、补充钙剂等。

8. 性功能障碍 主要是男性。经心理和康复治疗可提高部分患者性能力。目前国外采用阴茎假体和直肠电刺激法可解决患者性生活问题，成功率较高，但有一定副作用。

9. 迟发性神经功能恶化 损伤后数年出现，对患者独立生活能力有明显影响。

四、脊髓损伤康复教育与预防

（一）脊髓损伤的康复教育

1. 调整心态，接受现实，树立战胜疾病的信心。

2. 积极配合治疗，克服困难，与医护人员共同努力，顺利度过急性期。

3. 加强营养，提高自身的抗病能力，预防各种并发症的发生。

4. 积极参与康复训练，持之以恒，坚持不懈，努力完成康复训练目标。

5. 家人积极参与，多给予鼓励。

6. 康复治疗的核心是从简到繁、先易后难、循序渐进。

7. 脊髓损伤康复治疗的最低标准是患者日常生活自理。

（二）脊髓损伤的三级预防

1. Ⅰ级预防　即预防残损。当发生脊柱损伤时，采取必要措施防止脊髓损伤的发生。尤其是在搬运过程中，应采用正确合理的搬运方法进行转送。

2. Ⅱ级预防　即预防残能。当脊髓损伤发生后，及时预防各种并发症，开展早期康复治疗，最大限度地利用脊髓的残存功能，达到最大程度的生活自立，防止或减轻残疾的发生。

3. Ⅲ级预防　即预防残障。当脊髓损伤造成脊髓功能障碍后，应用全面康复措施，最大限度地利用所有残存功能并适当改造外部条件（各种无障碍措施），以使患者尽可能重返社会。

【复习思考题】

1. 如何开展脊髓损伤平面的评定？

2. 脊髓损伤患者如何进行肌力训练？

3. 脊髓损伤后并发症有哪些？

扫一扫，知答案

扫一扫，看课件

小儿脑性瘫痪的康复

【学习目标】

1. 掌握脑瘫的概念、康复评定、康复治疗方法。

2. 熟悉脑性瘫痪的临床分型、临床表现。

3. 了解脑瘫的病因及预防。

【考纲摘要】

1. 脑性瘫痪的康复评定。

2. 脑性瘫痪的康复治疗。

项目一 概 述

一、定义

脑性瘫痪（cerebral palsy，CP）简称脑瘫，是指在出生前、出生时或出生后一个月内，因损伤或病变而致大脑发育障碍，以非进展性中枢性运动障碍和姿势异常为主要表现的临床综合征，同时常伴有智力障碍、精神发育迟滞、癫痫、感知觉障碍，语言、摄食及其他障碍等。脑瘫康复就是针对脑瘫患儿存在的各种功能障碍问题，帮助他们获得或学会新的运动功能及生活的能力，达到生活自理。

二、流行病学

脑瘫的发生率在发达国家平均在 2‰左右，我国为 1.5‰~5‰。1998 年我国报道 0~6 岁脑瘫患病率为 1.86‰。脑瘫不仅影响患儿身体的发育，而且也影响到患儿的能力、个性、认知以及与家庭、社会的关系，它是儿童致残的主要疾患之一。

三、病因及发病机制

脑瘫的直接病因是脑损伤和脑发育缺陷。造成脑损伤和脑发育缺陷的时间可划分为三个阶段，即出生前、围生期和出生后。

1. 出生前因素

（1）宫内感染　如巨细胞病毒、风疹病毒、弓形虫等。

（2）胎儿期中毒　如一氧化碳中毒、汞中毒等。

（3）妊娠期疾病　如糖尿病、高血压、吸烟、嗜酒、用药不当及精神刺激等。

（4）血型　母亲与胎儿 Rh 血型不相容。

（5）遗传因素　近年来研究认为，遗传因素对脑瘫的影响越来越重要。

（6）其他　前置胎盘、先兆性流产以及放射线等物理、化学因素的影响。

2. 围生期因素

（1）异常产　产程过长或急产、产伤、胎位异常、脐带过短等。

（2）胎龄及异常体重　胎龄<32周、胎龄>42周，出生体重<2000g、出生体重>4000g。特别是在早产未成熟儿和足月小样儿中，缺血缺氧性脑病和颅内出血的发生率明显增高。

（3）双胎或多胎等。

3. 出生后因素

（1）新生儿期脑炎、脑膜炎等直接造成脑损伤的疾病。

（2）新生儿溶血、新生儿呼吸窘迫综合征、败血症、重度肺炎、核黄疸、低血糖等。

（3）脑外伤、一氧化碳中毒等。

脑瘫可以由多种病因引起，病理改变与病因相关。各种先天原因所致的脑发育障碍常可见脑弥漫性病变，有不同程度的脑萎缩，脑室扩大，神经细胞减少，胶质细胞增生。由于病程长短不同，病理改变也不一样。

早产儿缺氧缺血性脑病可引起脑室白质软化，进而液化形成多个小软化灶，吸收后呈小孔状，软化区扩大可形成空洞，称为脑穿通畸形（或孔脑症）。足月儿缺氧缺血性脑病可引起栓塞样改变，脑坏死多见于皮质深层或白质内，逐渐形成瘢痕性脑回，也可软化形成囊样变性。

基本病理变化一般包括大脑皮质神经细胞变性、坏死、纤维化，导致大脑传导功能异常。肉眼观察发现大脑皮质萎缩，脑回变窄，脑沟增宽，皮质下白质疏松、囊样变性，脑室增大、脑积水。镜下改变为大脑皮质神经细胞数量减少，皮质下白质萎缩，神经胶质细胞增生。

四、临床特征

（一）运动障碍

1. 主动运动受限　患儿丧失运动的随意能力和控制能力，时常出现不自主、无功能意义的徐动。

2. 运动发育滞后　由于脑的发育障碍而引起运动发育的滞后或停止，如不会翻身、爬行、坐站和行走的未成熟性表现。

3. 肌张力异常　由于肌张力不恒定（持续增加或持续低下或交替出现），影响头、躯干和肩部的正确位置的保持，妨碍患儿充分使用上肢和手，而不利于独立活动。

4. 反射异常　原始反射的存在，姿势反射的异常亢进，以及翻正、平衡反射的不健全，使正常的躯体反射调节异常，运动中姿势反射调节丧失，妨碍功能性运动的完成。

（二）作业能力障碍

脑瘫患儿常涉及以下问题：

1. 基本手技术丧失，如熟练用手使用物品、持物、松开物品的手技术丧失；上肢活动的准确性，如木块上插钉、堆积木、抓握小物品等丧失。

2. 不能完成使用剪刀、写字等复杂的手技术。

3. 眼 - 手协调困难，如丢抓球动作。

4. 无法在负重下使用上肢，如爬行时无法将手伸到不同方向取物品。

5. 缺乏知觉、感觉运动体验，由于运动障碍的影响，使活动减少，缺乏对外界事物的具体体验，如对外界难以定位、拿到手中的玩具不会玩。

6. 感觉形成功能差，例如不认识触及的身体部位和肢体在空间的运动。

（三）日常生活活动能力障碍

由于运动、感觉、语言、智力等障碍，妨碍了患儿的日常活动能力和其他自我料理技术，表现为饮食、穿衣、体位转换、移动、如厕等一系列的困难问题。

（四）继发障碍

主要有关节、肌肉挛缩、变形引起的关节活动受限；肩、髋、桡骨小头的脱位；长期制动不负重引起的骨质疏松、骨折、骨盆倾斜、脊柱侧弯。

（五）脑瘫伴随障碍

除运动障碍和姿势障碍外，部分患儿常有以下伴随障碍：

1. 智力障碍　脑瘫患儿大约 25% 智力正常，50% 出现轻度或中度智力障碍，25% 为重度智力障碍，其中以痉挛型脑瘫智力较差。

2. 视力障碍　脑瘫患儿有 55%~60% 在视觉上有问题，其中最常见的是斜视、偏盲。

一般在婴儿期出现，随年龄增长斜视逐渐消失。

3. 听力障碍　脑瘫患儿伴有听力缺损并不罕见，约20%有听力障碍，5%为完全失聪。听力障碍多见于手足徐动型脑瘫患儿。

4. 知觉障碍　脑瘫患儿有41%~72%会有知觉缺损。患儿对疼痛的刺激、尿布干湿、物体粗细与光滑的表面感觉正常，但对位置觉、实体感、两点辨别觉缺失，尤其是痉挛型脑瘫患儿表现更为明显。

5. 语言障碍　30%~70%脑瘫患儿有不同程度的语言障碍，其中四肢瘫患儿发生率较高，往往以吸吮困难、吞咽和咀嚼困难为先导，表现为发音不清、构语困难、语言表达障碍、甚至失语症等。

6. 情绪及行为障碍　患儿多数比较内向、畏缩、紧张，当做某件事情时，容易受挫折或发怒，容易放弃，不再去尝试。

7. 学习障碍　由于脑部损伤，视力、听力、语言、智力障碍，注意力不集中，学习动力不强，常闹情绪，学习能力受到影响。据美国统计，7岁以上脑瘫患儿中85%有阅读困难，93%算术欠佳，只有25%学习上是正常或优异。

8. 癫痫　脑瘫患儿中有14.75%会出现癫痫，可发生于任何年龄。发作时双眼呆滞、全身僵直、口吐泡沫、四肢抽动。刚入睡或清晨时容易发作，发热或腹泻会加重病情。经常发作会影响患儿的智力发展、降低学习能力、增加脑内血管的压力，而使脑损伤日益加重。癫痫多见于痉挛型和四肢瘫患儿，手足徐动型发作相对较少。

9. 生长发育迟缓。

📚 案例导入

　　患儿，男，1岁6个月，因"运动发育落后，不会走路"就诊康复科。患儿生后因"早产、颅内出血"在本院新生儿重症监护室住院治疗，15天后好转出院，出院后曾在3月龄时接受出院后的新生儿随访，行3月龄的全身运动（GMs）评估，结果为明显异常。新生儿随访科医生告知家长患儿存在脑瘫风险，建议立即就诊康复科接受早期干预，但因路途偏远、时间不够等原因，患儿未就诊康复科，直至患儿18个月仍不会独自行走才就诊康复科。现患儿可四点爬，能扶着家具站立数分钟，不会独走，双手操作玩具能力好，能够理解常用指令并表达10多个单词，无运动发育停滞和倒退史，无明显抽搐和其他疾病史。听力筛查通过，眼底筛查通过。

　　提问：该患儿存在哪些功能障碍？如何进行康复评估与治疗？

项目二　康复评定

脑瘫的功能障碍是多方面的，包括运动、言语、认知心理、体格发育和日常生活活动能力等。因此，对脑瘫患者的康复评定应早期、全面地综合评定，根据评定结果制定不同阶段的康复治疗目标和个性化康复治疗方案。主要包括以下评定内容。

一、脑瘫严重程度分级

脑瘫严重程度分级见表5-1。

表5-1　脑瘫严重程度分级

	轻度	中度	重度
1. 功能	能独立生活	在辅助下生活	完全不能自理
2. 活动能力	能独立行走，可能需要辅助物	能自己驱动轮椅，极不稳定地走或爬	由他人推动轮椅
3. 手功能	不受限	受限	无目的地活动
4. 智商	>70	50~70	<50
5. 言语	能说出完整句子	只能说短语、单词	无可听认的言语
6. 教育	能进普通学校	在辅助下能进普通学校	特殊教育设施
7. 工作	能充分受雇	在庇护或支持下受雇	不能受雇

二、身体发育程度评定

患儿身体发育程度评定应包括一般状况、精神心理状态以及智力评定。一般状态评定有利于了解患儿的身体素质，患儿对康复治疗的承受能力。脑瘫患儿常存在精神心理障碍，因此治疗前应对患儿的心理、精神状态进行评定，注意性格特点、情绪、行为、反应能力等。运动障碍与感知认知障碍有关，因此，掌握婴幼儿智力情况，对于制订合理可行的康复治疗方案很有必要。常用的量表有Peabody运动发育量表、Gesell发育量表等。具体评定内容见本套规划教材中《康复评定技术》的相关章节。

三、运动功能评定

（一）运动能力评定

脑瘫的运动能力评定方法较多，其中GMFM是一个以评价脑瘫儿童的运动功能变化为目的而创建的标准参考评定，它有助于定量评定患儿的粗大运动功能。GMFM主要包括5个方面、共88个小项，分别为：卧位和翻身（17项）；坐位（20项）；爬行和跪位（14

项）；站立（13 项）；行走、跑和跳（24 项）。评分范围为 0~100 分。

（二）肌力评定

肌力评定是脑瘫患儿运动功能评定的重要组成部分，对不同年龄段的患儿，肌力评定要求不同。发育前期，患儿主动运动较少，对其进行肌力评定，治疗意义不大；当患儿会坐、爬、站或行走时，对其进行肌力评定具有重要的实用价值。临床上多采用徒手肌力检查（MMT），其结果分为 0、1、2、3、4、5 共六级，对于判定功能障碍的程度、制订康复治疗计划、辅助器具的选择等都十分重要。

（三）关节活动度评定

脑瘫患儿应在被动运动下进行对关节活动范围的测定。当关节活动受限时，还应测定主动运动的关节活动范围，并与前者相比较。决定活动度的因素有：关节解剖结构的变化、产生关节运动的原动肌（收缩）肌张力、与原动肌相对抗的拮抗肌（伸展）肌张力。脑瘫患儿易发生挛缩，患儿容易出现关节变形。变形后易造成肢体的形态变化，因此需要注意测量肢体的长度以及肢体的围度。通常采用的方法有：

1. 头部侧向转动试验　正常时下颌可达肩峰，左右对称，肌张力增高时阻力增大，下颌难以达肩峰。

2. 臂弹回试验　使小儿上肢伸展后，突然松手，正常时在伸展上肢时有抵抗，松手后马上恢复原来的屈曲位置。

3. 围巾征　将小儿手通过前胸拉向对侧肩部，使上臂围绕颈部，尽可能向后拉，观察肘关节是否过中线，新生儿不过中线，4~6 个月小儿过中线。肌张力低下时，手臂会像围巾一样紧紧围在脖上，无间隙；肌张力增高时肘不过中线。

4. 腘窝角　小儿仰卧位，屈曲大腿使其紧贴到胸腹部，然后伸直小腿，观察大腿与小腿之间的角度。肌张力增高时角度减小，降低时角度增大。正常 4 个月龄后应 >90°。

5. 足背屈角　小儿仰卧位，检查者一手固定小腿远端，另一手托住足底向足背推，观察足从中立位开始背屈的角度。肌张力增高时足背屈角减小，降低时足背屈角增大。

6. 跟耳试验　小儿仰卧位，检查者牵拉足部尽量靠向同侧耳部，骨盆不离开床面，观察足跟与髋关节的连线与桌面的角度。正常 4 个月龄后应 >90°，或足跟可触及耳垂。

7. 股角　又称内收肌角。小儿仰卧位，检查者握住小儿膝部，使下肢伸直并缓缓拉向两侧，尽可能达到最大角度，观察两大腿之间的角度，左右两侧不对称时应分别记录。肌张力增高时角度减小，降低时角度增大。正常 4 个月龄后应 >90°。

8. 牵拉试验　小儿呈仰卧位，检查者握住小儿双手向小儿前上方牵拉，正常小儿 5 个月时头不再后垂，上肢主动屈肘用力。肌张力低下时头后垂，不能主动屈肘。

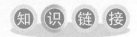

1 岁以下正常婴幼儿关节活动范围参考表

项目	1~3 个月	4~6 个月	7~9 个月	10~12 个月
腘窝角	80°~100°	90°~120°	110°~160°	150°~170°
足背屈角	60°~70°	60°~70°	60°~70°	60°~70°
跟耳试验	80°~100°	120°~150°	120°~150°	140°~170°
股角	40°~80°	70°~110°	100°~140°	130°~150°

（四）肌张力评定

肌张力表现形式有静止性肌张力、姿势性肌张力和运动性肌张力。年龄小的患儿常做以下检查：

1. 硬度　通过触诊了解肌张力，肌张力增高时肌肉硬度增加，被动运动有紧张感。低肌张力时触诊肌肉松软，被动运动无抵抗感。

2. 摆动度　固定肢体近端，使远端关节及肢体摆动，肌张力增高时肢体摆动幅度小，肌张力低下时无抵抗，肢体摆动幅度大。

3. 关节伸展度　被动伸屈关节时观察伸展、屈曲角度。肌张力增高时关节伸屈受限，肌张力低下时关节伸屈过度。

四、神经发育综合评定

1. 脊髓水平反射

2. 脑干水平反射

3. 中脑及大脑皮质水平反射

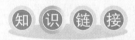

常见反射出现和消退的意义

反射类型	存在时间	持续阳性意义	过早阴性意义
惊吓反射	0~6 个月	大脑损伤	早产儿阴性
手握持反射	0~6 个月	痉挛型瘫	重度脑、脊髓损伤
侧弯反射	0~2 个月	脑损害	皮质功能障碍标志
足抓握反射	会走路以前	脑损伤	
交叉性伸展反射	1~4 个月	脊髓高位	
非对称性紧张性颈反射	2~4 个月	锥体束、椎体外系病变	
	5~8 个月	锥体束、椎体外系病变	

反射类型	存在时间	持续阳性意义	过早阴性意义
对称性紧张性颈反射	0 ~ 16 个月	锥体束损害	脑瘫
	0 ~ 2 个月	脑瘫左右有差别	
足底反射	6 个月以后	正常	
放置反应	7 个月以后	正常	
倾斜反应	12 ~ 21 个月以后	正常	异常（脑损伤）
坐位平衡反应		发育迟滞	异常（脑损伤）
立位平衡反应	6 个月 ~ 2 年	正常	异常（脑损伤）
Landau 反应	6 个月以后	痉挛型脑瘫	
降落伞反应	> 3 个月		
自动步行反应		脑瘫低肌张力	

五、日常生活活动能力评定

日常生活活动能力是指为了维持生存及适应生存环境而必须反复进行的、最基本的活动，包括衣、食、住、行、个人卫生等动作和技巧。日常生活活动能力评定量表有改良的 Barthel 指数评定、FIM 等。

六、平衡、协调功能评定

如坐位平衡、立位平衡、共济运动、不自主运动等。

七、特殊感觉障碍的评定

视觉、听觉障碍的评定等。

八、感知认知评定

感觉评定包括浅感觉、深感觉、复合感觉的评定；知觉评定包括简单知觉评定和综合知觉评定，如躯体构图障碍、失认症、失用症、视觉辨别功能障碍等；认知功能筛选评估包括 MMSE、长谷川痴呆量表；综合评估包括 NCSE、LOTCA；特定评估包括注意力、记忆力、逻辑思维、推理、执行能力等的评估。

九、智力评定

智力测评是评定智力水平的一种科学手段，可以得知患儿智力发育水平，作为对了解脑瘫患儿是否合并智力障碍客观指标的参考，以便为康复教育和防治提供客观依据，并可早期发现智力低下并发症，及早开展特殊教育。常用的评定方法是采用评定用量表，智力评定所应用的智力量表分为筛查和诊断两种。最常见的筛查测验手段是丹佛发育筛查测验，适用于从出生至 6 岁儿童。另外，还有绘人测验、图片词汇测验、新生儿行为量表等。诊断性检测是我国修订的韦氏儿童智力量表、斯坦福 – 比奈智力量表等。

十、言语功能评定

脑瘫患儿言语功能障碍主要为语言发育迟缓和运动性构音障碍。语言发育迟缓评定可采用修订的中国汉语版 S–S（sign–significance）检查法。构音障碍可采用河北省人民医院康复中心修订的 Frenchay 构音障碍评定法。

项目三 康复治疗

一、康复治疗目标与原则

（一）康复治疗目标

1. 最大限度地改善运动功能，尽可能减少继发性残损。

2. 提高生活自理能力。

3. 提高交流能力。

4. 提高社会适应力，改善患儿生活质量。

（二）康复治疗原则

1. 遵循三早原则：早发现、早确诊、早治疗（6 个月以前），争取达到最理想效果。

2. 康复治疗与教育、游戏相结合。

3. 康复治疗需取得家庭的积极配合。

4. 康复治疗和有效药物、必要手术相结合。

5. 康复治疗和中医治疗相结合。

6. 康复训练要保持长期性。

二、康复治疗方法

（一）物理治疗

1. 运动治疗　小儿脑瘫的康复治疗广泛应用运动疗法，涵盖了运动疗法的所有内容，如：主动运动的随意运动、抗阻力运动；助力运动；被动运动；诱发运动；等长运动；向心性及离心性等张运动；等速运动；放松性运动；力量性运动；耐力性运动；局部运动；整体运动；徒手运动；器械运动；关节松动技术；软组织牵伸技术；肌力训练技术；牵引技术等。神经生理治疗技术中神经发育疗法（neurodevelopment treatment，NDT）及神经易化技术被广泛采用，包括：Bobath 技术、Vojta 技术、Rood 技术、Brunnstrom 技术、本体感觉神经肌肉促进技术（proprioceptive neuromuscular facilitation，PNF）、Temple Fay 技术、Domain 技术、Phelps 技术等。运动再学习等被不同程度地应用。其他技术如强制性诱导疗法、减重步态训练、平衡功能训练、借助于辅助器具的训练等。除上述技术与方法外，近年将核心力量训练引入脑瘫康复中，使康复效果更加显著。

运动治疗的要点包括：头部的控制、支撑抬起训练、翻身训练、坐位训练、膝手立位和高爬位的训练、站立和立位训练、步行训练、步态改善和实用性训练等。运动治疗的特点应遵循，纠正异常姿势和异常运动模式，重视功能的建立；解决局部问题的同时更要提高整体运动功能；适当进行被动运动训练，但主要应采用诱导运动、主动运动以及运动感知与运动认知等使患儿学习建立和巩固所期待的功能的训练；训练中应高度重视针对性、个性化、多系统、多角度训练的原则；训练中一定要注意选择采用多种技术与方法的联合运用；康复训练要避免过度治疗。

2. 物理因子疗法　包括功能性电刺激疗法的经皮神经电刺激法、神经肌肉电刺激法、单极运动点刺激法等；传导热疗法的石蜡疗法、热袋温敷法、蒸汽疗法等。

（二）作业治疗

1. 保持正常姿势训练　调整肢体肌张力，维持身体正常姿势。如保持俯卧位、仰卧位、坐位、立位姿势训练等。

2. 促进上肢功能发育　增加对称性肢体活动，强调在身体中线上的活动，增加肢体尤其上肢协调控制能力。如肩胛带自主控制训练、双手在身体中线的活动训练、手抓物训练等。

3. 日常生活活动能力训练　在治疗过程中，应采用一切可能的方法来发展日常生活活动方面的技巧和能力，通过在有指导下的反复练习、模仿和逐步学习自己进食、穿衣、个人卫生管理等，以实现日常生活中最大程度的功能独立。主要包括：进食训练、穿衣训练、如厕训练、上下楼梯训练、步行训练、轮椅驱动训练等。

4. 促进感知觉认知功能发育　许多脑瘫患儿有感觉整合障碍，表现为触觉、运动觉过敏或触觉、运动觉减退，造成运动计划和排列困难。脑瘫患儿的训练应包括视觉、听觉、触觉刺激训练；对身体、方向、距离、位置关系的认知训练；注意力训练、记忆力训练等。

5. 娱乐活动训练　通过绘图、球类运动、搭积木、撕纸、玩橡皮泥、串珠子、玩牌、剪纸，以及一些集体性的游戏活动，如玩沙子、水上娱乐活动、跳集体舞等，使患儿身体各方面能力均得到提高。

（三）言语治疗

脑瘫患儿大多伴有不同程度的言语功能障碍，其临床症状由于脑损伤部位和范围不同而表现不同，主要表现为发声障碍、构音器官（下颌、口唇、舌等）障碍和语言发育迟缓等。

脑瘫患儿的言语治疗主要包括：控制全身的异常动作，构音器官训练（呼吸训练、舌的训练、吸吮训练和咀嚼训练），发音训练、语句练习和语言沟通训练。因为家庭是脑瘫患儿生活的环境，所以是语言学习最好的环境。

（四）辅助器具及矫形器

脑性瘫痪的康复治疗需要有一定的场地，根据条件配备一些辅助器具以便于康复训练使用。矫形器可根据不同类型、年龄、瘫痪部位以及不同目的进行配备，根据目的不同可分为医疗用、恢复用、固定用、矫正用、步行用等不同矫形器；根据材料不同可分为软性、硬性、带金属等不同矫形器；根据不同部位可分为手部的各类矫形器、矫形鞋、短下肢、长下肢、膝关节、髋关节、骨盆、脊柱、躯干或同时针对两个以上部位的矫形器。辅助器具还包括坐位、立位、步行、移动、日常生活等不同用途的器具。提倡制作和采用简单易行的辅助器具。

（五）环境和用具的改造

对环境和使用器具进行相应的改建，方便患儿的活动和生活，如无障碍设施；宽松的衣服，方便患儿穿脱；进食用的碗、勺（加粗的把柄、改变把柄弯曲弧度）进行改造；家居环境改造，使患儿容易完成进食活动。

（六）引导式教育

引导式教育是目前国际上采用的一种将康复治疗与教育相结合的综合康复方法，目的是使儿童从生理到心理得到综合发展。由于脑瘫患儿的运动、智力、言语、社交等多方面障碍以及适应环境的能力很差，从而使他们的发育及接受教育方面远不如正常的同龄儿童，使训练的效果和已学知识的巩固均受影响。引导式教育的关键在于将多种训练结合为统一的整体，强调早期诊断、早期干预和教育，重视学习、训练与日常活动相结合。引导式教育需由引导员、患儿及其家长参与组成教育小组，把一系列运动作业或目标性功能性作业安排到引导式教育训练中，按不同年龄、不同病情分组训练。

（七）心理与教育康复

1.心理康复　儿童的心理发育包括注意的发育、记忆的发育、认知的发育、思维的发育、想象的发育、意志的发育、情绪和情感的发育、人格的发育等。这些发育与生物学因素、环境因素和社会因素有关。脑瘫患儿由于存在脑损伤，不仅造成肢体运动障碍，而且多伴有不同程度的情绪障碍、行为异常、自我伤害、认知障碍等问题和障碍。运动障碍导致社会活动受限，不能接受正常的教育。脑瘫患儿常常受到过分关爱或无人关注，缺少自信心和自立性，加之疾病的折磨，与正常儿童相比较，更易产生自卑感和抑郁情绪，产生一些心理障碍以及学习困难。因此，脑瘫患者的心理治疗和教育，对于促进其全身心的发育非常必要和重要。

2. 小儿脑性瘫痪的教育　脑瘫患儿的智力水平可因脑损伤、运动受限、心理行为异常、并发损害等低于正常水平，也可正常或接近正常，但多由于活动不便及环境等因素而不能接受教育。因此，脑性瘫痪患儿的教育问题已经成为十分紧迫的问题，同样提倡早期进行教育。教育可以培养脑性瘫痪患儿的基本技巧和学习生活能力、良好的思想品德、较强的社会适应能力，提高文化修养和知识水平。医疗康复与教育康复相结合，即便在医疗机构内进行康复治疗，也要尽可能不间断教育。鼓励患儿和家长积极参与到治疗中。

脑瘫患儿的教育在我国可有以下几种：残健结合的一体化教育；特殊教育；康复机构的教育；社区教育；其他形式的教育。医护人员应与学校、家长密切配合，利用一切条件为脑瘫儿童提供接受教育的机会。

（八）社区康复

社区康复为脑瘫患儿提供了利用简单、通俗易懂的康复技术，低资金投入，充分发挥患儿自己的积极性，家庭成员参与等多项便利条件，使患儿得到连续不断、持久的康复训练，达到理想的康复效果。因此，定期到康复机构接受康复评定和指导性的康复治疗，长期以家庭或社区康复站点为基地，进行康复训练和治疗，是脑瘫患儿实现全面康复效果的必由之路。

（九）社会康复

社会康复是脑瘫全面康复的一部分，是指从社会的角度采取各种措施，为脑瘫患儿创造适合其生存、创造、发展、实现自身价值的环境，享受同等权利，达到积极参与社会生活的目的。在脑瘫患儿生活自理训练的同时，为患儿创造走向社会的条件，应充分发挥政府、机构及民间的作用，制定相关政策，保障公平待遇与权利，提供接受教育和培训的机会。开展康复宣教，组织不同形式的社会活动等，使脑瘫患儿及家庭真正融入社会。

（十）职业康复

职业康复是脑瘫患儿从儿童期转向成年期后回归社会的重要途径，核心内容是协助大龄组的脑瘫患儿妥善选择能够充分发挥其潜能的职业，如手工作业、电脑作业、器械作业、服务作业等不同的作业方式，帮助他们逐渐学会适应和充分胜任这份职业，达到经济独立，并贡献社会。

（十一）传统医学康复疗法

中医认为脑性瘫痪属于五软、五迟、五硬范畴，属于儿科的疑难杂症。中医中药治疗小儿脑性瘫痪的方法很多，如中药治疗，针刺疗法的头针、体针、手针、耳针、电针等，推拿按摩疗法的各种手法，穴位注射，中药药浴、熏蒸等。有些形成了集中药、推拿按

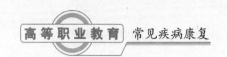

摩、针灸为一体的中医综合疗法，积累了很多经验并得到广大患者的认可。中医中药在缓解肌张力，预防挛缩，有效控制流涎，提高咀嚼、吞咽、言语、交流能力和智力水平，促进康复训练的效果等方面取得了可喜的成绩，成为我国小儿脑性瘫痪康复的特色。

三、康复预防与教育

脑瘫的康复治疗时间较长、费用较高，这无疑给家庭、社会带来很大的负担。因此，加强对脑瘫有关知识的宣教，预防为主，防止脑瘫的发生，是提高人口素质，减轻家庭和社会负担的根本方法；同时也应尽可能地做到早期发现、早期治疗、早期康复；在康复治疗过程中，应对脑瘫患儿的家长进行家庭康复训练的教育，提供一些家庭训练的指导方法，使脑瘫患儿在日常生活中得到正确的指导和训练，从而提高患儿的独立能力。

脑瘫的病因复杂，预防比较困难，要针对其各方面病因采取相应的预防措施。脑瘫的预防，要考虑到母亲与孩子的各种危险因素的因果关系。如妊娠中毒症是导致脑瘫的原因之一，要清楚知道此病除本身因素外，还会引起胎盘早剥和胎盘功能不全而致胎儿缺氧性脑损伤，而且有时会导致生后低血糖等，所以预防脑瘫不能单独对妊娠中毒症，还要注意上面提到的诸多因素，针对其采取多种预防对策。

脑瘫的预防措施有：优生优育，保证胎儿健康发育；预防感染；积极开展早期产前检查，如有糖尿病、高血压、妊娠毒血症应及时予以治疗，避免难产；保证孕期母亲的营养、预防早产；孕期服药要谨慎；鼓励母乳喂养，增强婴儿抵抗力。婴儿出生后定期进行体检，尽早发现发育迟缓的症状，并给予及时指导及治疗；定期进行预防接种，防止传染病的发生。

【复习思考题】

1. 简述脑瘫的临床分型及临床表现。
2. 简述脑瘫的康复评定内容。
3. 简述脑瘫的康复治疗内容。
4. 脑瘫患儿如何进行穿衣训练？
5. 脑瘫患儿关键点控制训练中，关键点包括哪些？

扫一扫，知答案

扫一扫，看课件

周围神经损伤的康复

【学习目标】

1. 掌握周围神经损伤的康复治疗措施。
2. 熟悉周围神经损伤的康复评定方法。
3. 了解周围神经损伤的临床特征。

【考纲摘要】

1. 掌握功能障碍和功能评定。
2. 掌握康复治疗目标、治疗分期和康复方案。

项目一　概　述

周围神经损伤临床上十分常见，虽不会危及生命，但可引起严重的功能障碍，影响生活质量。积极适当的康复治疗，可促进神经的修复与再生、改善功能障碍、缩短疗程、预防或减轻并发症、提高生活质量。

一、定义

周围神经指除中枢神经（脑、脊髓）之外的神经纤维，包括 12 对脑神经、31 对脊神经和自主神经（交感神经和副交感神经），是用于传导运动、感觉和交感功能的混合神经纤维。广义的周围神经损伤是指因各种原因导致的周围运动、感觉和自主神经纤维结构破坏和功能障碍的统称。临床上习惯将炎症性质病变称为周围神经炎；将营养、代谢、中毒所致病变称为周围神经病；将创伤引起的称为周围神经损伤。本文介绍创伤所致的周围神经损伤。

二、流行病学

周围神经损伤是常见的神经损伤，以四肢神经损伤为主，约占外伤总数的 10%，其中战时火器伤所致骨折病例中，约有 60% 的患者合并神经损伤。常见的周围神经损伤为尺神经损伤、正中神经损伤、桡神经损伤、坐骨神经损伤、腓总神经损伤等，而上肢神经损伤占四肢神经损伤的 60%~70%。

三、病因及发病机制

（一）病因

周围神经损伤多见于外伤。引起周围神经损伤的病因包括牵拉损伤，如产伤等引起的臂丛损伤；切割伤，如刀割伤、电锯伤、玻璃割伤等；压迫性损伤，如骨折脱位等造成的神经受压；火器伤，如枪弹伤和弹片伤；缺血性损伤，如肢体缺血挛缩，神经亦受损；电烧伤及放射性烧伤；药物注射性损伤及其他医源性损伤。而牵引过度、骨折脱位和开放性损伤是导致周围神经损伤的主要因素。

（二）发病机制

由于外力作用可直接导致周围神经纤维的断裂或部分断裂；或因持续性压迫、缺血、挫伤、过度牵拉、药物作用导致神经纤维受损，使纤维细胞水肿、变性，影响其传导功能，致使周围神经所支配区域运动、感觉等功能障碍。

Seddon 提出将神经损伤分为三种类型。

1. 神经断裂　神经完全断裂，预后差，常需手术修复。

2. 神经轴突断裂　神经轴突完全断裂，但鞘膜完整，有变性改变，再生轴突可长向损伤的远侧段。但临床上常见的牵拉伤往往为神经完全或部分拉断，如产伤或外伤，恢复较差。

3. 神经失用　神经轴突和鞘膜完整，显微镜下改变不明显，电反应正常，神经功能传导障碍，有感觉减退，肌肉瘫痪，但营养正常。多因神经受压或挫伤引起，解除受压大多可以恢复。

四、临床特征

临床表现

当周围神经损伤后，主要表现为神经所支配区域的运动功能、感觉功能、自主神经功能和反射功能障碍。

1. 运动功能障碍　表现为弛缓性瘫痪。如肌力下降、肌张力降低和肌肉萎缩等，同时可出现肢体姿势异常。

2.感觉功能障碍　表现为主观感觉异常和客观感觉异常两个方面。主观感觉异常为自发疼痛、幻肢痛等；客观感觉异常表现为感觉过敏、感觉减退、感觉消失、感觉倒错等。

3.自主神经功能障碍　可出现局部皮肤发红或发绀、皮温升高或发凉、多汗或少汗、角化过度或毛发脱落等异常表现。

4.反射障碍　查体时，局部腱反射减弱或消失。

5.神经干叩击试验（Tinel 征）阳性

📚 案例导入

　　患者，女，22岁。因纠纷不幸被他人砍伤右前臂，随即被送入社区医院行简单清创缝合包扎，转入三甲医院治疗。入院时检查：患者意识清楚，生命体征正常。右前臂中段有一 10cm 横行缝合创口，局部肿胀、疼痛。右手呈"爪形手"，创口以下尺侧皮肤感觉消失。行 X 线检查显示右侧尺骨骨折。

　　提问：如何对该患者进行康复评定和康复治疗？

项目二　康复评定

　　周围神经损伤后，除了详细的病史采集和全身体格检查外，还必须进行一系列的康复评定。康复评定的目的在于正确判断病损的部位、性质、程度，确定康复目标，指导康复计划，评价康复疗效，作出预后判断。

一、形态观察

　　观察皮肤是否完整、颜色是否改变；肢体有无畸形；肌肉有无肿胀或萎缩；肢体姿态是否异常如腕下垂、爪形手、足下垂等。注意两侧对比，可用尺或容积仪测量如肢体是否等长，周径是否相等。

二、运动功能评定

（一）肌力评定

运动功能评定主要是检测肌力的等级（肌力分6级，即0~5级）。

（二）关节活动度评定

主要评定关节活动范围，不同关节活动范围不同。

（三）患肢周径的测量

用皮尺或容积仪测量受累肢体周径，并与相对应健侧肢体比较。

（四）反射检查

主要包括肱二头肌反射、肱三头肌反射、桡骨膜反射、膝反射、踝反射等。

（五）运动功能恢复程度评定

多采用Lovett法（表6-1）或BMRC法（表6-2）进行评定，前者对单块肌肉评价较准确，后者对单根神经运动功能较准确。

表6-1 Lovett运动功能评定标准

恢复程度（%）	分级	评级标准
0	0	无肌肉收缩
10	1	肌肉有轻微收缩，但无关节活动
25	2	无地心引力完成全幅活动
50	3	抗地心引力完成全幅活动
75	4	能抗一定外部阻力完成全幅活动
100	5	能抗外部强阻力完成全幅活动

此法常用于前臂的中下段及腕部尺神经和正中神经损伤的评定。

表6-2 BMRC运动功能评定标准

分级	评级标准
M_0	无肌肉收缩
M_1	近侧肌肉恢复收缩功能
M_2	近侧和远侧肌肉恢复收缩功能
M_3	所有重要肌肉都能抗外部阻力活动关节
M_4	所有协调运动或自由运动均能完成
M_5	完全恢复

此法用于前臂上段和其他神经损伤。

三、感觉功能评定

（一）感觉检查

包括皮肤痛觉、触觉、温度觉、实体觉、两点辨别觉及其改变范围的检查，用于判断神经损伤程度。临床上以检查痛觉和触觉为主。检查方法一般用针刺查痛觉；用棉签查触觉；用拾物试验检查手的感觉与运动综合功能。检查时，注意神经支配重叠部位，并进行两侧对比。实物觉与浅触觉为精细感觉，痛觉与深触觉为粗感觉。粗感觉在神经修复后较精细感觉恢复更早、更好。

（二）感觉功能恢复评定

对感觉功能恢复评定，多采用英国医学研究院神经外科学会的标准，共分6级（表6-3）。

表6-3　周围神经损伤感觉功能评定

恢复等级	评定标准
S_0	单一神经支配区感觉无恢复
S_1	单一神经支配区皮肤深感觉恢复
S_2	单一神经支配区痛觉和部分触觉恢复
S_3	单一神经支配区痛觉和触觉恢复，感觉过敏消失
S_4	感觉除达到S_3水平外，两点辨别觉部分恢复
S_5	感觉完全恢复

四、自主神经功能检查

自主神经又称植物神经，主要控制血管的收缩与汗腺的分泌。自主神经功能检查对评定周围神经损伤修复是不可或缺的一环。神经损伤后其所支配的区域皮肤温度下降、干燥无汗、光滑、萎缩，并且无汗区与感觉消失区范围基本一致。因此，出汗试验可作为自主神经功能检查的常用方法。出汗试验的做法是：洗净擦干患者皮肤，用含碘溶液涂于体表；待皮肤晾干后撒以淀粉，当皮肤出汗时，碘使淀粉变蓝色，观察其颜色变化及分布情况。根据检查结果，可将交感神经功能分为4级（表6-4）。

表6-4　交感神经功能评定标准

分级	等级	评定标准
A_0	差	无出汗
A_1	中	少量出汗，显示散在蓝色的点，不连成指（趾）纹
A_2	良	中量出汗，显示蓝色指（趾）纹
A_3	优	正常出汗

五、神经干叩击试验（Tinel 征）

是指叩击神经损伤或神经损害的部位或其远侧，而出现其支配区的放电样麻痛感或蚁走感，代表神经再生的水平或神经损伤的部位。也就是说，当周围神经损伤时，用手指局部按压或叩击神经干，局部出现针刺样疼痛，并有麻痛感向该神经支配区放射为阳性，表示为神经损伤的部位。或从神经修复处向远端沿着神经干叩击，Tinel 征阳性则是神经恢复的表现。因此，Tinel 征对神经损伤诊断、功能恢复的评定有重要意义。

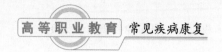

六、电生理学评定

电生理检查对神经损伤程度判断有着重要参考价值，并可作为评价神经损伤后功能恢复的重要手段。

（一）强度－时间曲线检查

是检测神经肌肉兴奋性的电诊断方法。通过时值测定和曲线描记，判断肌肉为完全失神经支配、部分失神经支配和正常神经支配。

（二）肌电图检查

对周围神经损伤有重要的评定价值。通过针极肌电图检测，可判断神经受损的程度是神经失用、轴突断离或神经断离，还可判定神经有无再生。

（三）神经传导速度的测定

是一种客观的定量检测方法，对判断神经损伤的部位、神经再生和恢复情况具有重要的临床价值。通常包括运动神经传导速度（motor nerve conduction velocity，MCV）和感觉神经传导速度（sensory nerve conduction velocity，SCV）的测定。

七、手功能评定

是手功能的综合评定，包括感觉、运动等多个方面。神经损伤后，对于手功能康复治疗的疗效判断具有重要的临床价值。

（一）人体形态学评定

观察患侧皮肤颜色、温度、肢体长度、围度及其与健侧的差异。

（二）疼痛评定数字评分法评定（VAS）

用 0~10，共 11 个数字表示疼痛的程度，0 为无痛，10 为最痛。患者在 11 个数字中挑选一个数字表示自身的疼痛程度。

（三）运动功能评定

包括肌力评定、关节活动度评定、手的灵巧度评定、手整体功能评定。

（四）感觉功能评定

包括浅感觉、深感觉和复合感觉的评定。

（五）神经功能评定

包括神经传导速度、肌电图。

八、日常生活活动能力评定

周围神经损伤后，患者会出现不同程度的日常生活活动能力障碍。

项目三 康复治疗

周围神经损伤的康复应早期介入，越早介入，效果越好。根据周围神经损伤的不同时期进行针对性的治疗。

一、康复治疗目标与原则

（一）康复治疗目标

1. 早期目标 主要是缓解疼痛，减轻肿胀，预防卧床并发症以及防止关节挛缩和肌肉萎缩。

2. 中期目标 通过康复训练促进神经再生，增强肌力，促进运动和感觉功能的恢复。

3. 后期目标 对于不能完全康复的肢体，通过支具的使用，使患者获得最大程度的生活能力和社会活动能力。

（二）康复治疗原则

包括改善心理状态，增强自信；促进损伤神经的再生和修复；促进运动和感觉功能的恢复；防止肌肉萎缩和关节畸形；提高日常生活活动和社会活动能力。

二、康复治疗方法

（一）物理治疗

包括温热疗法，如红外线、超短波、热疗、蜡疗、微波透热疗法等；水疗法，如温水浸浴、漩涡浴等；激光疗法。用于消除炎症、促进水肿吸收、损伤神经再生、缓解疼痛、松解粘连、防止关节畸形和肌肉挛缩等。

（二）运动训练

注意保持肢体功能位，结合主动运动和被动运动训练以及关节活动度的康复训练，最大限度恢复肢体的功能。

（三）感觉训练

训练的原则为先进行触觉训练，再做震动觉训练；物体训练应先大后小、先简单后复杂、先粗后细、先单一后混合的方式实施。方法包括感觉脱敏训练和感觉重建训练。感觉脱敏训练是通过反复刺激过敏区，克服感觉过敏现象；感觉重建训练是在睁眼或闭眼时，通过触摸不同大小、不同形状、不同类型的物体，训练大脑对新刺激的重新认识。

（四）作业治疗

结合患者自身的情况和兴趣爱好，选择一些有针对性的作业活动，如编织、剪纸、木工等，可有效促进患者运动功能的恢复。

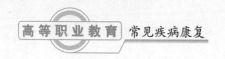

（五）矫形器的使用

神经损伤后，肌力较弱甚至消失，肢体不能保持正常的功能位。早期使用矫形器可以达到矫正的目的，同时可以防止关节畸形的发生。恢复期使用夹板利用牵伸作用能防止挛缩；动力性夹板有助动功能，帮助瘫痪肌肉的运动。

（六）心理治疗

消除患者的心理障碍，常采用心理咨询、集体治疗、患者示范等方式，使患者积极参与康复治疗。

（七）中医康复治疗

中医治疗周围神经损伤近年来取得较好的成绩，被越来越多的康复治疗所采用，具有良好的前景。治疗方法包括针灸治疗、推拿治疗和中医中药治疗。

1. 针灸治疗

（1）上肢神经损伤治疗

取穴：肩三针（肩髃、肩贞、肩前）、极泉、小海、曲池、手三里、四渎、八邪等。

针法：采用深浅刺法交替或应用补泻法，神经损伤处可用三针齐刺法。亦可使用电针刺激，强度以患肢出现肌肉收缩为度。

（2）下肢神经损伤治疗

取穴：环跳、足三里、髀关、涌泉、八风等。

针法：同上肢神经损伤针法。

2. 推拿治疗　可改善局部血液循环，防止组织粘连，延缓肌肉萎缩。方法：上肢拿肩井，揉捏臂臑、曲池、手三里、合谷部肌筋，点肩髃、曲池、外关、内关等穴，搓揉臂肌来回数轮。下肢：拿阴廉、承山、昆仑部肌筋，点腰阳关、环跳、风市、足三里、委中、承山、犊鼻、解溪等穴，揉捏伏兔、承扶、殷门部肌筋，搓揉股肌来回数轮。手劲刚柔并济，以深透为主。推拿每日1次，10次为一疗程。

3. 中医中药治疗　根据患者病情进行辨证论治。周围神经损伤患者一般分为寒邪阻络、血虚不荣、瘀血阻络和肝肾亏虚等四种类型，再根据不同类型，施以不同方药。

三、常见周围神经损伤的康复

（一）臂丛神经损伤的康复

使用支具保护患肢，并保持功能位。早期选择温热疗法、电疗法促进损伤神经的再生；采用被动运动、主动运动、助力运动和抗阻运动训练，恢复患肢肌力。若患肢功能不能恢复，可训练健肢的代偿功能。

（二）桡神经损伤的康复

使用支具保持腕、指功能位。应用物理疗法、运动训练、手术等措施，尽可能恢复手的功能。

（三）尺神经损伤的康复

使用关节折曲板使掌指关节屈曲45°，防止小指、环指过伸畸形。也可佩戴弹簧手夹板，使蚓状肌处于良好位置，屈曲手指呈伸展状态。

（四）正中神经损伤的康复

应用支具使受累关节保持功能位。视病情采用物理疗法、运动训练等防止肌腱挛缩，矫正"猿形手"畸形。

（五）坐骨神经损伤的康复

应用理疗和运动疗法进行康复治疗。配用支具或矫正鞋，防止膝、踝关节挛缩及足内翻和外翻畸形等。

（六）腓总神经损伤的康复

使用足托或矫正鞋使踝关节保持90°功能位。早期应用物理、药物、手术等方法，促进神经修复。

四、康复教育

1.**加强预防性教育**　清洗肢体时注意水温，防止烫伤。寒冷季节注意保暖。

2.**鼓励生活适应性锻炼**　减少生活依赖，将所需物品放在便于取放的地方。

【复习思考题】

1.常见的周围神经损伤有哪些？各有哪些典型临床特征？

2.神经干叩击试验在神经损伤评定中有什么临床意义？

3.感觉训练的原则是什么？包括哪些方面？

扫一扫，知答案

扫一扫，看课件

帕金森病的康复

【学习目标】

1. 掌握帕金森病的临床特征、Yahr 分期和运动疗法。

2. 熟悉残肢并发症的康复治疗、截肢的康复教育。

3. 了解帕金森病的病因及发病机制。

【考纲摘要】

1. 掌握帕金森病的定义、评定方法及康复治疗。

2. 了解病因和病理、临床表现症状和体征、辅助检查、实验室检查和诊断要点、临床处理原则和治疗方法。

项目一 概 述

一、定义

帕金森病（Parkinson's Disease，PD）又称震颤麻痹，是一种慢性、进行性的中枢神经变性疾病。它以静止性震颤、肌强直、运动缓慢、姿势反应异常为主要特征。根据病因，可分为原发性帕金森病和继发性帕金森病，后者也称帕金森综合征，主要包括脑血管性帕金森综合征和感染性帕金森综合征、药物性帕金森综合征、中毒性帕金森综合征等。由英国医师詹姆士·帕金森（James Parkinson）于 1817 年首先报道并系统描述。

二、流行病学

发病年龄平均约 55 岁，多见于 60 岁以后，隐匿起病，缓慢发展。我国 65 岁以上人群总体患病率为 1700/10 万，与欧美国家相似，患病率随年龄增加而升高，男性稍高于女性。

三、病因及发病机制

可能与机体的老化、遗传、环境中的工业污染、病毒感染等因素有关。其发病机理主要是由于中脑黑质的多巴胺神经元退化、变性，致使作用于纹状体的神经递质多巴胺减少，结果乙酰胆碱增加，过度兴奋的输出导致骨骼肌和梭内肌的活性普遍升高，导致肌强直和运动缓慢。

四、临床特征

患者大多从单肢或一侧肢体开始出现动作减少和动作缓慢，久坐后起立困难，也会出现翻身、起步、行走困难。步行缓慢，上肢协同摆动减少，可呈现越走越快的特有的慌张步态。精细动作使得日常生活受到影响，如书写困难、吃饭用筷不利等。随着病情的加重会出现构音困难和吞咽困难。

患者的肌强直呈僵直状态，机体被动活动时肌张力增高。由于面颊肌强直导致面部呆板。全身肌肉的强直可出现头稍前倾、躯干俯屈、前臂内收、肘关节屈曲的帕金森病的特有姿势。

在帕金森病的患者中大约有 1/3 以震颤为首发症状。由于机体的肌群收缩不协调，导致交替收缩，使得肢体出现有节律的震颤（4~6 次 / 秒），一般早期一侧手的震颤最为明显，随着病情的进展，震颤可扩展到下肢和对侧肢体，病情严重时会出现头部、唇、舌以及下颌的震颤。

1. 运动症状　常始于一侧上肢，逐渐累及同侧下肢，再波及对侧上肢及下肢。

（1）静止性震颤（static symptoms）　常为首发症状，多始于一侧上肢远端，静止位时出现或明显，随意运动时减轻或停止，紧张或激动时加剧，入睡后消失。典型表现是拇指与食指呈"搓丸样"（pill-rolling）动作，频率为 4~6Hz。令患者一侧肢体运动如握拳或松拳，可使另一侧肢体震颤更明显，该试验有助于发现早期轻微震颤。少数患者可不出现震颤，部分患者可合并轻度姿势性震颤（postural tremor）。

（2）肌强直（rigidity）　被动运动关节时阻力增高，且呈一致性，类似弯曲软铅管的感觉，故称"铅管样强直"（lead-pipe rigidity）；在有静止性震颤的患者中可感到在均匀的阻力中出现断续停顿，如同转动齿轮，称为"齿轮样强直"（cogwheel rigidity）。四肢、躯干、颈部肌强直可使患者出现特殊的屈曲体姿，表现为头部前倾，躯干俯屈，肘关节屈曲，腕关节伸直，前臂内收，髋及膝关节略为弯曲。

（3）运动迟缓　随意运动减少，动作缓慢、笨拙。早期以手指精细动作如解或扣纽扣、系鞋带等动作缓慢,逐渐发展成全身性随意运动减少、迟钝,晚期因合并肌张力增高,导致起床、翻身均有困难。体检见面容呆板,双眼凝视,瞬目减少,酷似"面具脸"(masked face);口、咽、腭肌运动徐缓时,表现语速变慢,语音低;书写字体越写越小,呈现"小字征"(micrographia);做快速重复性动作如拇指、食指对指时表现运动速度缓慢和幅度减小。

(4)姿势障碍(postural instability) 在疾病早期,表现为走路时患侧上肢摆臂幅度减小或消失,下肢拖曳。随病情发展,步伐逐渐变小变慢,启动、转弯时步态障碍尤为明显,自坐位、卧位起立时困难。有时行走中全身僵住,不能动弹,称为"冻结(freezing)"现象。有时迈步后,以极小的步伐越走越快,不能及时止步,称为前冲步态(propulsion)或慌张步态(festination)。

2.非运动症状(non-motor symptoms) 也是常见和重要的临床征象,而且有的可先于运动症状而发生。

(1)感觉障碍 疾病早期即可出现嗅觉减退(hyposmia)或睡眠障碍,尤其是快速眼动期睡眠行为异常(rapid eye movement sleep behavior disorder)。中、晚期常有肢体麻木、疼痛。有些患者可伴有不安腿综合征(restless leg syndrome,RLS)。

(2)自主神经功能障碍 临床常见,如便秘、多汗、脂溢性皮炎(油脂面)等。吞咽活动减少可导致流涎。疾病后期也可出现性功能减退、排尿障碍或体位性低血压。

(3)精神障碍 近半数患者伴有抑郁,并常伴有焦虑。15%~30%的患者在疾病晚期发生认知障碍乃至痴呆,以及幻觉,其中视幻觉多见。

(4)吞咽功能障碍 主要因为帕金森病患者喉部肌肉运动障碍,舌的运动减少,唾液分泌功能紊乱,出现吞咽功能障碍。

📚 **案例导入**

患者,男,56岁,干部。以手抖1年,加重伴行走障碍半年为主诉。患者1年前出现左手不自主抖动,安静时明显,取物时减轻,睡眠后消失,逐渐加重,近半年来症状更明显,并出现左下肢、右上下肢轻微震颤,安静时明显,尤其是行走时启动困难,身体发紧,穿衣系纽扣受到明显影响。既往有肝炎病史,无类似疾病家族史。

查体:T37.0℃,R 18次/分,P 80次/分,Bp140/90mmHg,神清,对答切题,表情稍呆滞。颈软,甲状腺不大,双眼球活动正常,角膜K-F环(-),心肺腹检查无特殊。四肢肌张力增高,尤其以左上肢为甚,如齿轮样增高,双手呈不自主震颤,以左手为主,如"搓丸样",安静时明显,取物时消失,行走时右手摆动幅度小，左手无摆动，头胸前倾，行走时呈慌张前冲小步态；书写时字越写越小；四肢肌力正常，腱反射活跃对称，病理征未引出。头颅CT：未发现异常。临床诊断为帕金森病。

提问：该患者躯体功能存在哪些障碍？如何进行评定与康复治疗？

项目二　康复评定

凡中年以上发病，有静止性震颤、肌强直、运动缓慢、姿势反应异常四大基本症状中的两种以上，又找不到确切病因者，即可诊断为帕金森病。有些患者还有便秘、流涎、皮脂溢出、多汗、怕热、排尿不畅、体位性低血压、皮肤网状青斑、下肢浮肿和精神症状。实验室和神经影像学诊断几乎没有特异性。

帕金森病在损伤水平的评定主要根据临床表现：静息震颤、肌肉强直、动作缓慢和体位反射受损及帕金森慌张步态等。病情严重的患者不能运动，肌力和耐力丧失，生活不能自理。康复的评定应从病损、活动、参与三个水平进行，主要评定个体的活动能力和社会参与能力。

一、Yahr 分期评定

目前临床上常用的分级方法还是采用1967年Margaret Hoehn和Melvin Yahr发表的量表，根据临床症状分5级，称为Hoehn-Yahr分级；Hoehn和Yahr给各阶段的定义是：

Ⅰ级：身体一侧震颤、强直、运动减缓或只表现为姿势异常。

Ⅱ级：身体双侧震颤、强直、运动减缓或姿势异常，伴有或无中轴体征，如模具样面容、说话或吞咽异常。身体中轴部位尤其是颈部肌肉强直，躯干呈俯屈状，偶尔出现慌张步态及全身僵硬。

Ⅲ级：类似于Ⅱ级提到的所有症状和体征，只是程度加重。此外，患者开始出现平衡功能的减退，且不同程度地开始影响日常活动能力，但仍完全独立。采用的平衡检查方法，是患者在静态站立位下突然被他人向后拉，正常人仍能在原地保持平衡或最多向后退1~2步，而此期患者不能保持原位，并向后退2步以上。

Ⅳ级：患者的日常活动即使在其努力下也需要部分甚至全部的帮助。

Ⅴ级：患者需借助轮椅或被限制在床上。

临床上分为，Ⅰ~Ⅱ级早期PD，Ⅲ级中期PD，Ⅳ~Ⅴ级晚期PD。

修订的Hoehn-Yahr分级是最常用的帕金森病严重程度定性分级量表。

0级＝无症状。

1 级 = 单侧疾病。

1.5 级 = 单侧 + 躯干受累。

2 级 = 双侧疾病，无平衡障碍。

2.5 级 = 轻微双侧疾病，后拉试验可恢复。

3 级 = 轻 – 中度双侧疾病，某种姿势不稳，独立生活。

4 级 = 严重残疾，仍可独自行走或站立。

5 级 = 无帮助时只能坐轮椅或卧床。

二、身体功能评定

1. 关节活动范围测量　可用关节角度尺进行测量。

2. 肌力评定　采用徒手肌力检查法来评定肌肉力量。

3. 肌张力评定　采用 Ashworth 量表或改良 Ashworth 量表进行评定。

4. 平衡能力评定　主要采用观察法和量表评定法。

（1）观察法　观察患者在静止、运动状态下能否保持平衡，如 Romberg 检查法，坐或站立时移动身体，在不同条件下行走等方法。

（2）量表评定法　目前临床上普遍使用的信度和效度较好的平衡量表主要有 Berg 平衡量表（Berg Balance Scale，BBS）、Tinnetti 量表（Perfoumance–Oriented Assessment of Mobility）、"站起 – 走"计时测试（Timed "Up&Go" test，TUGT）、功能性前伸（Functional Reach）及跌倒危险指数（Fall Risk Index）等。

5. 步行功能评定　常用 Hoffer 步行能力分级和 Holden 步行功能分类等定性评定法，此外也可采用步态分析仪进行分析。

三、日常生活活动能力评定

常用评定量表为 Barthel 指数和功能独立性测量（FIM）量表。

四、认知心理功能评定

常用的智力测验量表有韦氏智力量表（WAIS–RC）和简易精神状态检查法（MMSE）；情绪评定分为抑郁和焦虑的评定，常用的抑郁评定有汉密尔顿抑郁量表（HMAD）、Berk 抑郁问卷（BDI）和抑郁状态问卷（DSI）等；常用的焦虑评定量表有焦虑自评量表（ASA）、汉密尔顿焦虑量表（HAMA）。

五、吞咽功能评定

临床常用的有反复唾液吞咽测试及洼田饮水试验。洼田饮水试验由洼田俊夫在 1982

年提出，方法是患者坐位，像平常一样喝下 30mL 的温水，然后观察和记录饮水时间，有无呛咳，饮水状况等。

项目三　康复治疗

帕金森病是一种慢性进行性病变，通过运用各种康复治疗技术，预防关节畸形，改善患者运动功能及协调力，增强患者独立活动能力，提高生活质量。

一、康复治疗目标与原则

（一）康复治疗目标

1.控制症状、延缓病情发展，合理选用药物、理疗和其他治疗方法，尽量减轻和控制症状，延缓病情的发展。

2.积极加强功能锻炼，改善运动平衡协调功能。

3.改善关节活动度，防止挛缩发生。

4.积极进行言语训练和开展作业疗法，尽量保持或提高日常生活活动能力。

5.指导患者掌握独立安全的生活技巧，防止继发性损伤。

6.帮助患者和家属调整心理状态。

（二）康复治疗原则

1.综合治疗　应对 PD 的运动症状和非运动症状采取综合治疗，包括药物、手术、康复、心理治疗及护理。药物治疗作为首选，且是整个治疗过程中的主要治疗手段，手术治疗则是药物治疗的一种有效补充手段。目前应用的治疗手段，无论药物或手术，只能改善症状，不能有效地阻止病情的发展，更无法治愈。因此，治疗不能仅顾及眼前，而不考虑将来。

2.用药原则　以达到有效改善症状，提高生活质量为目标。坚持"剂量滴定""以最小剂量达到满意效果"；治疗应遵循一般原则，也应强调个体化特点，不同患者的用药选择不仅要考虑病情特点，而且要考虑患者的年龄、就业状况、经济承受能力等因素。尽量避免或减少药物的副作用和并发症。

二、康复治疗方法

（一）运动疗法

1.松弛训练　肌强直和肢体僵硬为帕金森病的典型症状，严重影响患者的日常生活活动。通过缓慢而有节奏的松弛运动，可使全身肌肉松弛，从被动运动到主动运动，从小范围运动逐渐进行到全关节范围运动，每天训练，每次 3 组，每组 10 次。例如患者仰卧位，双上肢交叉抱在胸前，双髋、膝关节屈曲位，头、肩部缓慢转向左侧，屈曲的双下肢转向右侧，然后再做相反动作；两侧肩关节外展45°，屈肘90°，双髋、膝关节屈曲位，左上肢做外旋运动，右上肢做内旋运动，然后再做相反动作。如此反复数次。（如图7-1）

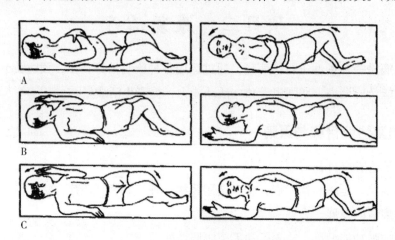

图 7-1　仰卧位松弛训练

2. **关节活动范围训练**　平时的姿势和运动量的减少、特有的运动模式以及肌痉挛和强直等，都容易使关节活动幅度减少，故必须从早期开始进行关节活动幅度训练。主要部位为膝、肩、肘、手指等关节。患者因膝屈曲位行走、上肢运动量减少的缘故，故要防止膝屈曲挛缩，下肢可进行被动和主动的伸展运动，上肢可进行滑车运动和棍棒体操运动。此外还应做扩胸、挺胸、扩展双肘等运动。

3. **行走训练**

（1）高抬脚行走，如踏步行走一样，应尽量指导患者高抬脚，行走不要拖着脚走。喊号子行走时比较容易进行，同时后者还有利于发声训练。使其双手尽量大摆动，亦有助于高抬脚。

（2）"仿鹅步"行走，像鹅行走一样，膝略伸展，迈大步行走。

4. **平衡训练**　帕金森病患者平衡能力较差，重心转移困难而难于坐直、跪直和站直，治疗师应有意识地训练患者平衡能力。如双足分开 25~30cm 站立，向左右前后移动体重，进行保持平衡的练习，尽量作躯干和骨盆的旋转，并使双上肢也随之进行大幅度的摆动，这样不仅能训练平衡，而且对缓解肌紧张也有利。

5. **增强肌力训练**　扩胸、俯卧撑均可，还可做体操、健身操、广播操。

6. **呼吸运动和发声练习**　大声讲话，并且要强调一个字、一个音地使其尽力说清楚；呼吸运动可做深呼吸等。

（二）作业疗法

多在中后期进行。中期主要是激发患者兴趣，增加关节活动范围，改善手功能，提高日常生活活动能力，纠正前倾姿势。捏橡胶泥、做实物模型、编织等作业都可训练手的功能和增加关节活动范围。站立位进行抬头高位操作，则可纠正前倾姿势，同时还要进行穿衣、扣纽扣、穿鞋袜、系鞋带、洗脸、梳头、进食、写字等日常生活技能的训练。后期主要是训练手功能和日常生活技能，特别是洗脸、漱口、梳头、进食、穿衣、上厕所等实用技能。

（三）物理因子治疗

使用低频经颅磁刺激治疗方法，采用适宜强度刺激双侧额叶，每侧刺激 30 次为 1 个序列，频率 0.5Hz，每日 1 个序列，连续治疗 7 次为 1 个疗程。

（四）心理治疗

1. 心理疏导　给予患者帕金森病知识指导，让患者对疾病有足够的认识，建立健康档案，聆听患者的倾诉。根据患者心理障碍的类型有针对性心理治疗，建立良性情绪，自觉抵制负性情绪，改善心理状态。

2. 放松训练　患者平卧病床，在轻音乐的伴奏下，进行呼吸练习及全身分段肌肉锻炼，每日至少 0.5 小时。

（五）康复工程

为了防止畸形，可让患者穿戴适当的矫形器；为防止患者跌倒，患者需要配备适合的助行器；主要调整助行器的高度，避免患者驼背；嘱咐患者睡硬板床；调整座椅高度，使患者在直腰和保持颈部屈曲的体位下工作等。

（六）中医康复治疗

1. 针灸治疗

（1）体针法　取风池、曲池、外关、阳陵泉、太冲、太溪等穴。肝肾阴虚者，加三阴交、复溜；气血不足者，加足三里、脾俞；痰盛者，加丰隆；有瘀象者，加血海、地机。

（2）耳针法　取神门、皮质下、肝、肾、内分泌、肘、腕、指、膝。

（3）头针法　取顶颞前斜线、颞前线、颞后线、顶旁 1 线、顶旁 2 线等。

（4）穴位注射法　取风池、肝俞、肾俞、关元、足三里，用维生素 B_{12}、维生素 B_1，每穴分别注入 1mL，每次选 2~4 穴，穴位轮换进行注射。每天 1 次，15 次为 1 疗程。

2. 推拿治疗

（1）全身推拿　点按百会、风池、印堂、膻中、气海、关元、足三里、三阴交、肝俞、脾俞、肾俞、太冲各 1 分钟；推督脉，由下而上，共 5 次；自上脘至关元行缓慢沉着的一指禅，推 5 分钟；摩腹 5 分钟；震丹田 1 分钟；四肢行抹、搓、拿等放松手法。

（2）足底推拿　取足部反射区：头、垂体、小脑、脑干、额窦、甲状旁腺、甲状腺、肾上腺、肾、输尿管、膀胱、肝等。

3. 气功及传统体育康复法

（1）气功，如七步功等。

（2）太极拳、八段锦、五禽戏等，可根据患者的具体情况选用。

三、康复教育

1. 心理精神方面做好解释工作，帮助患者消除消极的心理状态，树立战胜疾病的信心。

2. 辅导、协助患者积极参加体育活动，保持骨骼、肌肉一定的活动量。在指导患者进行体育锻炼时，应注意到由于震颤和强直导致的能量消耗，患者多易疲劳，因此锻炼过程中应经常安排休息，而且运动量也不宜大。

3. 起居上保持环境安静，让患者睡眠充分，思想放松，情绪稳定；要求患者参加一些力所能及的体力劳动。

4. 饮食方面宜清淡，不宜过分辛辣；多食高蛋白肉类食品；蔬菜以豆芽、冬瓜、胡萝卜、西红柿、白菜之类为宜；戒酒、茶、咖啡，有兴奋作用的饮料宜少饮；可常饮白开水、柠檬水、牛奶、羊奶等。

5. 帕金森病患者应严格控制摄铜量，禁食含铜量高的食物。

【复习思考题】

1. 帕金森病的治疗中如何通过运动疗法改善其运动功能？

2. 简述帕金森病的 Yahr 分期。

3. 帕金森病的康复目标是什么？

扫一扫，知答案

扫一扫，看课件

模块八

老年性痴呆的康复

【学习目标】
  1. 掌握老年性痴呆认知功能障碍的评定与训练。
  2. 熟悉老年性痴呆的定义、临床特征。
  3. 了解老年性痴呆的病因及发病机制。

【考纲摘要】

1. 掌握老年性痴呆的定义、评定方法及康复治疗。

2. 了解老年性痴呆的病因和病理、临床表现症状和体征、辅助检查、实验室检查和诊断要点、临床处理原则和治疗方法。

项目一 概 述

一、定义

痴呆（dementia）是指智能已获得相当发展之后，由于各种原因所致脑部病损引起的获得性、持续性和全面性的智能减退。一般来说，患者意识是清晰的，其智能损害主要包括不同程度的记忆、语言、视空间功能、认知功能（理解、计算、时间空间定向力、思维、判断、执行能力等）减退以及精神行为异常，这些常导致患者日常生活、社会交往和工作能力的明显降低。

二、流行病学

痴呆的发病率和患病率随年龄增高而增加，发病年龄取决于痴呆的原因，一般发生于生命后期，85 岁以上发病率最高，故痴呆一般是指老年期痴呆，分为老年性痴呆，即阿尔茨海默病（Alzheimer dementia，AD）、血管性痴呆（vascular dementia，VD）、混合性痴呆（老年性痴呆与血管性痴呆同时存在）和其他类型痴呆，其中最常见的是阿尔茨海默病和血管性痴呆。痴呆很少发生在儿童、青少年，仅见于继发性颅脑外伤、脑血管病、脑部肿瘤、感染等。国外研究报道，痴呆患病率在65岁以上人群中为4%~6%，80岁以上人群中达20%以上；国内调查显示，65岁以上人群痴呆患病率约为5%，其中阿尔茨海默病（AD）患病率为3%~7%，约占50%；血管性痴呆（VD）患病率为1%~3%，约占20%；混合型痴呆和其他类型痴呆占10%~20%。痴呆发病率女性高于男性，男：女约为1：3。

三、病因及发病机制

有关痴呆的病因，尚不十分明确，现有多种假说，其中影响较广的是将痴呆按神经变性假说分为两大类：变性病性痴呆和非变性病性痴呆。变性病性痴呆主要包括阿尔茨海默病（AD）、额颞叶痴呆（FTD）、路易体痴呆（DLB）等；非变性病性痴呆主要包括脑外伤、脑肿瘤、脑血管病、人类免疫缺陷病毒、神经梅毒感染、维生素 B_{12} 缺乏、甲状腺功能减退、酒精中毒、正常颅压脑积水以及接触 CO、重金属等其他因素所致痴呆。

阿尔茨海默病（AD）是老年期痴呆的最常见类型，其发生可能与 β‑淀粉样蛋白的生成与消除失衡；过度磷酸化的 Tau 影响神经元骨架微管蛋白稳定性，导致神经原纤维缠结形成，破坏神经元及突触的正常功能；并且与低教育程度、膳食因素、女性雌激素水平降低、高血糖、高胆固醇、高同型半胱氨酸、血管因素、心理社会危险因素有关。

四、临床特征

1. 认知功能减退　通常包括记忆障碍、言语障碍、视觉空间感知障碍、失用、失认以及计算、判断、概括、综合分析、解决问题等执行功能障碍。

2. 行为与精神障碍　通常包括焦虑、抑郁、淡漠、妄想、幻想、视幻听、睡眠障碍、冲动攻击、行为怪异、饮食障碍、性行为异常等。

3. 生活能力下降　主要表现在日常生活能力下降、协调运动功能障碍（共济失调）、姿势维持困难（平衡障碍）、行走和移动困难（步行障碍）和肢体瘫痪等。

案例导入

患者，女，63岁，患病6~7年，经常情绪激动，易伤感，爱哭，提到以前年轻时候生活的艰苦也会哭。现在沉默寡言，很少与人交流，但有时自言自语。无法完成简单计算，自己做饭会忘了加水或者忘了加米之类的，做饭时会一直往锅底下加柴火，不知道要烧到什么时候。如果有外人在，她会憋尿，等没人的时候会尿在屋里，却不去卫生间。在本市附属医院诊断为 AD。

提问：该患者存在哪些功能障碍？如何进行认知功能康复治疗？

项目二　康复评定

一、认知功能评定

1. 认知总体功能评定

（1）简易精神状态检查　简易精神状态检查（MMSE）由美国 Folstein 等人于 1975 年编制，总共 10 题、30 项检查，包括时间定向、地点定向、语言即刻和延迟记忆、注意力和计算能力、短程记忆、物体命名、语言复述、阅读理解、语言理解、言语表达和图形描画视空间能力等内容，量表总分为 0~30 分，是国内外应用最广泛的认知筛查量表，具有良好的信度和效度，对痴呆敏感度和特异性较高，对识别正常老人和痴呆有较高的价值。

（2）临床痴呆评定量表（CDR）　评估痴呆的严重程度，评定的内容包括记忆、定向力、判断与解决问题的能力、工作和社会交往的能力、家庭生活和个人生活业余爱好、独立生活自理能力。

（3）长谷川痴呆量表　长谷川痴呆量表（HDS）也是一种简易实用的量表。由于我国仍有部分文盲，我国学者将其评分按文化程度标准化，更切合我国国情。

（4）阿尔茨海默病评估量表认知部分（ADAS-cog）　由 12 项内容组成，包括记忆力、定向力、言语、实践能力、注意力等，可评估 AD 认知症状的严重程度及治疗变化，常用于轻中度 AD 的疗效评估。

2. 记忆功能评定

记忆是指信息在脑内的储存和提取，是人对过去经历过的事物的一种反应，可分为长时记忆、短时记忆和瞬时记忆三种，记忆功能是人脑的基本认知功能之一。在临床上，老年期痴呆患者认知障碍首发表现为记忆功能障碍，记忆力评定是老年期痴呆诊断的重要过程。常使用韦氏记忆量表（Wechsler Memory Scale，WMS）、MMSE 和波士顿命名测验（Boston naming test，BNS）等量表进行评估，其中韦氏记忆量表（WMS）是应用较广的成套记忆测验，共有 10 项分测验，可以对长时记忆、短时记忆和瞬时记忆进行评定，分测验 A-C 测长时记忆，D-I 测短时记忆，J 测瞬时记忆，MQ 表示记忆的总水平。

3. 注意力评定

注意是对事物的一种选择性反应。根据参与器官的不同可以分为听觉注意、视觉注意等。常用的测试方法有听认字母测试、声辨认、视跟踪、划消测验、连线测验等，可根据临床需要选用。

4. 视觉空间和结构能力的评定　根据病史可得到患者有无视觉空间功能障碍的信息，如穿衣困难、外出迷路。常用的测验包括：临摹交叉五边形或立方体、画钟测验等。

5. 失认症的评定　失认症是指老年期痴呆患者因为认知功能减退后患者不能通过知觉认识自己熟悉的东西，包括视觉、触觉失认等。

6. 失用症的评定　是指患者在运动、感觉、反射均无异常的情况下，患者不能完成某些病前通过学习而会用的动作。失用症可以累及正常随意运动的任何动作，包括意念性失用症、结构性失用症、运用性失用症、穿衣失用症、步行失用症，在痴呆初期结构性失用症比较常见。

二、精神行为症状评定

临床上，常用神经精神问卷（the neuropsychiatric inventory，NPI）来评估老年期痴呆患者的精神行为症状，该量表具有较高的信度和效度，由 12 个评分项目组成，通过测试者询问知情者进行评定，评价患者出现认知障碍后出现该项症状的频率、严重程度和该项症状引起照料者的苦恼程度，频率评分为 1~4 分；严重程度评分为 1~3 分；该项症状引起照料者的苦恼程度评分为 0~5 分。对患者和照料者的评分分开计算。

还可以使用汉密尔顿抑郁量表（Hamilton depression scale，HAMD）对焦虑/躯体化、体重、认知障碍、日夜变化、迟缓、睡眠障碍、绝望 7 个因子进行评估，以便了解患者的抑郁症状。

三、日常生活活动能力评定

评定日常生活能力的测验很多，测试项目主要包括基本日常生活能力（BADL）和复杂的工具性日常能力（IADL）两部分，国内多采用日常生活活动量表（ADL）进行评估，该量表是常用的评价老年人日常生活能力的工具，共含 20 项测验内容，其中前 8 项检测 BADL 功能，后 12 项评估 IADL 能力。

每项内容评分标准为 4 级，1 分＝自己完全可以完成；2 分＝有些困难，自己尚能完成；3 分＝需要帮助；4 分＝自己根本无法完成。总分 20~80 分，分数越高，能力越差。

四、躯体功能评定

对于老年人的身体状况，无论是脏器病，或神经系统疾病，或是肌肉关节疾病，均应进行全面检查评估。针对老年痴呆患者精神功能缺损的症状，如言语、平衡、步态等，具体评定内容见本套规划教材中《康复评定技术》的相关章节。

五、生活质量评定

对于老年痴呆患者的生活质量的研究开始于 1994 年，由于疾病的特殊性，使得研究变得复杂。国外已开发多种测量痴呆患者生活质量的特异性量表，并进行影响因素的分析。如阿尔茨海默病生活质量量表（QQL-AD）等。

项目三　康复治疗

一、康复治疗目标与原则

（一）康复治疗目标

对患有轻、中度痴呆患者进行综合性康复治疗，将极大地改善患者的认知功能，减轻非认知性神经精神症状，提高其社会生活能力，延缓痴呆的发展。康复治疗对于重度痴呆患者虽有一定的帮助作用，但需要长期坚持训练。

（二）康复治疗原则

1. 个体化治疗，综合康复训练。

2. 充分发挥痴呆患者剩余的功能，重点改善生活自理和参加休闲活动的能力。

3. 支持照顾者，提供、指导他们有关痴呆康复训练知识技术，在精神上关心他们，心理上鼓励他们。

二、康复治疗方法

常用的康复治疗包括物理治疗、作业治疗、语言治疗、心理治疗、传统医学治疗、康复工程、娱乐治疗等方法。每种治疗方法对痴呆均有或多或少的帮助作用，其中物理治疗重点改善肢体功能，增加身体平衡协调性，促进脑部血液循环，增加外界信息量摄入，从而改善患者运动功能；作业治疗着重提高患者日常生活能力和职业技能，改善认知功能，减轻行为异常；语言治疗、心理治疗、传统医学治疗、康复工程、娱乐治疗等均可帮助减轻患者非认知性精神神经症状，提高日常生活能力和改善认知功能。所以通过采取改善认知功能、减轻非认知性精神神经症状以及提高日常生活能力和社会功能的综合性康复训练，将全面减轻患者各种症状，延缓其发展。

（一）认知功能训练

康复训练之前，应根据认知康复评定的结果，先对认知功能障碍进行分析和分类，然后有针对性地制订康复计划。

1. 智力训练　智力活动涉及的内容广泛，包括常识、社会适应能力、计算力、分析和综合能力、逻辑联想能力、思维的灵活性等多个方面。智力训练的内容应当根据痴呆患者认知功能的情况来选择难度，每次时间不宜太长，贵在经常、反复练习，对于延缓智力的下降会有较好的作用。

（1）逻辑联想、思维灵活性训练　根据痴呆患者智力判定结果，选择难易程度适当的智力拼图进行训练。患者需要运用逻辑联想力，通过反复尝试，将各种形状的碎片拼成一幅图画，可培养丰富的想象力，并改善思维的灵活性。

（2）分析和综合能力训练　训练内容是对许多单词卡片、物体图片和实物进行归纳和分类。例如，让痴呆患者从许多图片或实物中挑选出动物类、食品类或工具类的东西；如果痴呆患者病情有改善或能力较好，可进行更细致的分类，如从动物中再可细分出哺乳动物、飞禽类、鱼类等。

（3）理解和表达能力训练　通过听故事或阅读进行语言理解能力训练，通过讲述故事情节或写故事片段或心得等进行语言表达能力训练。例如，给痴呆患者讲述一些故事（可以是生活中发生的事，也可以是电影、电视、小说中的内容），讲完后可以让患者复述故事概要，或通过提问题的方式让患者回答。

（4）社会适应能力训练　鼓励痴呆患者尽量多与他人接触和交流。通过参与各种社交活动，改善社会适应能力。例如，可以在社区通过开设棋牌室、提供文体娱乐活动场所、举办各种健康保健讲座或者召开各种联谊会等方式，营造各种社交氛围，增进与他人进行交往的兴趣。

（5）常识训练　所谓"常识"，是指人们日常生活中需要经常使用的知识。例如日期和时间等概念是生活中必须掌握的常识。有关"常识"的内容是痴呆患者曾经知道并储存在记忆库里的东西，由于记忆损害或其他认知功能减退而逐渐丢失。通过对一些常识性知识反复提问和提醒，或经常与实际生活相结合进行运用，可以增强痴呆患者对常识的提取和再储存过程，从而使遗忘速度减慢。

（6）数字概念和计算能力训练　痴呆患者对于抽象数字的运用能力都有不同程度受损，需对数字概念和计算能力进行相应的练习，计算能力较好的患者可以计算日常生活开支费用，较差的可以通过计算物品的数量进行训练等。

（7）3R智力激发法　往事回忆（reminiscence）、实物定位（reality orientation）和再激发（remotivation）组成3R方案，目的是提高痴呆患者初始衰退的认知能力。①1R训练：往事回忆，用过去事件和相关物体通过回忆激发远期记忆。也就是说与老人一起回忆他（她）生命中意义重大的事情，或者与家人、好友共同经历的事。最好同时能够看着与这件事相关的物体回忆，比如说看着照片回忆。做这样的训练时，亲友最好与老人在一起，可以请老人讲讲发生的故事，既令老人感到亲情的温暖，又能取得良好的训练效果。②2R训练：激发对与其有关的时间、地点、人物、环境的记忆。训练前可以带老人外出，比如去逛逛公园、买菜、去邮局交电话费等，回来后让老人回忆外出去干什么了、去了什么地方、碰见什么人、当时周围环境怎样。可以回家后即让老人回忆，也可以过两天再回忆。③ 3R训练：通过讨论、思考和推论，激发患者智力和认知能力。可以就老人感兴趣的话题进行讨论，引导老人对问题的思考和推理。

2. 记忆训练　对于记忆受损的老年人，根据记忆损害的类型和程度，有针对性地进行记忆训练非常重要，可以采取不同的训练方式和内容，每次时间不宜过长，30~60分钟为宜，最好每天1次，至少每周5次，难易程度应循序渐进，并要在训练过程中经常予以指导和鼓励等言语反馈。

（1）瞬时记忆训练　因瞬时记忆与注意力密切相关，对于注意力不能集中的痴呆患者比较困难。训练前，可先了解痴呆患者的记忆广度，将患者记忆广度变化作为一个参照点，在此基础上进行练习，一串数字中的每个数字依次用1秒钟的速度均匀连续念出或背出，熟练后还可以将数字进行倒背以增加训练难度。

（2）短时记忆训练　给痴呆患者看几件物品或图片，令其记忆，然后请他回忆出刚才看过的东西。可以根据痴呆患者的情况调整物品的数量、记忆的时间及记忆保持的时间。也可以用积木摆些图形给痴呆患者看，弄乱后让痴呆患者按原样摆好。

（3）长时记忆训练　让痴呆患者回忆最近到家里来过的亲戚朋友的姓名，前几天看过的电视的内容，家中发生的事情，如果痴呆患者记忆损害较轻，也可通过背诵简短的诗歌、谜语等进行训练。除上述治疗师或家属与痴呆患者一对一人工训练方法之外，还可以在计算机上通过软件进行记忆训练，可根据痴呆患者的程度选择合适的难度级别进行训练，治疗师应在旁边指导，并及时调整训练内容和难度。

（4）PQRST法　给患者一篇短文，按下列程序进行训练，通过反复阅读、理解、提问来促进记忆。

P（preview）——预习或浏览要记住的段落内容。

Q（question）——向自己提问该段的目的或意义。

R（read）——仔细阅读材料。

S（state）——用自己的话陈述从段落中得到的信息。

T（test）——用回答问题的方法检验自己的记忆。

（5）无错误学习技术　由于大部分记忆障碍的老年痴呆患者矫正错误的能力明显降低，因此，广泛的一般刺激对认知功能提高的作用有限。痴呆患者虽然能获得新的信息，但难以保持学习训练得来的记忆，不能回忆起学习的情景，也常常不能在日常生活中灵活地应用。获得信息有赖于内隐性学习过程，而这个过程特别容易受到初始错误的干扰。在早期学习时就要养成避免出现错误的好习惯，这样可以促进记忆障碍的改善。记忆障碍痴呆患者对应用无错误学习方法获得的信息记忆较深，如记住姓名和其他日常生活中有重要作用的一般信息。这一技术能保证学习和记忆的正确性。

（6）取消提示技术　该技术是指在训练和学习过程初期，通常提供部分信息作为提示，随着学习进展，逐渐取消这个提示。这种取消提示的方法被认为是引入了尚保存的内隐性记忆过程。操作性条件反射的研究证明，痴呆患者具有保持语言信息的能力。在帮助编码的同时，给予提示线索可帮助信息的再现。例如，在记忆苹果时，告知是一种水果，当回忆再现苹果时，通过提示"水果"这一线索，可加快患者的再忆。研究显示，痴呆患者自己想的提示线索比他人提供的线索效果还要好。因此，将康复过程个体化，可以通过增加痴呆患者的主动性和参与能力，取得更好的效果。

（7）空间性再现技术　又称再学习技术，要求痴呆患者利用残存的记忆力，对记忆信息进行反复训练，并逐渐增加时间间隔，可使不同病因和不同严重程度的记忆障碍痴呆患者都能学会一些特殊的信息，如记住人名。这种方法可能涉及完好的内隐性记忆系统。可在痴呆患者面前放置3~5件日常生活中熟悉的物品，让痴呆患者分辨一遍，并记住它们的名称，然后撤除所有物品，让痴呆患者回忆刚才面前的物品。反复数次完全记住后，应逐渐增加物品的数目和内容的难度，从而使认知功能越来越提高。这种方法强调反复训练，以及记忆的有效性和正确性。

此外，打麻将、配对游戏、骨牌游戏、拼图活动、问答活动及教授记忆力策略等活动也可作为记忆训练的内容。除上述方法外，也可通过计算机软件、存储类工具（笔记本、录音机、时间安排表等）、提示类工具（定时器、闹钟、日历、寻呼机等）进行记忆训练。

3. 注意力的训练　可采用猜游戏、删除作业、时间感训练、数目训练、代币法等训练方法。

4. 失用症的训练

（1）意念性失用症　训练这类患者时，应遵循从易到难、从简单到复杂的原则。治疗师可选择一些在日常生活中由一系列分解动作组成的完整动作来进行训练，如泡茶后喝茶、洗菜后切菜等。治疗师采用做标签的办法，将分解的动作一个一个地训练，然后对一个步骤后的下一个步骤给予提醒。如沏茶动作，打开茶盒为1号，拿茶杯为2号，取少量茶叶放到茶杯里为3号，取暖壶为4号，向茶杯内倒开水为5号，盖上茶杯盖为6号。当患者熟悉后，逐渐从全分解到部分分解再到连续完成，直到正确为止。

（2）意念运动性失用　训练这类患者时，口令应尽可能使用简短而明确的名字，清晰而缓慢地说。治疗师可边说边结合动作让患者模仿，如患者不能模仿，把实物放在他面前或手中。可先从面部动作开始，如轻咳、用鼻子吸气、闭眼、皱眉、吹蜡烛、鼓腮、伸舌、微笑等，肢体动作可包括招手再见、握手、敬礼、点头、摇头、刷牙、钉钉子、切菜等。

（3）运动性失用症　训练这类患者时，要大量给予暗示、提醒，或治疗师手把手地教患者做。症状改善后可减少暗示和提醒，并加入复杂的动作。

（4）结构性失用症 治疗师可先给患者示范画图或拼搭积木，让患者复制，遵循从易到难、从平面到立体的原则，起初给予较多的提醒和暗示，待有进步后再逐渐减少提醒和暗示的数量，并增加作业的难度。如：平面图形（如裁衣的纸样）、立体构造（如常用物品的排列和有次序的堆积）等。

（5）穿衣失用症 治疗师最好在上衣、裤子和衣服的左右做上明显的记号，在领口、袖口处贴上颜色鲜艳的标签以便患者易于找到。患者穿衣时，治疗师可在旁暗示、提醒，甚至一步步地用言语指示同时用手教患者进行，症状有改善后再逐渐减少帮助，直到能自己独立穿衣为止。

（6）步行失用症 主要采取功能适应的康复方法，克服失认症带来的后果，而非失认症本身怎样康复。如利用未被损害的视觉、听觉或触觉补偿某一认识上的缺陷。

5.真实定向方法 传统认知康复方法侧重于记忆力康复，往往忽略了与痴呆患者日常生活的密切结合。很多老年痴呆患者有定向力障碍，不能与现实世界有效地接触而远离现实生活。真实定向方法是一种以恢复定向力为中心的综合认知功能康复方法，又称真实定向技术。利用真实定向训练板作为康复训练中的用具，每天记录和学习当天的信息，不断地用正确的方法反复提示定向信息，使痴呆患者的大脑不断接受刺激信息，使他们的定向能力提高。训练板可以是黑板或其他写字板等，可以随时擦写。必须每天更新真实定向训练板的内容，保持它的正确性。

真实定向的核心就是用正确的方法反复提醒，其主要训练原则有以下几点：①严重痴呆患者，同痴呆患者讲话时尽量让他听明白，如有不明白的地方，要耐心解释；②通过检查或判定了解痴呆患者的认知功能水平，不要像跟小孩子讲话一样对待痴呆患者；③尽量多谈论熟悉的人或事，也可以谈当天的日期，反复谈论这些对定向障碍的痴呆患者有帮助；④鼓励痴呆患者尽量自己完成饮食起居等日常生活活动，以保持同现实生活的接触和日常生活能力；⑤当痴呆患者训练答题正确或成绩提高时，要及时给予反馈信息，进行奖励、言语鼓励，也可以用点头或微笑表示称赞。

由于各种认知功能障碍的发生机制和表现形式不同，因此，所选择的康复模式也大相径庭。一些认知功能测试的量表或软件本身也可以作为康复训练的内容和模板，应用于康复训练中，各种方法要根据痴呆患者的不同情况灵活应用。

（二）运动疗法

针对运动功能障碍的训练主要是平衡训练和步行训练，也可使用传统的太极拳治疗。

1.平衡训练 通常把平衡训练分为四步：坐位平衡训练、站立平衡训练、坐位起立平衡训练、步行训练。

2.步行训练 包括训练前准备、平行杠训练、室内行走训练、活动平板上练习行走等训练活动，以纠正患者的异常步态，帮助患者恢复走路姿势平衡。

3. **太极拳** 从中医角度讲，太极拳有利于健脑。西医学证明，太极拳有利于修复和改善高级神经功能，起到健脑强身的作用；有利于提高人体平衡性与协调性；还可以调节自主神经系统活动，从而对心血管系统、呼吸系统、消化系统等产生积极影响。

（三）作业治疗

根据患者的功能障碍，选择一些感兴趣、能帮助其恢复功能和技能的作业，让患者按照指定的要求进行训练，如堆积木、书法、画画、缝纫等，可以使患者集中精力，增强注意力、记忆力，增强体力和耐力，产生愉悦感，重拾对生活的信心。

1. **功能性作业** 为了改善和预防身体的功能障碍，针对患者的运动障碍、认知障碍，如失认、失用等的程度，心理状态和兴趣爱好，设计和选择相应的作业活动和训练，如捏橡皮泥、做实物模型、编织、工艺、木工、雕刻、游戏等，患者通过完成治疗师精心设计的某项感兴趣的活动，从而达到治疗的目的。如共济失调症状可以让患者在睁眼和闭眼时用手指鼻，由慢到快，由睁眼到闭眼，反复不断练习，还可进行两手互相对指、鼓掌、画图写字、搭积木、翻纸牌等协调功能训练活动。

2. **心理性作业疗法** 痴呆患者在出现身体功能障碍时，往往伴随着继发性心理障碍。可根据其心理异常的不同阶段设计相应的作业活动，帮助患者摆脱否认、愤怒、抑郁、失望等不安状态，向心理适应期过渡。对具有情绪异常的患者，可以设计陶艺、金工、木工等活动，通过敲敲打打进行宣泄。

美术治疗对老年期痴呆患者有较好的疗效。美术治疗师借美术活动作为沟通媒介，通过治疗关系去满足参与者情绪、社交及发展的需要。美术治疗着重过程多于结果，通过不同形式的活动，可使参与者意识到自己的需求，了解到自己潜意识的想法。此外，美术能实现幻想，促使情感流露，还可给予参与者各项感官刺激；同时，美术活动亦融合了社交元素，经常参加美术活动能减少冷漠及抑郁。研究表明，参与美术及手工艺活动能产生和增强自尊心，促进肌肉间的协调，增加动手能力，磨炼耐力，改善认知功能，促进创意表达，增加兴趣，增进交流，提高决断力及避免退化。

3. **日常生活活动能力训练** 日常生活活动是人在社会中必不可少的活动。日常生活活动能力对于保持自理能力非常重要。要对患者的能力进行全面的评价，确定患者不能独立完成那些动作，需要多少帮助，这种量化的评价是确定训练目标和训练计划的重要环节。

老年痴呆患者学习新知识较困难，同时伴有失用、失认、不能进行复杂的运动，因此早期以简单的日常生活习惯，明确顺序一项一项地反复进行，并予以适当的指导和帮助。在痴呆患者的康复护理中要细心照顾患者的日常生活起居，训练患者自己进餐、穿衣、洗漱、如厕等自理能力，应该让痴呆患者尽可能自己完成力所能及的家务劳动。这些训练可以每天重复几次，最好是集体性的并带有娱乐性的训练，可增加患者的乐趣。

随着痴呆的进展，主要采用代偿方法进行康复，维持日常生活功能的训练要有针对性，不要仅仅提供一般的帮助，因为痴呆患者难以理解和灵活应用复杂的技巧。例如，痴呆患者丧失用筷子吃饭的能力后，可以用勺子代替。训练痴呆患者保持用勺子吃饭的能力，训练的过程要从易到难，分步进行。先是训练痴呆患者用特制的大饭勺捞起大块的东西；训练完成后，再用普通的饭勺捞起大小适中的东西；训练熟练以后，再练习盛米饭；最后练习盛汤喝。衣服要宽松舒适，可以用粘扣代替纽扣，方便穿脱。鞋子可以选择没有鞋带的紧口鞋。如果有困难可以给予适当的提示或者帮助，提供的帮助尽量控制在最低水平。还可以采用行为矫正疗法，定时催促痴呆患者排便，可以有效减少尿便失禁。此外，如果进食、更衣、梳洗和修饰、如厕、家务劳动等项目难度较大，在功能难以改善时还要进行环境控制、改造，自助具的设计与制作等。

（四）行为与心理治疗

70%~90%的痴呆患者在其疾病的一定时间内至少一次会出现痴呆的行为和心理症状（BPSD），这些行为症状决定着患者及照料者的生活质量。行为治疗以强调靶行为症状作为治疗基础。其靶症状包括徘徊倾向、睡眠日夜颠倒、进食障碍等。主要是调整刺激与行为之间的关系，常用的做法为改变激发患者异常行为的刺激因素以及这种异常行为带来的后果。如对刺激因素和对应行为之间的连带关系以及整个过程中的相关因素行为细致的分析，尽量减少这类刺激因素，降低患者行为反应的发生频率，减轻其不良后果。如亮光疗法治疗睡眠与行为障碍，每天上午9~11时，采用3000~5000lx的全光谱荧光灯照射，灯距1m，持续4周，可提高警觉水平，减少白天睡眠时间，使夜间睡眠得以整合，减少引起的异常行为。常用的心理治疗包括支持性心理治疗、回忆治疗、确认治疗、扮演治疗、技能训练等。对于老年期痴呆患者，其心理治疗应着眼于现在，着眼于现实问题的解决，帮助患者适应目前的生活，并从中找到快乐，这就是老年期痴呆患者心理治疗的目标。

确认疗法是一种以痴呆患者的情感行为异常为中心的疗法。认为痴呆患者的异常行为有一定的意义或者功能，应尊重痴呆患者错误的情感反应和感觉，并通过逐渐诱导的方法加以摆脱。严重认知障碍痴呆患者，定向力丧失，自控能力下降，内心深处产生压抑的情感。如果这些情感得不到释放，就会产生挫折感，使自尊心和正常思维受到伤害。确认疗法强调，当痴呆患者压抑的情感释放时，用尊重的态度对待痴呆患者，通过语言和非语言的方法与痴呆患者沟通，进入痴呆患者想象的世界，弄清楚痴呆患者的主观世界。不要纠正痴呆患者对人物和事件的错误观点，让痴呆患者将这些情感充分释放出来。

语言确认疗法适用于具有语言沟通能力、多数情况下有定向力的痴呆患者。当他们反复诉说不真实的事情或者老是谴责别人时，这反映他们受到了挫折。他们用变换时间和对象的方式表达以前受到的压抑情感。

（五）环境治疗

环境改造也是代偿损失功能的一种方式，对于改善记忆障碍是有用处的。例如，给私人用品提供带有标签的容器分类放置。在痴呆患者的房间内放置醒目的日历和时钟，在房间门口放置醒目的标志，这样可以帮助痴呆患者保持定向力。另外电子装置在国外也有应用，发音的电子表、计时器可以帮助痴呆患者记住时间。居住环境要舒适，没有危险的物品。浴室可以专门改造，简单易用，要有防滑设计。室内保持适当的刺激，光线要柔和，尽量用自然光。播放痴呆患者喜欢的音乐，减少噪声，可以减少行为异常。多做户外活动，保持与大自然的接触。还可以采用宠物疗法，调动痴呆患者的积极性，减少退缩行为。

环境治疗主要是改造患者生活的环境，一方面，减少可能诱发患者不良情绪反应、异常行为或运用困难的环境设置或其他刺激因素，如某种颜色的物体、难以使用的工具等；持续的高温气候环境也可以明显诱发 BPSD 的发生。另一方面，则是增加有利于患者保持功能、诱发正性情感反应、加盖的电器插座、隐蔽的门锁、黑暗环境中的无阴影照明等。音乐治疗可播放能唤起患者愉快体验的熟悉的音乐、歌曲，亦可辅导患者以卡拉 OK 的方式哼唱青年时代喜好的歌曲，在患者的生活环境中播放舒缓的背景音乐来增加患者情绪稳定性。采用香味或光线治疗也可以有效降低 BPSD 激越行为的发生率。

（六）中医治疗

中医学对痴呆的认识见于健忘、眩晕、郁证、癫症、脑空虚、情志病等论述中。认为本病是人脑功能逐渐衰退的疾病，证候与脑主思维、记忆、感觉、五志等功能失调相关，表现为神机失调、智能衰退、行为异常，患者起病隐匿，渐行加重。本病病机为本虚标实，即脏腑气血虚损为本，痰瘀闭塞清窍为标，而气血失衡导致神明失用为重要病机。

1. 中药治疗　治则以补肾健脾，益气活血，填精益髓，化痰开窍为主，辨证用药。中药人参、刺五加、银杏、石杉等具有一定的益智和提高记忆的效果。

2. 针灸治疗

（1）针灸穴位常选用百会、风府、风池、神门、太溪、大钟、肾俞、内关、三阴交、足三里、丰隆，间使、大椎、人中等穴，一般强调辨证选穴。

（2）耳针取心、脑、皮质下及内分泌穴。

三、康复教育

1. 早发现、早预防、早治疗仍是防治老年性痴呆的关键。一旦明确老人具有痴呆的征兆或症状和体征，立即实施老年期痴呆的一级预防，给予患者调整饮食结构、改变生活方式、加强适度有规律的体育锻炼、进行良好的人际间交流等一系列健康教育措施，以期控制痴呆的进展。

2.老年性痴呆后期主要对患者进行必要的生活护理、支持治疗和对症治疗，满足其生存要求，力争全面改善相关症状，延缓病情的发展，提高其生活以及认知能力，最大限度地提升患者、家人和照料者的生活质量。

【复习思考题】

1.痴呆患者的临床特征是什么？

2.老年痴呆应从哪些方面进行评定？

3.老年痴呆患者其认知功能的康复训练方法有哪些？

扫一扫，知答案

扫一扫，看课件

颈椎病的康复

【学习目标】

1. 掌握颈椎病的定义、分型和临床特征。

2. 熟悉颈椎病的康复评定和康复治疗。

3. 了解颈椎病的病理。

【考纲摘要】

1. 颈椎病的定义和病因病理。

2. 颈椎病的临床表现和诊断。

3. 颈椎病的体征和分型。

4. 颈型颈椎病、神经根型颈椎病的临床处理。

项目一 概 述

一、定义

颈椎病（cervical spondylosis）是由于颈椎间盘退行性变以及由此继发的颈椎组织病理变化累及颈部肌肉和筋膜、颈神经根、颈部脊髓、椎动脉或交感神经等组织结构而引起的一系列临床症状和体征。

二、流行病学

本病是一种常见病与多发病，40~60岁为高发年龄，近年来颈椎病患病率呈现年轻化趋势，特别是经常使用电脑和手机者，肩背肌肉长时间处于紧张状态，易引起肩背痛、眩晕等各类颈椎综合征，影响人群范围较广，发病率升高。

三、病因及发病机制

颈椎病的致病因素可分为内因、外因。内因有颈部先天性骨关节结构畸形、椎管狭窄、颈椎骨关节的退行性变、椎间盘突出、关节囊松弛、韧带肥厚和骨化等。外因有颈部急慢性损伤、风寒侵袭、环境潮湿、姿势不良及不适当的治疗、锻炼等。

（一）颈椎间盘退变或突出

颈椎位于胸椎和头颅之间，在承重的情况下既要经常活动，又需要保持头部的平衡，容易产生劳损。颈椎间盘的生理性退变是本病的内因。人在 20 岁左右时，椎间盘发育成熟，髓核中含水量多，弹性好。一般在 25 岁以后颈椎间盘开始退变，髓核含水量逐渐下降，纤维环的纤维变粗变脆，很容易造成损伤或裂隙，髓核易由此突出。

（二）颈椎失稳、椎关节错位

由于髓核逐渐脱水，纤维环的纤维化，椎间盘体积缩小，椎间隙变窄，使椎间孔或椎管变形变窄，横突孔排列变形，脊柱稳定性下降，常引起小关节错位，导致落枕等颈背部不适。

（三）骨质增生

由于后关节囊松弛，关节腔减小，关节面易磨损而发生增生；钩椎关节面也因间隙小而磨损，可使关节突增生；前纵韧带、后纵韧带的松弛，椎体稳定性下降，促使椎体发生代偿性增生；髓核含水量减少，椎间盘厚度下降，椎间孔上下径变窄，使各增生部位更易压迫血管、神经而发病。

（四）椎动脉受压

颈椎节段性不稳定存在时，往往因头颈位置偶然变动而引起椎间关节错位，使椎管矢状径及椎间孔变狭窄，也可能加重压迫程度，刺激交感神经或椎动脉。

（五）颈椎先天畸形

如先天椎体融合、先天性椎管狭窄也易造成椎间盘、韧带、后关节囊等组织不同程度的损伤，从而使颈椎稳定性下降，增生及突出的椎间盘组织可以压迫硬脊膜、神经根、脊髓、椎动脉及其伴行的交感神经，产生相关的临床症状。

四、临床分型与特征

根据受累组织和结构与临床表现的不同，颈椎病分为软组织型、神经根型、脊髓型、椎动脉型、交感神经型及混合型。

（一）软组织型颈椎病

软组织型颈椎病多见于 30~40 岁人群，为颈椎病早期型。在颈部肌肉、韧带、关节囊急慢性损伤，椎间盘退化变性，椎体移位、小关节错位的基础上，机体受风寒侵袭、感冒、疲劳、睡眠姿势不当或枕头高度不适宜，使颈椎过伸或过屈，颈项部某些肌肉、韧带、神经受到牵张或压迫所致。多在夜间或晨起时发病，有自然缓解和反复发作的特点。

1. **症状** 主要表现为颈项强直、疼痛，肩背发板沉重，颈部活动受限或呈强迫体位。

2. **体征** 颈椎活动受限，颈椎旁肌、T_1~T_7椎旁或斜方肌、胸锁乳突肌压痛，冈上肌、冈下肌也可有压痛。X 线片一般无异常。

（二）神经根型颈椎病

神经根型颈椎病为最常见的类型，占颈椎病的 60% ~70%。是由于椎间盘突出、小骨关节移位、骨质增生或骨赘形成等原因在椎间孔处刺激和压迫颈神经根，使神经根发生水肿、炎症、粘连而引起的一系列临床表现。好发于 C_{5-6} 和 C_{6-7} 间隙。

1. **症状** 一侧或两侧头枕、颈肩部疼痛、麻木，颈僵不适，活动受限，并可出现沿神经走向的放射痛和麻木，患侧上肢沉重、酸软无力，颈部因活动、咳嗽、喷嚏、用力及深呼吸等症状明显。

2. **体征** 查体可见患侧颈部肌肉紧张，棘突、棘突旁、肩胛骨内侧缘以及受累神经根所支配的肌肉压痛。如果 C_5 神经根受累时，前臂外侧痛觉减退，三角肌肌力减弱；C_6 神经根受累时拇指痛觉减退，肱二头肌肌力减弱，肱二头肌反射减弱或消失；C_7 或 C_8 神经根受累时，中指、小指痛觉减退，肱三头肌肌力减弱，握力差，手内在肌萎缩，肱三头肌反射消失。椎间孔挤压试验及臂丛神经牵拉试验（＋）。

X 线检查可出现颈椎生理曲度异常，椎间孔狭窄，椎体前后缘骨质增生，钩椎关节增生，前纵韧带、项韧带钙化等。CT、MRI 显示椎间盘突出、椎管和神经根管狭窄、脊神经受压。

（三）脊髓型颈椎病

该型较少见，占颈椎病的 10% ~15%。主要由于脊髓受到压迫或刺激而出现感觉、运动和反射障碍，特别是出现双下肢的肌力减弱。由于颈椎盘病变、颈椎椎体后缘骨质增生、发育性椎管狭窄、黄韧带肥厚或后纵韧带的钙化压迫硬膜囊和脊髓，而产生相应症状，是颈椎病中最重的类型，症状复杂，早期不易发现，易误诊，致残率高。

1. **症状**

（1）下肢无力 双腿发紧、抬步沉重感，渐而出现跛行、易跪倒、步态笨拙等。

（2）肢体麻木 主要由于脊髓丘脑束受累所致。出现一侧或双侧上肢麻木、疼痛，双手无力、不灵活，写字、系扣、持筷等精细动作难以完成，持物易落。躯干部出现感觉异常，在胸部、腹部或双下肢有捆绑感，称为"束带感"。同时，下肢可有烧灼感、冰凉感。

（3）膀胱和直肠功能障碍 如排尿无力、尿频、尿急、尿失禁或尿潴留等排尿障碍，大便秘结。严重时可见大小便失控，甚至可发生瘫痪。

2. 体征 上肢或躯干出现节段性分布的浅感觉障碍区，肌力下降，双手握力下降。四肢肌张力增高，可有折刀感。病理反射阳性。X 线检查可见椎管有效矢状径减小、椎体后缘明显骨赘形成、后纵韧带骨化等征象；MRI 显示颈椎曲度异常，椎体后缘增生，椎间盘突出、膨出或脱出，硬膜囊或脊髓受压变形。

（四）椎动脉型颈椎病

该型是由于椎动脉遭受刺激或压迫，而导致椎 – 基底动脉供血不全为主要特征的症候群。当颈椎出现节段性不稳定和椎间隙狭窄时，椎体边缘和钩椎关节等处的骨赘可以造成椎动脉扭曲、挤压，刺激压迫椎动脉使之痉挛、狭窄，而出现椎 – 基底动脉供血不足症状。

1. 症状

（1）发作性眩晕 症状的出现与颈部位置改变有关。有时伴随恶心、呕吐、耳鸣或听力下降。

（2）猝倒 常因头颈部突然旋转而诱发，下肢突然无力，猝倒，但是意识清醒，多在头颈处于某一位置时发生。

（3）偏头痛 以颞部为剧，多呈跳痛或刺痛，一般为单侧。

2. 体征 患者头部转向健侧时头晕或耳鸣加重，严重者可出现猝倒。椎动脉扭曲试验（＋），低头、仰头试验（＋）。X 线片可见钩椎关节增生、椎间孔狭小。MRI、椎动脉造影可见椎动脉弯曲、变细、受压。

（五）交感神经型颈椎病

该型约占 10%。是由于椎间盘退变或外力作用导致颈椎出现节段性不稳定，从而对颈部的交感神经节以及颈椎周围的交感神经末梢造成刺激，产生交感神经功能紊乱。该型涉及多系统、多器官，多数表现为交感神经兴奋症状，少数为交感神经抑制症状。由于椎动脉表面富含交感神经纤维，当交感神经功能紊乱时常常累及椎动脉，导致椎动脉的舒缩功能异常，因此交感神经型颈椎病在出现全身多个系统症状的同时，常常伴有椎 – 基底动脉系统供血不足的表现。

1. 交感神经兴奋症状

（1）头部症状 如头晕、头痛、头沉、睡眠欠佳、记忆力减退、注意力不易集中等。

（2）眼部症状 眼球胀痛，鼓出或凹陷感，干涩、视物不清、眼睑下垂等症状。

（3）耳鼻部症状 耳鸣、听力下降，鼻塞、咽部异物感、口干、声带疲劳等。

（4）胃肠道症状 恶心、呕吐、腹胀、腹泻、消化不良、嗳气以及咽部异物感等。

（5）心脏症状 心悸、胸闷、心前区疼痛、心率变化、心律失常等。

（6）周围血管症状 肢体发凉怕冷，多汗或肢体怕热，血压增高等症状。

2. 交感神经抑制症状 头昏眼花、眼睑下垂、流泪、鼻塞、心动过缓、血压偏低、胃

肠蠕动增加或嗳气等。

3. 体征 颈部活动多正常，颈椎棘突间或椎旁小关节周围的软组织压痛，有时可伴有心率过速、过缓，血压高低不稳，压顶试验、低头和仰头试验可诱发症状出现或加重。X线片显示颈椎退行性改变。

（六）混合型颈椎病

两型或两型以上的症状和体征混合存在，而以某一类型症状为主要表现。病变范围不同，其临床表现也各异。

📚 案例导入

　　患者，男，45岁，办公室职员，以"反复颈项酸痛2年，症状加剧伴左上肢放射痛7天"为主诉就诊。患者7天前于空调低温环境下熬夜加班后出现上述症状，同时伴头痛、头晕。体征：颈椎生理曲度变直，双侧颈肩部肌肉紧张，颈椎活动度受限，C_5、C_6棘突左旁压痛明显，压顶试验（＋），左侧椎间孔挤压试验及臂丛神经牵拉试验（＋），双上肢腱反射对称存在，霍氏征（－）。辅助检查：X片见颈椎生理曲度变直，$C_5 \sim C_6$椎间隙狭窄，呈退行性病变。

　　请写出对该患者的具体康复治疗方法。

项目二　康复评定

一、颈椎活动度评定

1. 屈曲 嘱患者在尽可能的情况下屈头至前胸部。在颈椎主动屈曲时，下颌与前胸间有两个手指宽的距离属于正常。正常范围0°~60°。

2. 伸展 嘱患者在尽可能的情况下向上看。在颈椎主动伸直过程中，患者应能在感觉很舒服的情况下看到天花板。伸展使关节突关节间隙及椎间孔截面积减小，如果存在关节突关节固定或关节囊刺激，则会引发局限性疼痛。正常范围0°~50°。

3. 侧屈 嘱患者使耳朵尽可能地向肩部靠。正常侧屈范围0°~45°，即头与肩成角的一半。颈部侧屈受限则提示关节囊纤维化或退变性关节病。侧屈时同侧疼痛通常提示关节疾患，对侧疼痛或紧张通常提示肌肉损伤或肌张力增加。若有神经根刺激，侧屈可引发臂或手相应皮节的剧痛、麻木或麻刺感。

4. 旋转　嘱患者在尽可能舒服的情况下向一侧转头，然后再向另一侧转头。旋转的范围约 70°。局限性剧痛提示关节突综合征或关节囊受刺激，疼痛弥散提示软组织受刺激或炎症。

二、日常生活活动能力评定

颈椎病患者因复杂多样的临床症状包括四肢、躯干和头颈部不适等而使日常生活和工作受到极大影响，甚至梳头、穿衣、提物、个人卫生、站立行走等基本日常活动明显受限。常用的有 Barthel 指数评价法和 FIM 评价法，对患者进行吃穿住行基本生活能力和购物、上街、乘车等进行 ADL 评价。

三、脊髓型颈椎病的功能评定

可采用日本骨科学会对颈椎病脊髓功能评分方法，见表 9-1。

表 9-1　颈椎病脊髓功能评分法

项目	功能状态	评分
上肢功能（16分） 左右侧分别评分，每侧 8 分	无使用功能	0
	勉强握住食物进食，不能系扣、写字	2
	能持勺进餐，勉强系扣，写字扭曲	4
	能持筷进餐，能系扣，但不灵活	6
	基本正常	8
下肢功能（12分），左右不分	不能端坐、站立	0
	能端坐，但不能站立	2
	能站立，但不能行走	4
	拄双拐或需人费力搀扶勉强行走	6
	拄单拐或扶梯勉强行走	8
	能独立行走，跛行步态	10
	基本正常	12
括约肌功能（6分）	尿潴留或大小便失禁	0
	大小便困难或其他障碍	3
	基本正常	6
四肢感觉（4分） 上下肢分别评分	麻、痛、紧、沉或痛觉减退	0
	基本正常	2
束带感觉（躯干，2分）	有束带感	0
	基本正常	2

我国的 40 分评分法：一级为 0~10 分，完全不能实现日常生活活动；二级为 11~20

分，基本不能实现日常生活活动；三级为 21~30 分，部分实现日常生活活动；四级为 31~40 分，基本实现日常生活活动。

四、疼痛的评定

疼痛是最常见的症状，颈肩及上肢均可能出现疼痛、酸胀、麻木，程度及持续时间不尽相同，可坐卧不安，日夜均痛，并有可能引起其他许多问题，常常有劳累、受凉、受伤、姿势不当等诱因。疼痛的部位与病变的类型和部位有关，神经根受到压迫或刺激时，疼痛可放射到患侧上肢及手部。若头半棘肌痉挛，可刺激枕大神经，引起偏头痛，常用的疼痛评定方法有：①视觉模拟评分法（VAS）；②数字疼痛评分法；③口述分级评分法；④麦吉尔（McGill）疼痛调查表。

五、感觉的评定

表现有颈、肩、背、上肢疼痛，皮肤麻木、蚁走感、触电样感觉，手指发热、发冷，躯干部紧束感等。

六、反射评定

对脊髓型颈椎病的诊断有重要价值。表现有肱二头肌反射、肱三头肌反射和桡反射、膝反射和跟腱反射早期活跃，后期减弱和消失；病理反射阳性，以 Hoffman 反射阳性率为高，其次是髌、踝阵挛及 Babinski 征。浅反射如腹壁反射、提睾反射、肛门反射减弱或消失。

七、影像学的评定

（一）X 线平片检查

为诊断颈椎病重要依据。可拍摄正位、侧位、双斜位、侧位过屈、侧位过伸等 X 线平片，X 线平片可观察到颈椎生理曲度异常，表现为生理曲线变直、反张、发育畸形等改变；前纵韧带、后纵韧带钙化；锥体前后缘骨质增生，椎间隙狭窄，椎体移位；钩椎关节增生，椎管狭窄，椎间孔变小，小关节骨质增生等。

（二）CT 检查

通常临床症状结合 X 线片的基础上选择此类检查。重点了解椎间盘突出、后纵韧带钙化、椎管狭窄、神经管狭窄、横突孔大小等。

（三）MRI 检查

了解椎间盘突出程度（膨出、突出、脱出）、硬膜囊和脊髓受压情况，髓内有无缺血和水肿的病灶，脑脊液是否中断，有无神经根受压，黄韧带肥厚，椎管狭窄等。对脊髓型颈椎病的诊断有重要价值。

八、特殊体征的评定

（一）压顶试验

患者坐位，全身放松，检查者站在患者身后，双手重叠放在患者头顶，向下按压患者头顶，若患者出现一侧或双侧手臂痛、麻则为阳性，说明神经根受压。

（二）臂丛神经牵拉试验

患者坐位，检查者一手抵于患侧颞顶侧，将患者头推向健侧，一手握住患侧手腕，向相反方向牵拉，如患肢出现疼痛或麻木感为阳性，提示臂丛神经受压。

（三）低头旋颈试验

患者坐位、头颈放松，检查者站其身后，双手将其头部后仰并向左或右旋转后停约15秒，如出现头晕、恶心等症状为阳性，提示椎动脉受压。

（四）低头试验

患者站立，双手自然下垂，双足并拢，低头看自己足尖1分钟。如出现头痛、手麻、头晕、耳鸣、下肢无力、出汗等症状为阳性。说明有神经受压或椎－基底动脉供血不足和交感神经受刺激症状。

（五）仰头试验

患者站立，头后仰，看屋顶1分钟，出现低头试验的各种症状者为阳性。

九、心理学评定

由于颈椎病病程长，加上各种功能障碍影响患者日常生活和工作，尽管临床症状可以通过治疗得以缓解或解除，但病理基础始终存在，因此症状可能时发时止，时轻时重，使部分患者可能出现悲观、恐惧和焦虑的心理问题，可以通过对患者疼痛的程度、情绪反应进行评定，了解患者的心理特征及有无颈椎病诱发因素存在。

项目三　康复治疗

一、康复治疗目标与原则

（一）康复治疗目标

1.去除对颈神经根、硬膜囊、椎动脉和交感神经的受压与刺激症状。

2.解除神经根的粘连与水肿，缓解颈、肩、臂肌痉挛。

3.治疗软组织劳损，恢复颈椎稳定性。

4. 加强颈肌锻炼，增强颈部肌肉力量，恢复颈部活动能力。

5. 避免诱发颈椎病的因素，预防复发。

（二）康复治疗原则

1. **非手术治疗**　多选用牵引、按摩、理疗、针灸等疗法。

2. **手术治疗**　经非手术治疗无效者可考虑手术治疗，如有较严重的脊髓受压症状，影响生活与工作者，术后尽早康复锻炼。

二、康复治疗方法

目前，国内外治疗颈椎病的方法很多，可分为非手术疗法和手术疗法两大类。我国多采用中西医综合疗法治疗颈椎病，包括围领及颈托、药物疗法、注射疗法、颈椎牵引、理疗、运动疗法以及针灸、推拿等。大多数患者通过非手术疗法可获得较好的疗效。只有极少数病例，神经、血管、脊髓受压症状进行性加重或反复发作，严重影响工作和生活，才需手术治疗，术后也应尽早开始康复治疗。

（一）休息与制动

1. **休息**　是颈椎间盘疾病治疗的基础，对急性椎间盘突出，休息可促使软组织损伤修复；对慢性椎间盘病变，可减轻炎症反应。

颈椎制动可以解除颈部肌肉痉挛，缓解疼痛；减少突出的椎间盘或骨赘对脊髓、神经根及椎动脉刺激；颈椎术后制动是为了使手术部位获得外在稳定，有利于手术创伤的早日康复。

2. **围领及颈托**　围领和颈托可起到制动和保护颈椎，减少对神经根的刺激，减轻椎间关节创伤性反应，并有利于组织水肿的消退和巩固疗效，防止复发的作用。围领和颈托可应用于各型颈椎病患者，对急性发作期患者，尤其对颈椎间盘突出症，交感神经型及椎动脉型颈椎病的患者更为合适。但长期应用颈托和围领可引起颈背部肌肉萎缩，关节僵硬，非但无益，反而有害，所以穿戴时间不可过久，且在应用期间要经常进行医疗体育锻炼。在症状减轻时要及时除去围领和颈托，并加强肌肉锻炼。

（二）药物治疗

药物在颈椎病治疗中可以起到辅助的对症治疗作用，常用的药物有非甾体类消炎止痛药、扩张血管药物、营养和调节神经系统的药物、解痉类药物、中成药、外用药等。

（三）注射治疗

1. **局部痛点封闭**　常用药有醋酸泼尼松龙、醋酸可的松、利多卡因等，在患处找出压痛敏感点，行痛点注射，每隔 5~7 日治疗 1 次，3~5 次为一个疗程。一般一个疗程后症状基本消失，功能有所改善。

2. **颈段硬膜外腔封闭疗法**　适用于神经根型、交感神经型颈椎病。采用低浓度的局麻药加皮质激素，阻断感觉神经及交感神经在椎管内的刺激点，也可抑制椎间关节的创伤应激。常用氢化可的松、地塞米松、醋酸泼尼松龙、普鲁卡因、利多卡因等，一般为每周 1 次，2~3 次为一个疗程。

（四）颈椎牵引治疗

颈椎牵引疗法对颈椎病是较为有效且应用广泛的一种治疗方法，必须掌握牵引力的方向、重量和牵引时间三大要素，以保证牵引的最佳治疗效果。此疗法一般适用于各型颈椎病，对早期病例更为有效。对病程较久的脊髓型颈椎病进行颈椎牵引，有时可使症状加重，故较少应用。

颈椎牵引通常采用枕颌布带牵引法。通过枕颌牵引力进行牵引，患者可以坐位或卧位，衣领松开，自然放松。操作者将牵引带的长带托于下颌，短带托于枕部，调整牵引带的松紧，用尼龙搭扣固定，通过重锤、杠杆、滑轮、电动机等装置牵拉。颈椎牵引的角度、时间及牵引重量是决定牵引效果的三个重要因素。

1. **牵引角度**　当牵引力向前倾斜一个小角度时，牵引力与颈椎的横截面垂直，能均匀加宽前后椎间隙，致使椎间孔与椎管均匀扩大，以减轻或消除颈肩部疼痛。前倾 $8°$ ~$10°$ 的牵引力，对牵离被嵌顿的小关节也有作用，并使扭曲于横突孔中的椎动脉得以伸展，改善头部的缺血状况，使头晕、头痛得以减轻或消失。观察表明，最大牵引力作用的位置与牵引的角度有关。牵引角度小时，牵引力作用于颈椎上段，牵引角度增大时，牵引力位置逐渐下移，因此可根据 X 线片确定的病变部位来选择牵引的角度。一般来说，C_1~C_4 的病变或脊髓型早期，头部保持中立位牵引；C_5~C_6 的病变，牵引时颈部前屈 $15°$；C_6~C_7 的病变，颈部前屈 $20°$；C_7~T_1 的病变，颈部前屈 $25°$。

2. **牵引重量**　牵引重量与患者的年龄、身体状况、牵引时间、牵引方式等不同有很大的关系，一般以 6~15kg 为宜。治疗重量可从 6kg 开始，待患者适应后，逐渐增加至 12~15kg，不超过体重的 1/4，以此重量为治疗量维持，通常应以能取得疗效又能为患者所易于耐受为度。牵引重量大会引起颞颌关节痛、牙痛、颈部或患侧上肢酸胀或疼痛等不适，这是局部组织或神经根受到牵拉刺激的反应，应调整牵引参数或停止牵引治疗。牵引重量增加过快过大亦有可能造成肌肉、韧带、关节囊等软组织损伤。

3. **牵引时间**　相对于椎间盘和韧带，椎体为刚性物体，在受到应力作用时，几乎不产生应变，而椎间盘属于黏弹性物质，所以牵引时主要是椎间盘和韧带发生蠕变。根据蠕变方程拟合曲线和实际测量的结果，在蠕变曲线最初的 10~20 分钟内，椎间盘的应变随时间上升得较快，然后逐渐减慢，50 分钟后，即使时间再延长，应变也不增加。说明颈椎牵引时间以 10~30 分钟较合适。一般持续牵引的牵引时间为 20~30 分钟；间歇牵引包括牵引和放松时间，牵引时间 10~60 秒，放松时间 5~20 秒，总时间为 25 分钟。1 次 / 天，10 次为一疗程，直至症状消失，一般需 4~6 周。

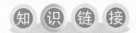

颈椎牵引的作用机制是：①限制颈椎活动，调整和恢复已被破坏的椎管内外平衡，消除刺激症状，恢复颈椎正常功能。②解除颈部肌肉痉挛，从而减少对椎间盘的压力。③增大椎间隙和椎间孔，减轻神经根所受的刺激和压迫，松解神经根和周围组织的粘连。④缓解椎间盘组织向周缘的外突压力，有利于外突组织的复位。牵引力使得后纵韧带紧张，有利于突出物回纳。⑤使扭曲于横突孔间的椎动脉得以伸张，改善脑部血供。⑥牵引被嵌顿的小关节滑膜，调整错位关节和椎体的滑脱，改善颈椎的曲度。

（五）理疗

物理治疗可以消除神经根及周围软组织的炎症、水肿，改善脊髓、神经根及颈部的血液供应和营养状态，缓解颈部肌肉痉挛，延缓或减轻椎间关节、关节囊、韧带的钙化和骨化过程，增强肌肉张力，改善小关节功能，改善全身钙磷代谢及自主神经系统功能。

常用的方法有直流电离子导入疗法、低中频电疗、高频电疗、石蜡疗法、磁疗、超声波疗法、光疗、水疗、泥疗等。

（六）运动疗法

对各型颈椎病症状缓解期或术后均可应用，颈椎周围关节囊、韧带、肌肉等组织也可因炎性反应、缺少活动等原因发生粘连、僵硬，因而应鼓励患者积极进行功能锻炼。运动疗法可增强颈与肩胛带肌肉的肌力，保持颈椎的稳定，改善颈椎各关节功能，防止颈部僵硬，矫正不良体姿或脊柱畸形，促进机体的适应代偿能力，防止肌肉萎缩，恢复功能，巩固疗效，减少复发。可以采用医疗体操的方式，如颈功操。练习时，临床症状如果被诱发或加重者，则应暂停练习。

三、康复教育

1. 避免颈部过度负荷　避免头颈长时间处于某一固定姿势，1小时左右要变换位置，并进行头颈的多方向活动。

2. 保护颈部免受外力伤害　乘车外出应系好安全带，并避免在车上睡觉，以免急刹车时因颈部肌肉松弛而损伤颈椎。

3. 注意颈部的保暖　避免寒冷、受凉。冬季可用围领或围巾保护，夏天注意避免风扇、空调直接吹向颈部，出汗后不要直接吹冷风。

4. 合适的枕头高度　选择符合颈椎生理曲度的、合适的枕头高度，能防止颈椎病的发生与发展。

5.纠正不良姿势　在日常生活和工作中，注意保持良好姿势和习惯，避免在床上屈颈看书、看电视时间过长。坚持正确的功能训练，防止病情复发。

【复习思考题】

1.颈椎病的康复评定内容有哪些?

2.简述颈椎病的康复治疗措施。

3.简述颈椎病的临床分型。

扫一扫，知答案

扫一扫，看课件

肩周炎的康复

【学习目标】
1. 掌握肩关节周围炎的定义、临床特征及分期。
2. 熟悉肩关节周围炎的康复评定和康复治疗。
3. 了解肩关节周围炎的流行病学。

【考试大纲】

肩关节周围炎的治疗目的及其物理治疗。

项目一 概 述

一、定义

肩关节周围炎，简称肩周炎（scapulohumeral periarthritis），中医又名冻结肩、漏肩风或五十肩等，是肩关节周围肌肉、肌腱、滑膜及关节囊等病变而引起的肩关节疼痛和运动功能障碍症候群。

二、流行病学

本病多见于 50 岁左右人群，与退行性病变有明显关系，女性发病率高于男性，多见于体力劳动者。一部分患者有自愈趋势，仅遗留有轻度功能障碍，大部分患者如得不到有效的治疗，有可能严重影响肩关节的功能活动。

三、病因及发病机制

（一）肩关节伤后制动

制动一般发生在外伤或手术以后，如肩部挫伤、肱骨外科颈骨折、肩关节脱位等损伤，前臂或腕部骨折后应用颈腕悬吊带，或是胸部石膏固定等，由于局部炎性渗出、疼痛及肌肉痉挛，导致肩关节囊和周围软组织粘连，造成肩周炎。此外，心脏手术、胸外科手术、女性乳腺癌切除术，有时甚至肝胆外科手术也可引起同侧肩关节的肩周炎，可能与术后疼痛、肩部活动减少有关。

（二）肩关节内在病变

最常见导致肩周炎的软组织退行性疾病有肌腱炎和腱鞘炎，其次是肩部撞击综合征和肩峰下损害，这些慢性炎症和损伤可进一步波及关节囊和周围的软组织，引起肌腱、肩袖、滑囊、关节囊的损害、粘连、挛缩等病理改变而导致肩周炎。

（三）肩关节邻近部位的疾病

常见的邻近部位病变为颈椎疾患。可能是由于颈部脊神经根受刺激后肩臂部疼痛或肌肉痉挛造成肩部活动减少，或颈椎疾患的患者神经系统功能失调，特别是自主神经受累所造成。

（四）神经系统疾病引发

脑血管疾病、脑外伤等所致的偏瘫患者发生肩周炎的概率较高。这可能与运动减少造成局部血液循环不良，淋巴回流受阻，炎性渗出淤积，日久粘连形成有关。

（五）长期不良姿势

相当多的肩周炎发生于手工作业、伏案久坐等具有不良姿势的职业。这可能由于长期的不良姿势或姿势失调造成了肩胛骨的倾斜，肩峰和肱骨也因不正常的应力而发生位置改变，逐渐形成肩袖损伤，潜在地导致肩周炎。

四、临床特征与分期

（一）临床特征

1.肩部疼痛　疼痛是肩周炎最突出的症状。初始疼痛症状往往较轻，且呈阵发性，常因天气变化或劳累而引发。随时间的推移，逐渐发展为持续性疼痛，尤其是在肩关节内旋、后伸、上举、外展等运动时更为明显，严重者夜不能寐，不能向患侧卧位。肩周炎的疼痛部位一般局限于三角肌及邻近区域，若疼痛诱发了肌肉痉挛，疼痛范围较为广泛。

2.肩关节活动受限　肩关节的活动受限一般发生在疼痛症状明显后的3~4周，早期的肩关节活动受限则是由于关节囊、韧带等软组织的粘连、挛缩等因素，肩关节明显僵硬，并呈全方位的关节功能活动受限。随着病程发展，疼痛逐渐减轻，关节活动受限的程度却越来越重。肩关节活动受限一般以外展和内、外旋活动受限较为明显，而且出现较早，一旦关节囊粘连挛缩，患侧肩关节外展时可出现典型的"抗肩"现象，即在胸背活动时，由肩胛骨产生代偿，扩大肩关节外展的程度，这样往往容易掩盖部分症状。发生"抗肩"现象时，患者穿衣、插手、摸兜、梳头、摸背、擦肛、晾晒衣物等日常生活都会发生困难，严重时，甚至会累及肘关节，屈肘时手不能摸背。伴随着疼痛和肩关节活动障碍，患者可以在晚期出现三角肌等肩部肌肉不同程度的萎缩现象。

3. 肩部怕冷　　患肩怕冷，使得不少患者终年用棉垫包肩，即使在暑天，肩部也不敢吹风。

4. 肌肉痉挛与萎缩　　三角肌、冈上肌等肩周围肌肉早期可出现痉挛，晚期可发生失用性肌萎缩，出现肩峰突起、上举不便、后伸不利等典型症状，此时疼痛症状反而减轻。

（二）临床分期

肩周炎的发生与发展大致可分为3期，即急性期、慢性期、恢复期。各期之间无明显界限，病程长短不一，因人而异，差别很大。

1. 急性期　　是肩周炎的早期，通常为2~4周。肩部疼痛，疼痛多局限于肩关节的前外侧，常涉及肩胛区、上臂或前臂。活动时，如穿上衣时耸肩或肩内旋时疼痛加重，不能梳头洗脸，患侧手不能摸到脊背，以后肩痛加重，尤以夜间为甚，患者不敢患侧卧位。

2. 慢性期　　肩痛逐渐减轻或消失，但肩关节挛缩僵硬逐渐加重，呈冻结状态，肩关节的各方向活动均比正常减少，梳头、穿衣、举臂、向后系带均感困难。病程长者肩部可出现轻度肌肉萎缩，压痛轻微或无压痛，这一阶段持续时间较长，数周或数月。

3. 恢复期　　肩痛基本消失，肩关节慢慢松弛，关节活动也逐渐增加，外旋活动首先恢复，随之为外展和内旋活动恢复。恢复期的长短与急性期、慢性期的时间有关。整个病程短者1~2个月，长者可达数年。

（三）体征

1. 压痛点　　检查可见冈上肌腱、肱二头肌长、短头肌腱及三角肌前、后缘有明显压痛。

2. 肩关节活动功能障碍　　肩周炎患者常因肩部疼痛、肌肉痉挛、关节囊和肩部其他软组织的挛缩及粘连而直接导致肩关节活动受限。表现为前屈、后伸、外展、内旋、外旋等活动范围减少。

3. 肩周肌肉萎缩　　尤以肱二头肌、三角肌等失用性萎缩为明显，肌力下降。X线平片多无明显改变。年龄较大或病程较长者，X线平片可见肩部骨质疏松，或冈上肌腱、肩峰下滑囊钙化症。

📖 案例导入

　　患者，男，51岁，教师，以"右肩部疼痛，手臂抬起困难2周，夜间加重，难以睡眠"为主诉就诊。体检右肩关节前屈、后伸、外展、外旋活动范围减小，肩部肌肉压痛明显。辅助检查：X线片见右肩关节骨质疏松，冈上肌腱、肩峰下滑囊钙化。

请写出对该患者的具体康复治疗方法。

项目二　康复评定

一、肩关节活动度评定

用测角器测量肩关节活动度，肩周炎患者患肩关节外展上举、前屈上举、后伸及内旋等活动范围均小于正常范围，应与健侧进行对照性测量。

二、疼痛和压痛点的评定

根据疼痛程度的描述（如轻度、中度、重度）来测量，或通过视觉模拟量表（VAS）来测量。多数患者在肩关节周围可触到明显的压痛点，压痛点多在肱二头肌长头肌腱沟、肩峰下滑囊、喙突、冈上肌附着点等处，尤以肱二头肌长头肌腱沟为甚。少数呈肩周软组织广泛性压痛，无压痛点者少见。

三、日常生活活动能力（ADL）评定

患臂需进行 ADL 能力评定，如患者有穿脱上衣困难，应了解其受限程度；询问如厕、洗漱、梳头、刷牙、洗澡等受限的程度；了解从事家务劳动如洗衣、切菜、做饭等受限情况。

四、肩关节功能评定

（一）Constant-Murley 肩关节评定

包括疼痛（15分）、日常生活活动（20分）、关节活动度（40分）和肌力（25分）4个部分，共100分。其中35分来自患者主观感觉，65分为医生的客观检查（表10-1）。

表 10-1　Constant-Murley 肩关节评定

Ⅰ.疼痛（最高15分）	评分
无疼痛	15
轻度痛	10
中度痛	5
严重痛	0
Ⅱ.ADL（最高20分）	

i. 日常生活活动的水平	
全日工作	4
正常的娱乐和体育活动	3
不影响睡眠	2
ii. 手的位置	
上抬到腰部	2
上抬到剑突	4
上举到颈部	6
上举到头顶部	8
举过头顶部	10
Ⅲ.ROM	
活动分别按下列标准评分（每种活动最高10分，4项最高40分）	
i. 前屈、后伸、外展、内收4种	
0°~30°	0
31°~60°	2
61°~90°	4
91°~120°	6
121°~150°	8
151°~180°	10
ii. 外旋（最高10分）	
手放在头后肘部保持向前	2
手放在头后肘部保持向后	2
手放在头顶肘部保持向前	2
手放在头顶肘部保持向后	2
手放在头顶再充分向上伸直上肢	2
iii. 内旋（最高10分）	
手背可达大腿外侧	0
手背可达臀部	2
手背可达腰骶部	4
手背可达腰部（L_3水平）	6
手背可达T_{12}椎体水平	8
手背可达肩胛下角水平（T_7水平）	10
Ⅳ.肌力（最高25分）	
MMT 0级	0
Ⅰ	5
Ⅱ	10
Ⅲ	15
Ⅳ	20
Ⅴ	25

（二）肩关节疾患治疗成绩评定标准

肩关节疾患治疗成绩评定标准，见表10-2。

表10-2　JOA肩关节疾患治疗成绩评定标准

指标	分数	得分
Ⅰ.疼痛（30分）		
1.无	30	
2.压痛或仅在运动或重体力劳动时出现疼痛	25	
3.日常生活轻微疼痛	20	
4.中等程度可以忍受的疼痛（使用镇痛剂、有时夜间疼痛）	10	
5.高度疼痛（活动受限，夜间经常痛）	5	
6.疼痛而完全不能活动	0	
Ⅱ.功能（20分）		
1.综合功能（10分）		
（1）外展肌力的强度		
正常	5	
优	4	
良	3	
可	2	
差	1	
零	0	
（2）耐久力（在肘伸展位举起1 kg哑铃保持水平的时间）		
10s以上	5	
3s以上	3	
2s以上	1	
不能	0	
2.日常生活活动（10分）		
（1）梳头	1	
（2）系带子	1	
（3）用手摸嘴	1	
（4）睡眠时压着患处	1	
（5）取上衣侧面口袋的东西	1	
（6）用手摸对侧眼	1	
（7）能关或拉开门	1	
（8）用手取头上的东西	1	
（9）能大小便	1	
（10）能穿上衣	1	

指标	分数	得分
如果有其他不能做的动作各减1分		
Ⅲ.活动度（主动运动，坐位进行）30分		
1.上举（15分）		
150° 以上	15	
120° 以上	12	
90° 以上	9	
60° 以上	6	
30° 以上	3	
0°	0	
2.外旋（9分）		
60° 以上	9	
30° 以上	6	
0° 以上	3	
–20° 以上	1	
–20° 以下	0	
3.内旋（6分）		
T_{12} 以上	6	
L_5 以上	4	
臀部	2	
臀部以下	0	
Ⅳ.X线评价（5分）		
1.正常	5	
2.中度变化或半脱位	3	
3.重度变化或脱位	1	
Ⅴ.关节稳定性（15分）		
1.正常	15	
2.轻度不稳定或有要脱臼的不稳定感	10	
3.重度不稳定或既往有半脱位状态	5	
4.既往有脱臼	0	

项目三 康复治疗

因肩周炎的主要临床特点为肩关节疼痛和僵硬，所以康复治疗目的主要为缓解疼痛和恢复关节活动度。

一、康复治疗目标与原则

（一）康复治疗目标

1. 缓解疼痛，保持肩关节功能，防止关节粘连。

2. 改善患肢血液循环，消除水肿。

3. 保护关节，避免再次受伤。

（二）康复治疗原则

1. **急性期**　一般持续 2~4 周，康复治疗原则是止痛，解除肌肉痉挛，加速炎症吸收，预防肩关节功能障碍的发生。

2. **慢性期**　本期的病程不稳定，可持续数周、数月乃至 1 年以上。康复治疗原则应以主动或被动运动为主，使粘连减少到最小程度，恢复肩关节活动功能。

3. **恢复期**　康复治疗原则是加强功能锻炼，使患者肩关节功能恢复正常或接近正常。

二、康复治疗方法

（一）一般治疗

全身休息，局部制动，肩部保暖，防受风寒，以达到改善局部血液循环和解除肌肉紧张的目的。

（二）药物治疗

肩周炎早期因疼痛影响生活和工作，可适当口服非甾体类药物，如布洛芬、美罗昔康、塞来昔布等；肌肉痉挛明显者可用肌肉松弛剂；疼痛严重明显影响睡眠的，可适量用地西泮等镇静药物。

（三）局部注射

疼痛严重，痛点明显者，可用泼尼松龙混悬液和利多卡因注射液做痛点封闭注射，每周 1 次，共 2~3 次。

（四）物理治疗

物理因子是治疗肩周炎的常用方法，具有解除痉挛、消除炎症、改善局部血液循环、松解粘连等作用。可采用超短波、中频电疗、超声波、热疗等治疗方法。

1. **超短波治疗**　可增加组织的新陈代谢，促进神经和血管的恢复，消炎止痛，解除粘连。选用治疗剂量为微热量至温热量，每次 15~20min，每日 1 次，一疗程 10~15 次。

2. **中频电疗**　有镇痛作用和明显的促进血液循环作用，可选用电脑中频、干扰电治疗，电极并置 / 对置于患肩痛点或痛点周围，每次 15~20min，每日 1 次，一疗程 10~15 次。

3. 超声波治疗　可消炎、止痛，松解粘连。选 1~2 个痛点处，每点 8 min，每日 1 次，一疗程 10~15 次。

此外可选用蜡饼局部热敷或红外线局部照射等。

（五）运动疗法

康复目标是缓解疼痛，避免粘连，增加关节活动度。具体方法如下：

1. 增加关节活动度训练

（1）肩前屈运动　①仰卧位或坐位，伸肘，上肢向上提举，至感到疼痛处保持并轻轻振动 1~2 min 为 1 次，每组 3~5 次，每日 1~2 组，并逐渐增加被动活动角度。②患者面对墙壁站立，用患侧手指沿墙缓缓向上爬动，使上肢尽量高举，到最大限度，在墙上做一记号，然后再徐徐向下回原处，反复进行，逐渐增加高度。

（2）肩后伸运动　站位，双手抓握体操棒，在后背缓缓上提，至感到疼痛处保持 2~3 min，待疼痛减轻后继续加大角度，每组 3~5 次，每日 1~2 次。

（3）肩外展运动　①仰卧位或坐位，健手握住患侧肘部，使肩关节前屈 90°，不得耸肩，沿水平方向外展，至感到疼痛处保持 2~3 min，待疼痛减轻后继续加大角度，至最大角度为 1 次，每组 3~5 次，每日 1~2 次，并逐渐增加被动活动角度。②患侧靠墙站立，上肢外展，沿墙壁手指向上方爬行到最大限度，在墙上做一记号，然后再徐徐向下回原处，反复进行，逐渐增加高度。

（4）肩外展位外旋运动　仰卧位，肩关节外展 90°，屈肘 90°，健手握患侧手腕，患侧肢体完全放松，健手用力向头部方向推患侧前臂，至感到疼痛处保持 2~3 分钟，待疼痛减轻后继续加大角度，至最大角度为 1 次，每组 3~5 次，每日 1~2 次，并逐渐增加被动活动角度。

（5）肩外展位内旋运动　方法基本同上。健手用力向足部方向推患侧前臂。

（6）肩关节水平内收运动　仰卧位或坐位，肩前屈 90°，肘屈曲 90°，健手握患侧肘部，向胸前拉患侧前臂，患手尽量去触摸对侧肩部，感到疼痛处保持 2~3 分钟，待疼痛减轻后继续加大角度，至最大角度为 1 次，每组 3~5 次，每日 1~2 次，并逐渐增加被动活动角度。

（7）手背后　坐位或站立位，身体保持伸直，双手背后，健侧手抓握患侧手腕，向上拉，使患侧手尽量接触对侧肩胛骨。注意不能弯腰，此练习可增加肩关节的后伸、内旋、内收活动度。

2. 关节松动术　关节松动术是治疗肩关节周围炎疼痛及活动受限的一种有效实用的手法。其针对性强，见效快，患者痛苦小，容易接受。根据 Mait1and 手法分级，在急性期，因疼痛剧烈，应多用Ⅰ级手法，即在肩关节活动的起始端小范围地松动，以每秒 1~2 次的频率进行，时间为 45~60s；在缓解期，因肩关节活动受限，应多用Ⅱ、Ⅲ级手法，即在肩关节活动范围内大幅度地松动，Ⅱ、Ⅲ级以是否接触关节活动的终末端来区别，时间为60~90s。Ⅲ、Ⅳ级手法都接触终末端，对改善活动度效果显著，但若使用不当，可引起较明显的疼痛。每种手法可重复使用2~3次。针对不同方向的运动障碍，分别应用摆动、滚动、推动、旋转、分离和牵拉等手法进行治疗。

三、康复教育

1. 疾病发作期应注意休息和局部防寒保暖，防止进一步损伤。

2. 本病为无菌性炎症，抗生素治疗无效，不可乱用抗生素。

3. 本病为自限性疾病，多数人常可以不治自愈，让患者尽可能使用患侧上肢进行日常生活活动，如穿脱衣服、梳头、洗脸等，以增强患侧肩关节的运动功能。

4. 在进行自我活动时，应注意避免肩关节的再次受伤，在无痛或轻痛范围内进行。

【复习思考题】

1. 简述肩关节周围炎的临床分期。

2. 肩关节周围炎的康复治疗方法有哪些?

3. 肩关节周围炎康复评定内容包括哪些?

扫一扫，知答案

扫一扫，看课件

腰椎间盘突出症的康复

【学习目标】

1. 掌握腰椎间盘突出症的定义、分型和临床特征。

2. 熟悉腰椎间盘突出症的康复评定和康复治疗。

3. 了解腰椎间盘突出症的流行病学。

【考纲摘要】

1. 腰椎间盘突出症的定义和分型。

2. 腰椎间盘突出症的病因病理。

3. 腰椎间盘突出症的临床表现。

4. 腰椎间盘突出症的临床处理。

项目一 概 述

一、定义

腰椎间盘突出症（lumbar disc herniation，LDH）是因椎间盘变性，纤维环破裂，髓核组织突出刺激或压迫相应水平的一侧和双侧坐骨神经所引起的一系列症状和体征的疾病。

二、流行病学

本病是一种常见病与多发病，好发于青壮年，20~50 岁为高发年龄，体力劳动者居多，男女比例约为 3∶1。临床上以 L_4~L_5、L_5~S_1 节段椎间盘突出症发病率最高，可达 90％以上。随年龄增大，L_3~L_4、L_2~L_3 发生突出的危险性增加。诱发因素有退行性变、职业、吸烟、心理因素、医源性损伤、体育活动，以及寒冷、肥胖等。

三、病因及发病机制

（一）病因

1. 内因　随着年龄的增长，椎间盘退变，水分减少，失去弹性，周围韧带松弛，如有突然较大的外力作用或反复劳损，可导致椎间盘纤维环破坏，髓核突出。

2. 外因　急性损伤或慢性扭伤。一些职业如建筑工人、装卸工人长期弯腰提举重物、驾驶员长期坐位和颠簸状态，这些长期反复的外力日积月累地作用于椎间盘，加重其损伤程度。

3. 诱因　寒冷或潮湿、剧烈咳嗽、打喷嚏、便秘用力屏气等腹压增高、妊娠、姿势不当、体育活动、肥胖等均是造成椎间盘压力增加、髓核突出的诱因。

（二）发病机制

腰椎是脊柱运动的枢纽，腰椎间盘和后方的小关节组成三关节复合体，对腰椎骨性结构的稳定性起决定作用。椎间盘的生理退变从 20 岁即开始，退变最早始于软骨终板，表现为软骨终板变薄且不完整，纤维环失去附着点而变薄，促进了纤维环和髓核的变性和退变。当椎体受外力冲击时，变性的纤维环可部分地呈环形或放射形断裂，髓核内容物可由裂缝突出。如表浅纤维仍保持完整，髓核由裂缝中突出，顶着未断裂的纤维板层而呈一丘状突起；如后侧纤维环板层完全断裂，髓核可突入椎管；如纤维环部分撕裂，脱落的碎片也进入椎管，都可挤压或刺激脊神经产生相应症状。

四、临床分型与特征

（一）临床分型

根据腰椎间盘突出症髓核突出的位置、程度、方向、退变程度与神经根的关系及影像学检查，有多种分型方法。

1. 根据突出物的位置分为中央型、侧后型、外侧型和极外侧型。

2. 根据病理分为退变型、膨出型、突出型、脱出后纵韧带型、游离型。

（1）退变型　纤维环轻度向四周扩大，椎间盘后部的凹陷消失。

（2）膨出型　髓核内压增高，内层纤维环破裂，中层和外层纤维环膨隆，在 CT 图像上出现典型的"满月形"。

（3）突出型　纤维环的内侧和中层破裂，外层也有部分破裂，髓核从破裂口突出，顶起外层纤维环和后纵韧带，形成凸起形结节。

（4）脱出后纵韧带型　全层纤维环破裂，髓核从破裂口脱出，顶起后纵韧带，形成凸起形结节，CT 图像上的块影比突出型要大。

（5）游离型　大块髓核或软骨终板脱出，穿破后纵韧带，在硬膜外腔患椎间隙以下游离和脱垂。

（二）临床特征

1.腰痛　是本病最早出现的症状，发生率在90%以上，多数患者有数周或数月的腰痛史，或有反复腰痛发作史，腰痛程度轻重不一，严重者可影响翻身和坐立。咳嗽、打喷嚏或腹部用力时疼痛加重，卧床休息症状减轻。

2.下肢放射痛　疼痛沿坐骨神经分布区域放射，一般是从下腰部向臀部、大腿后方、小腿外侧及足部放射。疼痛性质呈刺痛或电击样痛，多为一侧疼痛，少数有双侧坐骨神经痛。疼痛较重者步态为跛行，又称减痛步态。

3.感觉异常　患肢可有发凉、发胀，部分患者有下肢麻木表现，感觉障碍区域按神经受累区域分布，股外侧和小腿外侧、外踝、足底为常见受累部位。

4.下肢肌肉萎缩　腰椎间盘突出压迫神经根较重时出现下肢的肌肉萎缩，常见胫前肌、腓肠肌、踇长伸肌肌力减弱，引起足下垂。

5.大小便障碍　中央型巨大椎间盘突出时可发生大小便异常或失禁、鞍区麻木。

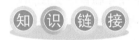

腰椎间盘突出症特征性检查

1.直腿抬高试验及加强试验　患者仰卧，两腿伸直，被动抬高患肢。正常人下肢抬高到60°~70°才出现腘窝不适，因此抬高在60°以内出现坐骨神经痛即为直腿抬高试验（+）。在直腿抬高试验阳性时，缓慢降低患肢高度，待放射痛消失，再被动屈曲踝关节，如再次出现坐骨神经痛即为直腿抬高加强试验（+）。

2.梨状肌试验　患者俯卧，屈曲患侧膝关节，检查者一手固定骨盆，一手握持患侧小腿远端，被动外旋小腿或让患者做小腿内旋抗阻。出现坐骨神经痛为（+），否则为（-）。

3.股神经牵拉试验　患者俯卧，检查者将患侧膝关节屈曲90°后上提，出现股前侧疼痛为（+）。

项目二　康复评定

一、腰椎活动范围评定

腰椎间盘突出患者往往伴有腰部僵直或活动受限，因此有必要对腰椎关节活动度进行评定，以明确病情严重程度以及对于手法、牵引等治疗方法的选择。腰椎有屈曲、伸展、侧弯、旋转等多方向的运动形式，尤以腰椎前屈活动度的测量最为重要。

（一）量角器测量法

1.腰椎屈伸、侧屈测量法　患者取站立位，以第5腰椎棘突为轴心，与地面垂直线为固定臂，第7颈椎与第5腰椎棘突的连线为移动臂，用量角器测量腰椎屈曲、伸展、左右侧屈四个方向的关节活动度。腰椎屈曲正常活动范围为0°~90°，伸展为0°~30°，左右侧屈各为0°~30°。

2.腰椎旋转测量法　患者取站立位，以非旋转侧的肩峰为轴心，起始位双肩峰连线为固定臂，终点位双肩峰连线为移动臂，用量角器测量腰椎左右旋转两个方向的关节活动度。左右旋转的正常活动范围各为0°~30°。

（二）腰椎前屈活动度的简易评分法

患者并腿直立位尽量前屈，以手指最远能触及的下肢位置进行评分，共分为7级。大腿下段为-1级，髌骨为0级，小腿上1/3为1级，小腿中1/3为2级，小腿下1/3为3级，足背为4级，地面为5级。

二、肌力及肌耐力的评定

腰椎间盘突出症状严重者常伴有局部肌肉力量和耐力的减弱，因此有必要对患者进行肌力和耐力评定。

（一）躯干肌肉肌力评定

1.躯干屈肌肌力评定

2.躯干伸肌肌力评定

（二）躯干肌肉耐力评定

1.躯干屈肌耐力评定　患者仰卧位，双下肢伸直。并拢抬高45°，测量能维持该体位的时间，正常值为60s。

2.躯干伸肌耐力评定　患者俯卧位，双手抱头，脐以上在床沿以外，固定下肢，测量能保持躯干水平位的时间，正常值为60s。

三、日常生活活动能力评定

腰椎间盘突出症患者由于疼痛、活动障碍不同程度影响其日常活动能力。常用的日常活动能力评价法有Barthel指数、Katz指数、修订的Kenny自理评价、PULSES总体功能评价法及功能独立性测量（FIM）等。对患者独立的程度、对辅助器具或辅助设备的需求以及他人给予帮助的程度等提供依据。

四、疼痛与压痛点的评定

疼痛是腰椎间盘突出症患者的主要症状，要从多方面进行评估和测量，包括疼痛的严重程度、疼痛的治疗效果、患者的精神痛苦、对疼痛的感受程度等。常用的疼痛评定方法有：①视觉模拟评分法（visual analog scale，VAS）；②数字疼痛评分法；③口述描绘分级评分法；④麦吉尔（McGi11）疼痛调查表。

腰椎间盘突出症压痛点可出现在受累神经分支或神经干上，如臀部、坐骨切迹、腘窝正中、小腿后侧等。疼痛较重者步态跛行，为减痛步态，其特点是尽量缩短患肢支撑期，重心迅速从患下肢移向健下肢，患腿常以足尖着地，避免足跟着地震动疼痛，坐骨神经被拉紧。

五、感觉和反射的评定

70%的患者反射减弱或消失，可据此判断腰椎间盘突出的部位和程度。L_3~L_4椎间盘突出时，大腿前侧及上腿前内侧痛觉减退甚至麻木感，伸膝肌力减弱，膝腱反射减弱或消失；L_4~L_5椎间盘突出时，小腿前外侧、足背内侧、踇趾痛觉减退，踇趾背伸肌力减弱；L_5~S_1椎间盘突出时，小腿和足的外侧以及足底痛觉减退，跟腱反射减弱或消失。

六、影像学的评定

（一）X线片检查

1.脊柱腰段外形的改变　正位X线片上可见腰椎侧弯；侧位X线片腰椎生理前凸明显减小、消失，甚至反常后凸，腰骶角小。

2.椎间隙的改变　正位X线片可见椎间隙左右不等宽；侧位X线片椎间隙前后等宽甚至前窄后宽。

（二）CT检查

1.突出物征象　突出的椎间盘超出椎体边缘，与椎间盘密度相同或稍低于椎间盘的密度，结节或不规则块，当碎块较小而外面有后缘韧带包裹时，软组织块影与椎间盘影相连续。当突出块较大时，在椎间盘平面以外的层面上也可显示软组织密度影，当碎块已穿破后纵韧带时，与椎间盘失去连续性，除了在一个层面移动外，还可上下迁移。

2.压迫征象　硬膜囊和神经根受压变形、移位、消失。

（三）MRI检查

1.突出物超过椎体后缘重者呈游离状。

2.突出物的顶端缺乏纤维环形成的线条状信号区，与硬膜及其外方脂肪的界限不清。

3.突出物脱离原间盘移位到椎体后缘上方或下方。

七、腰椎疾患疗效评定

日本矫形外科学会（Japanese orthopaedic association，JOA）于 1984 年制定了腰椎疾患疗效判断标准（表 11-1），该标准主要包括自觉症状、临床检查和日常生活活动三个部分，最高总评分为 29 分。此外，对于有膀胱功能障碍者还专设膀胱功能一项评分，并设自我满意程度和精神状态两项内容作为参考。

根据治疗前、后评分可分别计算出改善指数和改善率：

改善指数 =（治疗后评分 – 治疗前评分）/ 治疗后评分

改善率 =（治疗后评分 – 治疗前评分）/（正常评分 – 治疗前评分）× 100%

通过改善指数可评估患者治疗前后腰椎功能的改善情况，改善率可反映临床疗效。改善率也可对应疗效评定标准。改善率为 100%，为治愈，大于 60% 为显效，25% ~60% 为有效，小于 25% 为无效。

表 11-1 腰痛疗效评分

评定内容	评分
1. 自觉症状（9分）	
（1）腰痛	
无	3
偶有轻度腰痛	2
常有轻度腰痛，或偶有严重腰痛	1
常有剧烈腰痛	0
（2）下肢痛和（或）麻木	
无	3
偶有轻度下肢痛和（或）麻木	2
常有轻度下肢痛和（或）麻木，或偶有严重下肢痛和（或）麻木	1
常有剧烈下肢痛和（或）麻木	0
（3）步行能力	
正常	3
步行 500 米以上发生疼痛、麻木、和（或）肌无力	2
步行 500 米以内发生疼痛、麻木、和（或）肌无力	1
步行 100 米以内发生疼痛、麻木、和（或）肌无力	0
2. 临床检查（6分）	
（1）直腿抬高试验（含腘绳肌紧张）	
正常	2
30° ~70°	1
<30°	0
（2）感觉	
正常	2

评定内容	评分		
轻度感觉障碍（无主观感觉）	1		
明显感觉障碍	0		
（3）肌力（两侧肌力均减弱时以严重一侧为准）			
正常（5级）	2		
轻度肌力减弱（4级）	1		
重度肌力减弱（0~3级）	0		
3. 日常生活活动（ADL）（14分）	容易	困难	非常困难
（1）睡觉翻身	2	1	0
（2）站起	2	1	0
（3）洗脸	2	1	0
（4）弯腰	2	1	0
（5）长时间（1小时）坐	2	1	0
（6）持重物或上举	2	1	0
（7）行走	2	1	0
4. 膀胱功能（0分）（应除外尿路疾患）			
正常	0		
轻度排尿困难（尿频、排尿延迟）	−3		
重度排尿困难（残尿感、尿失禁）	−6		
尿闭	−9		
5. 自我满足程度（参考）			
良好（治愈）			
好（改善）			
无变化			
恶化			
6. 精神状态（参考）			
主诉			
疼痛性质、部位、程度不确定			
疼痛伴有从功能上难以解释的肌力减弱、痛觉过敏和自主神经改变			
多医院多科室就诊			
对手术期望值过高			
以往手术部位异常疼痛			
病休时间超过1年			
职业及家庭生活不满意			
工伤及交通事故			
精神科治疗史			
医疗纠纷史			

📖 案例导入

　　患者，男，50岁，建筑工人，用力搬石板时突感腰部受损。休息数日不见减轻，来院就诊。查体 $L_4 \sim L_5$ 椎间隙压痛明显，下肢放射痛，直腿抬高试验（+），腰部活动受限。

　　提问：该患者存在哪些康复问题？应采取哪些康复治疗措施？

项目三　康复治疗

一、康复治疗目标与原则

（一）康复治疗目标

1.减轻椎间压力，解除神经根压迫。

2.消除炎症，松解粘连，缓解肌肉痉挛，减轻疼痛。

3.增强腰背肌肌力训练，改善脊柱稳定性，巩固疗效，减少复发。

（二）康复治疗原则

1.祛除致病因素及诱发因素。

2.缓解和消除症状。

3.预防复发。

二、康复治疗方法

（一）卧床休息

　　急性期患者疼痛较剧烈时，可指导患者短时间卧床休息，卧床宜采用硬板床，取自由体位。平卧可减轻肌肉收缩力与椎间诸韧带紧张力对椎间盘所造成的挤压，使椎间盘处于休息状态，有利于椎间盘的营养供应，使损伤纤维环得以修复，突出髓核回纳；有利于椎间盘周围静脉回流，消除水肿，加速炎症消退。一般以2~3天为宜，绝对卧床最好不超过1周。若卧床时间过长可引起肌萎缩、骨质疏松及造成心理障碍。

（二）腰围制动

　　患者因局部急性炎性反应和刺激，可有不同程度的肌肉痉挛，合理使用腰围，减少腰部活动，减轻腰背肌肉劳损，在一定程度上缓解和改善了椎间隙内的压力，可起到加强保护腰椎的作用。腰围佩戴时间一般不超过1个月，以免造成腰背部肌力下降和关节活动度降低，从而引起肌肉失用性萎缩，对腰围产生依赖性。在佩戴期间可根据患者的身体和疼痛情况，做一定强度的腰腹部肌力训练。

（三）药物治疗

中西医药物可以缓解患者的疼痛症状，起到辅助的对症治疗作用，常用的药物有：①非甾体类消炎止痛药；②肌肉松弛剂、麻醉性镇痛药；③扩张血管药；④营养神经药；⑤中成药；⑥外用药。

（四）注射疗法

1. 局部痛点封闭　在压痛点部位行局部注射，以缓解疼痛症状。常用药有醋酸泼尼松龙、醋酸可的松、利多卡因等，每隔 5~7 日治疗 1 次，3~5 次为一个疗程。

2. 经皮阻滞疗法　常用骶裂孔注射阻滞疗法，该疗法是将药液经骶裂孔注射至硬膜外腔，药液在椎管内上行至患部神经根处发挥治疗作用。所用药液包括维生素 B_1、维生素 B_{12}、利多卡因、地塞米松和生理盐水，每次 30~50mL，3~5 日 1 次，一般注射 1~3 次。

（五）腰椎牵引治疗

牵引治疗对腰椎间盘突出疗效显著，是非手术治疗腰椎间盘突出的首选方法。通过牵引，可使下段腰椎的椎间隙增大产生负压，并使后纵韧带紧张，起到向前推压作用，有利于突出的髓核还纳，改善突出物和神经根的关系，缓解对神经根的压迫；使痉挛的肌肉放松，有助于疼痛的缓解；纠正腰椎小关节位置异常。

根据牵引力的大小和作用时间的长短，将牵引分为慢速牵引和快速牵引。

1. 慢速牵引　慢速牵引是小重量持续性牵引，对缓解腰背部肌肉痉挛有明显效果。持续牵引时腰椎间隙增宽，可使突出物部分还纳，减轻对神经根的机械刺激，松解神经根粘连。增加椎间孔面积，增宽上下关节突关节间隙，减轻关节滑膜的挤压，使症状缓解或消失。

慢速牵引包括很多方法，如骨盆牵引、自体牵引（重力牵引）、双下肢皮牵引等。这些牵引的共同特点是作用时间长，而施加的重量小，大多数患者在牵引时比较舒适，在牵引中还可根据患者的感觉对牵引重量进行增加或减小。目前国内应用骨盆牵引方法最多。

骨盆牵引方法为：患者仰卧于牵引床上，用两个牵引套分别固定胸部和骨盆，施加一定牵引力后进行对抗牵引，使腰椎受到牵伸，以达到治疗目的。牵引重量可从自身体重的60% 开始，逐渐增加到相当于自身体重的 70% 或增减 10% 左右，每次 30min，每日或隔日一次。牵引中患者应感到疼痛减轻或有舒适感。

骨盆牵引的时间与施加的牵引力大小间有一定的关系，牵引重量大时，牵引时间要短，牵引重量小时则时间要长，但牵引重量一般不小于体重的 25%。

慢速牵引由于牵引重量小，作用缓慢，其不良反应较少，但由于牵引时间长，胸腹部压迫重，呼吸运动受到明显的限制，所以对老年人特别是有心肺疾病的患者应特别谨慎。

2. 快速牵引　多方位快速牵引又称三维多功能牵引，由中医的"拉压复位法"和"旋转复位法"发展而来。该牵引将上述两种方法结合，由计算机控制，瞬间完成，所以称为快速牵引。多方位快速牵引在治疗时有三个基本动作：水平牵引、腰椎屈曲或伸展、腰椎旋转。该牵引的特点是定牵引距离，不定牵引重量，即牵引距离设定后，牵引重量会随受牵引者腰部肌肉抵抗力的大小而自动调整，其最大设计牵引力是 3000N，牵引作用时间短（0.5~2s），多在牵引的同时施加中医的正骨手法。

治疗方法：患者解除腰带，俯卧于牵引床上，暴露腰部、胸部和臀部，分别固定于牵引床的胸腰板和臀腿板上，患椎间隙与床的胸腰和臀腿板间隙相对应。治疗参数根据患者的性别、年龄、身体状况、症状、体征及影像学检查设置。一般来说，女性、身体矮瘦、病情较重者稍小，男性、体壮者稍大。参数一般选择如下：牵引距离 45~60mm，倾角 10°~15°，左右旋转 10°~18°。牵引后患者平卧于硬板床上，腰部佩戴腰围制动，卧床 5~7 日。但不宜长期使用，以免造成腰部失用性肌萎缩，引起腰椎不稳。恢复期的病人每天可进行正确的功能训练，增加腰部肌力，加强腰椎的稳定性。

（六）物理因子治疗

物理因子治疗可促进局部血液循环，缓解局部无菌性炎症，减轻水肿和充血，缓解疼痛，解除粘连，促进组织再生，兴奋神经肌肉等，在临床上广泛应用。临床常根据患者的症状、体征、病程等特点，选用直流电药物离子导入、低中频电疗、高频电疗、光疗等治疗。

1.直流电离子导入疗法 应用直流电导入各种中西药物治疗。可用中药、维生素 B 类药物、碘离子等进行导入，作用极置于腰骶部疼痛部位，非作用极置于患侧肢体，电流密度为 0.08~0.1mA/cm^2，每次 20min，每日 1 次，10~15 次为一个疗程。

2.低频调制中频电疗法 电极于腰骶部并置或腰骶部、患侧下肢斜对置，根据不同病情选择相应处方，如止痛处方、调节神经功能处方、促进血液循环处方，每次 20min，每日 1 次，15~20 次为一个疗程。

3.高频电疗法 常用的有超短波、短波及微波等疗法，通过其深部透热作用，改善腰背部肌肉、软组织、神经根的血液循环，促进功能恢复。超短波及短波治疗时，电极于腰腹部对置或腰部、患肢斜对置，微热量，每次 12~15min，每日 1 次，15~20 次为一个疗程。微波治疗时，将微波辐射电极置于腰背部，微热量，每次 12~15min，每日 1 次，15~20 次为一个疗程。

4.红外线照射疗法 红外线灯于腰骶部照射，照射距离 30~40cm，温热量，每次 20~30min，每日 1 次，20 次为一个疗程。

（七）运动疗法

长期的腰痛会伴有躯干肌群、臀部肌群及患肢肌力的减弱，而躯干肌力的不足，脊椎的稳定性就会受到影响。腰椎间盘突出常存在腰背肌和腹肌的减弱，影响了腰椎的稳定性，是腰痛迁延难愈的原因之一，因此在临床上应重视腰背肌和腹肌的锻炼，使腹肌与腰背肌保持适当平衡，维持良好姿势及保持腰椎和稳定。一般当患者症状初步缓解后，宜尽早开始卧位时的腰背肌和腹肌的锻炼。

1. 骨盆斜抬运动　仰卧位，双膝屈曲，收缩腹部，下背部紧贴在地板上，再抬高臀部，可加强臀肌及腹肌的力量，使腰椎前屈减小。

2. 背肌强化运动　俯卧位，髋关节下置一枕头，上部躯干抬起 5 次，然后双膝伸直尽量上抬下肢 5 次。

3. 腰部伸展运动　俯卧位，双手后伸至臀部，以腹部为支撑点，胸部和双下肢同时抬起离床然后放松。重复 5 次，可增强腰肌力量。

4. 双侧抱膝运动　平躺屈膝，抱双膝触胸，直到感觉背部被伸展为止，重复 5 次。此运动可牵拉下背部及膝后方肌肉，加强腹肌及屈髋肌肌力。

5. 坐位前屈运动　坐在椅上，双脚平放于地板上，双手于体侧自然下垂。夹紧双臀，收缩腹部，使下背部紧贴椅背，然后向前弯腰，双手着地，再恢复至原来姿势，重复 5 次。可强化背肌，牵拉下背及膝后肌。

三、康复教育

1. 保持正确的姿势

（1）避免久坐，若需久坐时应以靠垫支撑下背，并使用高背座椅。

（2）站立时应维持适当的腰椎前弯角度，久站应经常换脚，或者利用踏脚凳调整重心。

（3）长期弯腰工作的腰腿痛及腰椎间盘突出的发病率均高。纠正的方法是改善腰部姿势，避免长时间一个姿势工作。

（4）避免急速前弯及旋转、身体过度向后仰等可能会伤害背部的动作。

2. 及时治疗腰痛　对于经常腰痛的患者，应查明腰痛的原因，及时治疗，减少腰椎间盘突出的发病率。

3. 加强腰、腹部肌肉锻炼　加强腰部和腹部肌肉锻炼，可增加腰椎的稳定性，减轻腰椎负荷，对椎间盘有保护作用。

4. 注意腰部保暖。

【复习思考题】

1. 简述腰椎间盘突出症的康复治疗方法有哪些。

2. 腰椎间盘突出症的康复评定内容包括哪些？

3. 简述腰椎间盘突出症康复治疗中肌力训练的作用和方法。

扫一扫，知答案

扫一扫，看课件

特发性脊柱侧凸症的康复

【学习目标】

1. 掌握特发性脊椎侧凸症康复和康复治疗方法。

2. 熟悉特发性脊椎侧凸症临床特征。

3. 了解特发性脊椎侧凸症病因和发病机制。

【考纲摘要】

1. 掌握特发性脊柱侧弯的运动疗法。

2. 掌握特发性脊柱侧弯电刺激疗法。

3. 掌握特发性脊柱侧弯矫形器应用。

项目一 概 述

正常脊柱在矢状面有4个生理曲线，即颈椎前凸、胸椎后凸、腰椎前凸、骶椎后凸，脊柱在冠状面则呈一直线。国际脊柱侧凸研究学会（Scoliosis Research Society，SRS）认为脊柱后前位片显示有10°或大于10°的侧弯定义为脊柱侧凸畸形。脊柱侧凸通常还伴有脊柱水平面的旋转和矢状面上后凸或前凸的改变，是一种脊柱结构性的三维畸形。脊柱侧凸包括先天性脊柱侧凸、特发性脊柱侧凸、神经肌肉性脊柱侧凸。

一、定义

特发性脊柱侧凸（idiopathic scoliosis，IS）是一种原因不明的脊柱侧凸，为脊柱侧凸中最常见的形式，占80%。"特发性"的诊断仅适用于所有其他的能导致侧凸的病因均已被排除的情况，包括神经肌肉疾病、先天性发育不良、马方综合征、创伤、肿瘤或者椎间

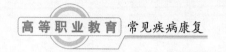

盘突出导致反应性侧凸。

二、流行病学

我国对广东省 7~18 岁在校学生的调查结果显示，脊柱侧凸患病率为 7.5‰，其中特发性脊柱侧凸占 96.9%；广州市的患病率为 10.7‰，其中青少年型占 93.9%，特发性脊柱侧凸占 96.95%。可见特发性脊柱侧凸的患病率处于较高水平。脊柱侧凸是影响青少年健康发育的疾患，不仅可致躯体外观异常，严重者可以影响心肺功能，甚至累及脊髓，造成瘫痪。因此，早期诊断、康复治疗极为重要。

三、病因及发病机制

特发性脊柱侧凸的病因尚不十分清楚，目前主要有遗传学说、神经传导通路学说、神经内分泌系统异常学说、生物力学因素、生长不对称和神经平衡功能异常学说等。

当脊柱出现侧凸时，凹侧椎体所承受的压力增大，凸侧所承受的张力增大，在这种异常的应力环境下椎体发育受到影响，压力侧变薄而张力侧增厚，出现楔形变。椎间盘在同样的异常应力环境下出现压力侧薄弱和张力侧肥厚。这种变化在顶椎附近更为明显。脊柱的这种继发性改变又反作用于侧凸，加重畸形。同时受累的椎体出现转向凸侧的旋转，肋骨发生变形，凸侧的肋骨转向背侧，肋间隙增大，肋骨角也随之增大，形成向背侧的隆起，呈驼峰或"剃刀背"；同时凸侧的肌肉、韧带因长时间受牵拉而被拉长、松弛，肌肉收缩力下降，凹侧的肌肉、韧带因长时间处于缩短状态，逐渐发生粘连、挛缩，最终导致脊柱两侧肌群间肌力不均衡。由于侧凸的出现，重力线也偏离中轴线。这些综合因素的作用使脊柱的力学平衡受到进一步的破坏，形成恶性循环，加重畸形。

四、临床特征

1. 外观 脊柱侧凸患者就诊主诉一般是体验或家人发现脊柱弯曲、高低肩或胸廓畸形等。

2. 疼痛 疼痛发生较少，一般到成年后出现背部疼痛和神经根痛。青少年脊柱侧凸症患者的疼痛发生率约为 30%，且为非典型疼痛。

3. 呼吸困难 呼吸困难一般在严重的脊柱侧凸中才发生。脊柱侧凸对呼吸功能的损害主要表现在影响肺的生长发育，限制胸廓运动，导致通气功能和气体交换功能障碍。脊柱侧凸对肺功能的影响程度取决于胸部脊柱侧凸的度数、累及椎体数以及前凸度数。

4. 发病年龄 多在青少年阶段发病。这对判断病因及分型很重要。

5. 生长潜能 年龄、性别、月经初潮前后等对判断侧凸进展具有重要作用。

6. 家族史 确定直系亲属中的发病情况。因特发性脊柱侧凸发病原因尚不清楚，但流行病学研究表明，本病的发生存在着明显的遗传因素影响，其具体遗传模式尚不明了，目前多数学者认为其属于多基因遗传。

案例导入

患者，女，13 岁，发现后背不平半年，未做特殊治疗，逐渐加重，无呼吸困难，无心悸，活动过量时出现胸背部、腰背部酸胀痛，智力无障碍。查体见：脊柱 S 型侧弯，胸段向右侧弯，腰段向左侧弯，胸段及腰段均可见剃刀背畸形，以胸段为重，直立时后枕部中点与臀中沟不在同一直线，双肩不等高。脊柱区未见异常毛发、色素沉着、色素斑。脊柱活动度正常，骨盆不对称，躯体感觉对称，四肢肌力 5 级，四肢运动、感觉均正常。生理反射存在，病理反射未引出。

X 线片检查：正位相明显脊柱侧弯 S 型畸形，脊柱结构无先天发育畸形，胸腰段脊柱向右弯曲，Cobb 角 32°，腰段脊柱向左弯曲，Cobb 角 32°，腰椎椎体旋转Ⅱ度，躯体平衡能力尚可，侧位相胸椎后凸不明显，腰椎前凸存在。诊断为特发性脊柱侧凸。

提问：如何进行脊柱关节活动度评定？如何康复治疗？

项目二　康复评定

特发性脊柱侧凸患者可进行脊柱姿势、关节活动范围、肌力等方面的功能评定，也可根据患者具体情况，进行行走、日常生活活动能力、心肺功能等方面的功能评定，为康复治疗计划提供依据。

一、脊柱姿势评定

正常人的脊柱线应为一条垂直于地面的直线，各棘突在这条直线上，且双肩连线、两髂嵴连线与地面平行。特发性脊柱侧凸从背面观可发现脊柱向一侧弯曲，前面观可发现双侧胸廓不对称，高低肩，双侧髂嵴不等高，从侧面观，可发现双侧肩胛骨高低不一致，脊柱前屈时更明显。可让患者做 Adam 前屈试验，即嘱患者弯腰前屈至躯干与水平面平行，双膝伸直，双上肢自然下垂，双手对合，观察双侧胸廓是否对称。特发性脊柱侧凸患者若出现一侧隆起称"剃刀背征"，可提示脊柱旋转。

二、脊柱关节活动度评定

利用 X 线摄患者站立位脊柱正侧全长位 X 线片以及骨盆正位片，然后进行测量，具体方法如下：

1. 弯度测定　①Cobb 法：最常用，分别沿上方端椎的上缘和下方端椎的下缘作延长线，再分别作此二线的垂直线，二垂线的纵向交叉角即为脊柱侧凸的角度。Cobb 角的测量在测量者之间和测量者自身存在 4°~8° 的差异。②Ferguson 法：很少用，有时用于测量轻度侧弯。找出端椎及顶椎椎体的中点，然后从顶椎中点到上、下端椎中点分别画两条线，其交角即为侧弯角。

2. 椎体旋转度的测定　可以椎弓根为标记点。具体方法为将半侧椎体分成三等份。正常椎弓根两侧对称，位于外 1/3 处。若椎体旋转，椎弓根位于 1/3 处为 Ⅰ 度旋转，椎弓根位于内 1/3 为 Ⅱ 度旋转，椎弓根位于中线为 Ⅲ 度旋转，椎弓根旋转超过中线至另一侧为 Ⅳ 度旋转。

三、Risser 分级评定

Risser 征是骨骼成熟度的评价指标，其通过双侧髂骨表面骨骺闭合的情况，评价患者的生长潜能。髂骨骨骺化由前向后进展，故从髂前上棘到髂后上棘的总长度由前向后均分四段。当骨骺出现在第一段内为 Ⅰ 度，第二段内为 Ⅱ 度，第三段内为 Ⅲ 度，第四段内为 Ⅳ 度，骨骺与髂翼融合者为 Ⅴ 度。

四、心肺功能测定

当胸段脊柱侧凸明显时，要注意心肺的功能情况，具体评定内容见本套规划教材中《康复评定技术》的相关章节。

项目三　康复治疗

一、康复治疗目标与原则

（一）康复治疗目标

脊柱侧凸的康复治疗目标是防止侧弯进行性加重，减少或矫正畸形的严重程度，加强脊柱稳定性。

（二）康复治疗原则

1. 对于 copp 角 10° 以下的脊柱侧凸，可密切随访，进行姿势矫正训练。

2. 对于 copp 角 10°~20° 的脊柱侧凸，可进行姿势矫正训练及侧方电刺激。

3. 对于 copp 角 20°~45° 的脊柱侧凸，可佩戴侧凸矫形器，同时进行姿势矫正训练和侧方电刺激。

4. 对于 copp 角 45° 以上的脊柱侧凸，应手术治疗，术后佩戴侧凸矫形器。

二、康复治疗方法

（一）运动疗法

1. 运动疗法适应证　运动疗法是保守疗法矫治脊柱侧凸的主要方法之一，其主要适应证包括：

（1）无结构性侧凸　运动疗法对不同发展阶段的脊柱侧凸有不同的效果：早期轻度侧弯（25° 以内）脊柱活动度好，柔韧性强，椎体尚无明显的结构性改变时，为运动疗法发挥作用的最佳时期，可达到良好的矫正作用。其作用原理为增强凸侧肌肉力量，调整脊柱旁两侧肌肉力量的平衡，锻炼深层肌肉及腹肌，增强脊柱稳定性，牵伸凹侧痉挛的肌肉和韧带，保持脊柱的柔韧性。随着脊柱弯曲度的增大，运动疗法的作用力减弱，而重力使侧弯的作用力矩加大，单独运动疗法效果较差，须与其他措施结合。

（2）结构性侧凸　对于结构性侧弯，运动疗法没有明显矫正作用，但坚持长期练习仍有可能减缓畸形的发展。同时改善脊柱的柔韧性，增强软弱的脊柱肌肉，特别是凸出侧负荷过重的肌肉，防止其劳损，可以减轻或防止腰背疼痛。

（3）配用矫形器后　采用矫形器或手术矫形时，运动疗法仍是一种必要的基本疗法，可防止肌肉萎缩及其他因制动引起的失用性改变以及增加脊柱稳定性。

2. 训练方法　运动疗法通常在仰卧位或俯卧位进行，以减少纵向脊柱负荷，同时利用四肢的重量来锻炼躯干肌肉。具体康复治疗方法为：

（1）牵伸　即把凹侧痉挛缩短的肌肉牵拉开，增加脊柱的柔韧性。牵伸分为被动牵伸和主动牵伸，做牵伸前应评估患者脊柱及四肢近端的活动度，以判断需要牵伸的肌群。被动牵伸：患者凸侧方向侧卧位，将训练球放置于患者顶椎下，四肢尽量伸展。主动牵伸：患者做匍匐环形，即患者若为右侧凸，爬行时左侧上下肢尽量向前向右伸直，右侧上下肢尽量屈曲向前迈进，呈环形前进；另一种方法为左右偏坐：患者跪位，双手伸直上举，然后臀部反复交替向两侧偏坐，若为左侧弯，则重点练习右侧偏坐，若为右侧弯，则以左侧偏坐为主。

（2）改善肌力不平衡　脊柱侧凸患者旁肌及腹肌存在肌肉不平衡，治疗原理是通过锻炼薄弱的肌肉（凸侧及腹侧），加强脊柱左右、前后平衡。

躯干伸肌：患者俯卧位，头部和肩部从地板上抬起以锻炼躯干上部伸肌力量，同时抬起双下肢可锻炼躯干下部伸肌力量，抬起一侧下肢，增加同侧伸肌及臀肌的力量，同时上举一侧的上下肢，有利于增强同侧的背肌和臀肌力量。

腹肌：患者可进行仰卧起坐练习，注意腹肌的锻炼主要在于耐力而非爆发力。患者仰卧，上肢伸直放于头顶上，然后仰卧起坐，躯体前伸，双臂前伸，双手触脚尖。为增加凸侧腹肌力量，可使凹侧上肢尽力后伸，凸侧上肢前伸，触摸凹侧足趾。一侧腹部斜肌肌力弱时，可在躯干前屈同时作旋转或躯干侧屈运动，尤其是坐位训练时，躯干必须旋转或屈曲。

（3）姿势训练

卧位："骨盆倾斜"训练。仰卧位，双髋、双膝关节屈曲，下腰部尽量下压紧贴床面，保持10s，然后依靠腹肌、腘绳肌和臀肌缓慢提起骨盆，重复数次。

坐位：上身挺立，收腹，下颌微收，双下肢并拢，以达到腰背部平直不弯，尽可能保持数分钟，重复数次，逐渐增加每次的时间。

站位：腰背部贴墙站立，下颌微收，挺胸，轻轻收腹，使腰椎与墙之间距离以伸不进手为限，尽可能保持上体正直，坚持数秒，重复数次，逐渐增加每次时间；也可采用头顶笔记本等易滑落的物品，站立后使该物品尽可能不掉下来，以保持脊柱的平直状态；或可双手各提一重量相同的较轻物品，加强左右侧的平衡。

（4）改善呼吸运动的训练　适用于胸椎侧弯>50°且合并明显椎体旋转、产生呼吸困难者，在上述训练的同时必须进行呼吸训练。该训练与呼吸系统疾患的呼吸训练既相同也有所不同，具体为：①牵拉凹侧呼吸提肌，患者凹侧呼吸提肌（斜角肌）会缩短，故患者或治疗师协助下用手经常地、逐步地迫使头部凸侧做侧向运动，或垂直牵引斜角肌。②肩胛肋关节活动训练，双臂上举过头顶，并在身后双手相握，然后做远离身体的运动；或双手置于左枕部，双肘逐渐向后伸展及用力伸展上举、下压双臂。③增加下部胸廓活动度训练，在限制胸廓运动的同时进行深呼吸。单压一侧有助于对侧胸廓的扩张，按压双侧有助于训练整个胸廓活动度。④呼吸拮抗训练，将一条宽布带缠绕于下胸廓，在身体前面交叉，患者自己握持布带两端，在深吸气时，施以适当拉力，拮抗胸廓呼吸运动。双手同时拉紧时，可增加整个胸廓运动的阻力，单拉一侧时，同侧下胸廓扩张受限，对侧下胸廓凸起。⑤胸腹式呼吸训练，患者不宜腹式呼吸，应采用胸腹式呼吸。患者仰卧位，膝髋屈曲，治疗师指导患者有意识地限制胸廓活动，吸气时缓慢腹部隆起，胸廓完全扩张，呼气时，腹部回缩，胸廓回复；可用视觉、手或腹部加压沙袋的方法强化这一过程。呼气时间为吸气的两倍，胸腹式呼吸训练逐渐从卧位过渡到坐位、立位进行。

（二）电刺激疗法

主要适用于可塑性较好的40°以下的脊柱侧凸患者或不宜手术治疗的40°以上的侧凸患者。具体治疗方法如下：

1. 治疗前准备　首先利用影像学进行定位，摄站立位前后脊柱X线片，根据X线片找出侧凸的顶椎及与其相连的肋骨，此肋骨与患者腋后线、腋中线相交点A、B作为参考中心，在参考中心上、下各5~6cm处的腋后线及腋中线上作标志点为放电极板的位置，同一组电极板的距离不要小于10cm。

2. 刺激强度的确定　一般电刺激的强度可通过以下方法来估计：①电刺激肌肉收缩时肉眼观察脊柱侧凸有无改善或变直。②肌肉收缩时触摸患者的棘突有无移动。③拍摄电刺激肌肉收缩及无电刺激时X线片对比，测量侧弯角度有无10°以上的减小。如未达到以上要求，应向前调整电极板位置，或略增大同一组两电极板间的距离，找到最佳刺激点，并使电流强度逐渐增大到60~70mA。

3. 治疗时间与疗程　第1周：第1天刺激时间为半小时，每日2次；第2天刺激1h，每日2次；第3天刺激3h，每日1次；以后每日刺激1次，每次递增1h，至第7天刺激7h，电流量也由每天的30mA增加到第7天的70mA。同时教会家长正确使用，并改为晚上治疗，患者入睡后开动仪器，使电流强度由30mA开始，在2~3分钟后逐渐调到60~70mA。

4. 注意事项　①注意皮疹的发生：放电极板的部位可能会出现皮疹或接触性皮炎，一般不需要停止治疗，对于出现皮疹的局部给予清洁，注意保持干燥，必要时涂抹外用药膏，治疗时避开皮疹区。②电刺激治疗是一个长时间的治疗，需持之以恒，理疗上应至骨骼发育成熟为止，故需坚持几年甚至几十年。③电刺激可与矫形器或运动治疗联合，白天进行支具或运动训练，夜间进行电刺激治疗。

（三）矫形器的应用

1. 适用对象　患者Cobb角在20°~45°，骨骼尚未发育成熟前可佩戴矫形器；患者侧凸大于45°，进展较快需进行手术的，术前也需佩戴支具防止畸形发展，为手术创造条件。

2. 矫形器种类　目前脊柱侧凸的矫形器主要有两类，即颈胸腰骶支具（CTLSO）和胸腰骶支具（TLSO）。

（1）CTLSO　固定范围包括颈椎、胸椎、腰椎和骶椎。该类支具上部分带有颈托，下部分包括骶部有骨盆环。适用于胸段脊柱侧凸，或侧凸顶椎在第8胸椎或以上（颈胸段或上胸段脊柱侧凸）的患者。这类支具的典型代表是Milwaukee支具。

（2）TLSO　固定范围包括中下段胸椎、腰椎和骶椎。该类支具无颈托，支具上端低于腋下，下段包绕骨盆和骶骨，故通常称为腋下型支具。适用于侧凸顶椎在第8胸椎以下（胸腰椎侧弯及腰椎侧弯）的患者。这类支具的典型代表是Boston支具。

3. 矫形器使用方法　使用支具时要昼夜穿着，每天23h；留下1h体育锻炼、洗澡。支具使用要持之以恒，若无禁忌，一般支具治疗直至骨发育成熟为止。支具治疗后每6

个月定期复查一次，复查时要摄佩戴支具及脱下支具的站立位脊柱正位 X 线片，复查时若发现主弯无变化或减少小于 30%，佩戴支具时间仍维持 23h 每天，若其主弯减少大于 30%，则可考虑佩戴时间减至每日 20h。

4. 停用支具的指标　①4 个月内身高不增加；②Risser 征 4~5 级；③取下支具后 4h 摄脊柱前后位片，Cobb 角较前无变化。达到上述指标后，使用支具时间减少为 20h。4 个月后再复查无变化，减为 16h。稳定后减少为 12h。再隔 3 个月复查，在去除支具后 24h 摄脊柱前后位片，Cobb 角仍无变化，即可停止使用。在此期间内如畸形加重仍需恢复 23h 使用支具。

5. 注意事项　①所有矫形器不能直接压迫骨隆起，作用力均匀通过皮肤、软组织；②矫形器的牵拉力对大角度侧弯有效，侧方压力对小角度侧弯有效；③侧方作用力通过向下方倾斜的肋骨传导至脊柱，故作用点必须在侧弯顶点的下方，直接压迫顶点处的肋骨会使肋骨倾斜角度增大而致胸廓容积进一步减少；④矫形器不应对胸部、乳房、下颌部分过度压迫，以避免上述部位发生血液循环障碍；⑤为避免制动所致躯干肌群的失用性改变和对肺功能的影响，应同时加强脊柱和上、下肢肌肉的力量训练；⑥若停用后原有侧弯角度恢复或加重，则表明侧凸仍可能继续增加，应手术矫正。

（四）牵引治疗

牵引治疗可防止或减缓脊柱侧凸的进一步加重，或使侧弯得到一定改善，更重要的它是脊柱侧凸的术前准备，而使术中最大限度地矫正，不致产生脊髓神经损伤的有效和必要的措施。牵引的种类很多，可自行吊单杠，运用自身重力进行牵引，或运用仪器进行牵引如颈牵引、斜台颈牵引、颈骨盆套牵引、头颅 – 骨盆环牵引、卧位反悬吊牵引等，兹将后两种介绍如下：

1. 头颅 – 骨盆环牵引

（1）牵引方法　术后 2~3 天暂不牵引，待针眼疼痛消失后，安装支撑杆，以后每天拧紧调节螺丝 1~2 圈，直至达到理想的矫正度。

（2）注意事项　①每日检查针眼有无渗出或感染现象，必要时给以换药；②主要头颅环有无滑脱，松动时应将固定螺钉拧紧；③严密观察有无神经系统并发症（眶上神经、展神经、舌咽神经、舌下神经、臂丛神经、喉返神经及脊髓损伤等），一旦出现神经系统症状应立即放松支撑杆，待神经症状恢复后再试行牵引或停止牵引；④注意有无颈寰枢椎半脱位或齿状突缺血坏死；⑤注意有无肠系膜上动脉综合征的发生。

2. 脊柱侧凸反悬吊牵引　该装置是由牵引带、滑车、绳索及重锤组成。患者侧卧牵引带中，凸侧向下，重量由 10kg 渐加到 40kg，使凸侧顶点离床 5~8cm，能耐受为宜。作为术前准备，一般牵引两周左右。该法简单，可在医院、家中应用。

【复习思考题】

1.如何准确理解特发性脊柱侧弯?

2.特发性脊柱侧弯有哪些评定方法?

3.特发性脊柱侧弯康复治疗方法有哪些?

扫一扫，知答案

扫一扫，看课件

模 块 十 三

骨性关节炎的康复

【学习目标】

1. 掌握骨性关节炎的定义及临床表现、康复评定方法、康复治疗方案及实施。

2. 熟悉骨性关节炎的病因及发病机制。

3. 了解骨性关节炎康复治疗原则及目标。

【考纲摘要】

1. 熟练掌握骨性关节炎的定义。

2. 掌握骨性关节炎的临床表现、康复治疗方法。

3. 了解骨性关节炎的辅助检查方法。

项目一 概 述

一、定义

骨性关节炎（osteoarthritis，OA）又称为骨性关节病、增生性关节炎或退行性关节病，是关节软骨退行性变和继发性骨质增生而导致的一种慢性、不对称的非炎症性疾病，是关节炎中最常见的类型，多发生于负重大、活动多的关节。

二、流行病学

本病好发于中老年人，女性略多于男性。其患病率随年龄增长而增加，60岁以上的人群中患病率可达50%，75岁以上的人群中则达80%，该病的致残率可高达53%。骨性关节炎好发于负重大、活动多的关节，如膝、脊柱（颈椎和腰椎）、髋、踝、手等关节。

此外，发病与种族、职业、性别等因素有关。

三、病因及发病机制

本病病因尚不明确，其发生与年龄、肥胖、炎症、创伤及遗传因素有关。根据有无局部或全身的致病因素，可将骨性关节炎分为两类：原发性骨关节炎和继发性骨关节炎。原发性骨关节炎的发病无明显病因，可能与年龄、遗传、体质、代谢等因素有关，主要为关节软骨的退行性病变。继发性骨关节炎是由其他疾病引起的骨关节机械性异常而导致的关节衰变，如创伤、骨骼先天性发育异常、畸形、骨骼的缺血性坏死等。

其病理改变为多因素引起的进展性关节软骨变性、破坏及丧失，关节软骨及软骨下骨边缘骨赘生成；继发滑膜、关节囊及关节周围肌肉的改变，使关节活动受限，关节应力改变，关节不稳定。表现为关节疼痛、僵硬、肥大及活动受限，多伴有继发性滑膜炎。

四、临床特征

本病起病隐匿，进展缓慢。临床表现随受累关节而异，主要表现为关节及周围疼痛、僵直、肥大和功能障碍。

（一）症状

1. 关节疼痛　常为受累关节的钝痛或酸胀痛，初起为轻微的钝痛，活动多时疼痛明显，休息后好转。有的人在静止时或晨起时感到疼痛，伴有关节不灵活、僵硬，稍有活动后疼痛减轻，僵硬状态解除，称为"休息痛"。如果活动量大时，因关节摩擦也可产生疼痛，关节内有各种不同的响声，如摩擦声等。关节疼痛与天气变化、潮湿受凉等因素有关。

2. 关节晨僵　晨僵是指在早晨起床时关节僵硬及发紧感，活动后可缓解。持续时间较短，常为几分钟至十几分钟，一般不超过 30 分钟。

3. 活动受限　由于关节炎症病变或附近肌腱和韧带破坏、骨赘形成等均可导致关节活动受限，如持物、行走和下蹲困难。有时还出现关节活动时的"绞锁现象"。

4. 其他　随着病情的发展，可出现行走时失平衡、不能下蹲、腿不能完全伸直，严重时甚至不能行走等。

（二）体征

1. 关节肿胀　手部关节肿大变形明显，可出现 Heberden 结节和 Bouchard 结节。部分膝关节因骨赘形成或关节积液也会造成关节肿大。

2. 关节畸形　随着病情的进展，严重、晚期患者可出现受累关节临近肌肉萎缩、关节畸形，最终导致功能障碍。

3. 摩擦感　多见于大关节，在关节活动时触诊可出现粗糙的摩擦感，是关节软骨损伤、关节表面不平及骨表面裸露的表现。

4.关节压痛　多局限于损伤严重的关节，伴有渗出液时更加明显，关节局部皮温可以较高。

（三）X 线表现

X 线片可见关节间隙变窄，骨赘形成，关节面不规则囊腔形成，有时可见游离体。

（四）实验室检查

无特殊发现。血沉很少超过 30mm/h，关节积液偶见红细胞、软骨碎片和胶原纤维碎片。

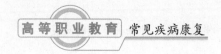 案例导入

　　患者，男，57 岁，体重 80kg，汉族，农民，左侧膝关节疼痛、屈伸不利，下蹲及行走时疼痛加重。曾经针灸、拔罐及口服舒筋活血药物（药名、剂量不详），无明显疗效，且日渐加重。于 10 天前右侧下肢疼痛加重，左侧膝关节肿胀、屈伸不利、行走受限来院。患者自发病以来，饮食、精神可，睡眠欠佳。无咳嗽、咳痰，偶伴心悸气短，二便正常。查体：发育正常，营养中等，神清语利，查体合作，行走受限。膝关节触诊：左侧膝关节髌下脂肪垫、外膝眼压痛，浮髌试验左（＋），右（－）。辅助检查，血常规（－）；尿常规（－）；心电图（－）；左膝关节 X 线示：关节间隙稍有变窄，骨质边缘鸡咀样骨性突起，髁状突变尖，关节软骨面钙化。诊断为左膝关节骨性关节炎。

　　提问：对该患者如何进行评定？如何康复治疗？

项目二　康复评定

一、疾病严重程度的分级评定

根据 X 线片的表现，临床可分为五级：

0 级：无改变。

Ⅰ级：轻微骨赘。

Ⅱ级：明显骨赘，但未累及关节间隙。

Ⅲ级：关节间隙中度变窄。

Ⅳ级：关节间隙明显变窄，软骨下骨硬化。

二、关节活动范围评定

关节活动障碍是骨性关节炎的主要临床表现之一，通过 ROM 测定可了解关节障碍的

程度以及康复治疗后关节功能的恢复情况。常用的方法有半圆规量角器测量法和方盘量角器测量法。中晚期骨关节炎患者主要表现为关节僵硬和 ROM 减少。

三、肌力评定

骨性关节炎患者因肢体运动减少，可致失用性肌萎缩，肌力减弱。常用的方法有徒手肌力测定法（MMT）和机械肌力测定。在关节有明显疼痛、关节活动度明显受限或明显畸形时不进行肌力测定。

四、疼痛评定

可采用视觉模拟评分法进行评定，对治疗前后的评定结果进行比较。

五、步行能力评定

主要是评定下肢功能，可采用 1984 年 Holden 提出的功能性步行分级，也可采用 15m 步行时间测定。

六、日常生活活动能力评定

严重的骨性关节炎患者常影响其日常生活活动能力，应进行 ADL 评定，以了解患者日常生活活动能力水平。在治疗前、中、后对患者进行 ADL 评价，可正确掌握患者的综合生活能力和康复效果。常用的 ADL 评定方法为 Barthel 指数分级法。

七、生活质量评定

骨性关节炎可不同程度地影响患者的生活质量，应进行 QOL 评定，常采用询问法或量表法，代表性的生活质量评定量表有世界卫生组织生活质量测定量表简表（WHOQOL-BREF）、健康调查简表（SF-36）及生活满意指数 A（LSIA）。

项目三 康复治疗

一、康复治疗目标与原则

（一）康复治疗目标

本病康复治疗目标为减轻关节肿胀、缓解疼痛；维持和提高关节活动功能；增强患肢肌力和关节稳定；应用矫形器预防和纠正关节畸形。

（二）康复治疗原则

1.急性期支具固定，防止畸形。

2.注意休息，保护关节，避免过度活动。

3.合理的药物治疗，减轻患者疼痛，控制炎症。

4.应用合适的矫形器及辅助器具，以预防、矫正关节畸形，保护和补偿关节功能。

二、康复治疗方法

1.休息与合理运动　一般的骨性关节炎无须卧床休息，只要限制相关关节的活动量，就可达到休息的目的。但症状明显时要充分休息，症状缓解后进行适当的关节运动，以保持肌力和关节稳定性，若关节出现肿胀、疼痛加重时，则应卧床休息，以减少关节运动。

2.药物治疗　主要应用消炎镇痛药和中成药，如阿司匹林、吲哚美辛、布洛芬、吡罗昔康等，中成药可选通痹丸、抗骨质增生丸、壮骨关节丸等。

3.理疗　可根据情况选用直流电药物离子导入疗法、音频电疗、磁疗、短波、超短波、红外线、蜡疗、热水浴、矿泉浴、药物浴等，以促进血液循环，减轻肌肉痉挛，缓解疼痛。

4.运动疗法　运动能够保持关节的柔韧性和提高肌肉力量。骨性关节炎时，活动量不宜过大，以免使病情加重，但长期不活动又易造成关节的僵硬，因此可采用小运动量的运动。

（1）关节运动　开始时以主动运动为主，范围应达到患者能忍受的关节最大活动度，随病情好转，可由主动运动逐渐过渡到辅助运动，以使关节能够达到其最大活动范围，然后进行抗阻运动。

（2）肌力练习　首先采用肌肉等长收缩练习，待疼痛缓解或解除固定后，进行等张肌肉收缩，直至抗阻练习。对膝关节炎患者，应注意增强股四头肌肌力训练，可强化膝关节的稳定性，有利于行走。训练方法是：患者平卧床上，下肢伸直，使股四头肌做等长收缩；或抬高下肢，两侧交替进行；或端坐于股四头肌训练椅上，做股四头肌等长和等张训练。若活动后无任何不适，可适当增加运动量；若活动后有短暂的疼痛，说明可耐受，但需注意控制运动量；若疼痛长时间不消失，说明活动量过大，需做调整。

5.能量节约技术　应用合适的辅助装置，以最大限度发挥其生物力学功能，在最佳体位下进行行走和手部活动；戴（穿）用合适的自助具和衣着；改造家庭环境，以适应病情的需要；在生活中要注意休息，维持足够肌力；保持良好姿势；对不宜对抗重力的关节活动，可在消除重力的情况下进行。

6.支具　为减少负重关节的负荷，防止关节进一步磨损，可采用各种支具如腋杖、手杖等。

7.中医康复治疗

（1）药物治疗 可辨证分型施治。

1）湿热痹阻 蠲痹汤加味：防己 15g，杏仁 15g，滑石 15g，连翘 9g，山栀 9g，半夏 9g，薏苡仁 15g，赤小豆 9g，蚕沙 9g，络石藤 20g，桑枝 20g。

2）风邪偏胜 防风汤加减：防风 12g，当归 12g，赤芍 12g，杏仁 6g，黄芩 12g，秦艽 15g，葛根 12g，麻黄 9g，甘草 6g，茯苓 15g，桂枝 9g。

3）湿邪偏胜 羌活 9g，独活 9g，桂枝 9g，当归 9g，川芎 6g，木香 5g，乳香 6g，海风藤 30g，桑枝 30g，甘草 5g，茯苓 15g，薏苡仁 15g。

4）寒邪偏胜 乌头汤加减：川乌 9g，麻黄 9g，白芍 12g，黄芪 12g，甘草 9g，蜂蜜 15g，羌活 9g，秦艽 9g。

5）虚证 独活寄生汤加减：独活 9g，桑寄生 18g，秦艽 9g，防风 9g，细辛 3g，杜仲 12g，牛膝 12g，当归 9g，地黄 12g，白芍 12g，人参 9g，茯苓 15g，甘草 6g，川芎 9g，肉桂 6g，生姜 5g。

成药可用健步虎潜丸、抗骨质增生丸、六味地黄丸等。

（2）熏洗治疗

1）方法一 威灵仙 50g，牛膝 50g，苏木 30g，络石藤 30g，透骨草 30g，伸筋草 24g，土鳖虫 24g，川乌 24g，草乌 24g，独活 24g，桑寄生 24g，红花 24g，赤芍 24g，川芎 24g，延胡索 24g，肉桂 24g。以上装入纱布袋内，放到特制熏蒸床电热锅中，加适量水浸泡后，加热至 50℃~80℃，随患者耐受程度调整温度。患者暴露患处，俯卧于熏蒸床上，患处对准电热锅上口，床单覆盖，使中药蒸气直接熏蒸患处，每次 30~40min，每天 1 次，15 次为 1 个疗程。

2）方法二 荆芥 20g，防风 20g，蒲公英 15g，地丁 15g，苦参 15g，艾叶 20g，红花 25g，川椒 25g，海桐皮 20g，五加皮 20g，透骨草 20g，细辛 15g，牛膝 20g，甘草 l0g。上药加水 2000mL，煎至 1500mL，以不烫为度，熏洗患处，每剂药可连用 3 天，2 周为 1 个疗程，每日熏洗 2 次，每次 20~30min。治疗期间可适当减少活动。

（3）饮食疗法

1）汤 一般的骨关节痛，用牛筋、鹿筋、鱼胶、鲨鱼骨、乌蛇煲瘦肉或老鸡汤，有以形补形、祛风除湿的功效。

2）茶 苍耳威灵仙茶：苍耳子 12g，乌龙茶叶 5g，威灵仙 12g，红糖 50g，治风寒湿痹，关节疼痛。苡米防风茶：苡米 30g，防风 10g，治风湿热关节痛。灵仙木瓜茶：威灵仙 10g，木瓜 10g，治关节疼痛沉重，麻木不仁。桑枝茶：桑枝 30g，白酒少许，治风寒湿痹，四肢挛缩。

3）药酒 虎骨酒：虎骨 50g，白酒 1500g，治风湿骨痛。乌鸡酒：乌鸡 1 只，黄酒

2500g，治风寒湿痹。乌蛇酒：乌梢蛇 1 条，白酒 1000g，专治顽痹，关节冷痛。另外虎骨木瓜酒、国公酒、十全大补酒、三蛇酒等都有祛风湿、补气血、止痹痛的功效。

（4）针灸及推拿治疗

1）针灸治疗　针灸治疗痹证有较好效果，以循经的远端、患部取穴为主，也可采用阿是穴。常用的取穴处方：肩部用肩髃、肩髎、肩贞、臑俞、阿是穴；肘臂部用曲池、合谷、天井、外关、尺泽、少海、小海；腕部用阳池、外关、合谷、阳溪、腕骨；背脊部用大椎、身柱、腰阳关、夹脊；髋部用环跳、居髎、悬钟；股部用秩边、承扶、伏兔、殷门、风市、阳陵泉；膝部用犊鼻、梁丘、阳陵泉、阴陵泉、膝阳关；踝部用申脉、照海、昆仑、丘墟。另外，行痹加膈俞、照海；痛痹加肾俞、关元；着痹加足三里、商丘；热痹加大椎、曲池、阿是穴。

2）推拿治疗　早期以和营通络、滑利关节为治疗原则；后期骨性强直者以舒筋通络、活血止痛为原则。患者坐位，治疗者站于一侧，在上肢内、外侧上下往返施治，同时配合各关节的被动活动，并配合按揉肩髃、肩贞、肩髎、曲池、尺泽、手三里、合谷、阳池、大陵；治疗者坐于前侧，捻、揉腕部及各掌指和指间关节，同时配合适度的摇法，然后再摇肩、肘关节、搓上肢；用擦法作用于臀、大腿、小腿、髋、膝、踝的周围，重点为髋、膝、踝关节的后面，同时配合髋的后伸、外展、外旋，膝的伸、屈，踝关节的屈伸及内外翻的被动运动，并点按环跳、居髎、委中、承山、阳陵泉、足三里等穴。

整个治疗过程中，以早期治疗效果较好，晚期发生畸形和关节僵硬、骨质疏松的患者，治疗时禁止手法粗暴，以免发生骨折。

三、康复教育

教育患者正确认识骨性关节炎，关节软骨组织随着年龄的增长而老化，这是自然规律，平时应注意预防。发病后应积极进行康复治疗，可以延缓其进程和减轻其退行性变的程度。注意消除或避免致病因素，如避免机械损伤、维持良好的姿势、积极进行维持和提高关节功能性的锻炼等。

【复习思考题】

1.骨性关节炎的主要临床表现有哪些？
2.骨性关节炎的康复治疗原则是什么？
3.骨性关节炎的分类有哪些？

扫一扫，知答案

扫一扫，看课件

模 块 十 四

类风湿性关节炎的康复

【学习目标】

　　1. 掌握类风湿性关节炎的定义及临床表现、康复评定方法、康复治疗方案及实施。

　　2. 熟悉类风湿性关节炎的病因及发病机制。

　　3. 了解类风湿性关节炎康复治疗原则及目标。

【考纲摘要】

1. 掌握类风湿性关节炎的定义、特征、全身表现、关节及关节外表现。

2. 掌握类风湿性关节炎的治疗目的及康复治疗方法的选择。

3. 了解类风湿性关节炎的病因、发病机制、病理、实验室检查及诊断标准。

项目一　概　述

一、定义

　　类风湿性关节炎（rheumatiod arthritis，RA）是一种慢性全身自身免疫性疾病，其关节的病变特征为对称性、多发性关节炎。全身关节均可受累，尤其以掌指关节、近端指间关节和跖趾关节为多见，有的以侵犯脊柱关节为主，也可累及肩、肘、腕、膝、踝等关节。病至后期，可逐渐发生关节功能障碍和畸形。

二、流行病学

　　我国约有 400 万患者，患病率为 0.32%~0.36%。本病好发于 20~40 岁青壮年，发病以女性居多，男女比例为 1：4。类风湿性关节炎发病率高，致残率高，病程长，可反复发作而逐渐转为慢性。

三、病因及发病机制

类风湿性关节炎的病因尚未十分明确，一般认为与感染、过敏、内分泌失调、自身免疫反应及家族遗传有关，但多数患者患病前常无明显诱因可查。60%~70% 的类风湿性关节炎患者在活动期血清中出现类风湿因子（rheumatiod factor，RF）。类风湿性关节炎的基本病理改变为关节的滑膜炎、类风湿血管炎、类风湿结节。

滑膜炎是关节表现的基本病理，任何有滑膜的关节、韧带、肌腱、骨骼，以及心、肺、血管等均可受累。其基本病理改变为关节滑膜的慢性炎症，急性期滑膜表现为炎细胞浸润和渗出，邻近组织也有炎性改变；病变进入慢性期，滑膜变得肥厚，形成绒毛样突起，突向关节腔内或侵入到软骨和软骨下的骨质，造成关节破坏、关节畸形和功能障碍。

血管炎是关节外表现的基本病理，可发生在关节外任何组织，主要侵犯中、小动脉和（或）静脉，表现为血管壁内膜增生，导致血管腔狭窄或堵塞。

类风湿结节是最常见的关节外表现，可出现在任何组织或器官，是一种非特异性的坏死性肉芽肿。

四、临床特征

1. 关节症状　类风湿性关节炎主要侵犯手、腕、足、踝、肘、肩等具有滑膜组织的可动关节，主要表现为晨僵、关节疼痛或压痛、关节肿胀及关节畸形。

（1）晨僵　早晨或睡醒后出现关节周围僵硬，活动不灵便，严重时可有全身僵硬感。一般持续1小时以上。晨僵出现在95%以上的类风湿患者，是重要的诊断依据之一。晨僵常伴有肢端或指趾发冷和麻木感。其他关节炎如退行性关节炎也可出现晨僵，但其持续时间与程度一般不如类风湿性关节炎明显。

（2）关节痛与压痛　关节疼痛多为最早症状，常见双手关节与腕关节，尤其是近端指间关节及掌指关节，其次为趾、膝、肘、踝、肩等关节。关节痛常伴有关节压痛，受累关节可伴有褐色素沉着。疼痛多呈对称性、持续性、时轻时重。

（3）关节肿胀　绝大多数患者是以关节肿胀开始发病的。肿胀是由关节腔内渗出液增多及关节周围软组织炎症改变而致，表现为关节周围均匀性肿大，手指近端指关节的梭形肿胀是类风湿患者的典型症状之一。关节肿时可伴有皮温增高，但表皮很少发红。关节肿胀多为对称性，常见于近端指间关节、掌指关节、腕关节、膝关节等。

（4）关节畸形　常见于中、晚期患者，多由于炎症肌肉和肌腱的影响使局部力平衡遭到破坏而造成。腕关节多表现为掌侧半脱位；手指畸形多为尺侧偏斜"鳍形手"或呈现"天鹅颈畸形"与"纽扣花畸形"。肘、膝、肩、髋、颞颌关节及颈椎也易受累。

（5）关节障碍　关节肿痛和结构破坏均可以引起关节障碍，大概可分为4级：

Ⅰ级：能正常进行日常活动及各项工作。

Ⅱ级：可进行一般的日常活动及某些特定工作，其他项目活动受限。

Ⅲ级：可进行一般的日常活动，进行工作时受限。

Ⅳ级：日常生活的自理和参与工作的能力受限。

2. 关节外症状　类风湿性关节炎主要累及手足等关节，也可累及任何有滑膜的关节、韧带、肌腱、骨骼、心、肺及血管。常见有类风湿结节、类风湿血管炎、肺间质性变和结节样变、胸膜炎、心包炎及胃肠道、肾、神经系统、血液系统等的改变。

3. 实验室检查　多数活动期患者有轻至中度正细胞低色素性贫血，活动期血沉加快、C反应蛋白升高、类风湿因子（RF）大多阳性。免疫复合物和补体、关节滑液、类风湿结节活检及关节的X线检查有助于诊断。

4. 临床分型　按类风湿性关节炎的发病特点可分为隐袭型、急性发作型和中间型。

（1）隐袭型　此型病情发展缓慢，常于数周或数月内逐渐起病。最初表现为全身不适或疲乏，偶有局部关节胀痛或不适；逐渐发展为晨僵、关节疼痛、肿胀，多为对称性。晨僵可能是部分患者的首发症状。

（2）急性发作型　此型病情发展迅速，甚者在几天内发病。对称性较隐袭型差。

（3）中间型　起病介于上述两型之间，在数日至数周内出现关节症状。

5. 诊断标准　本病的诊断缺少特异性方法，正确诊断应建立在对整个病情的综合判断上，并排除其他非风湿关节病后才可确诊。

（1）参照1987年美国风湿病协会（ARA）修订的类风湿性关节炎诊断标准　①晨僵：关节及其周围的僵硬感在获得最大改善前至少持续1小时（病程≥6周）；②至少3个以上关节部位同时有软组织肿胀或积液（病程≥6周）；③手掌指关节或近端指间关节肿胀（病程≥6周）；④对称性肿胀；⑤皮下结节；⑥手X线改变，显示有骨侵蚀及邻近的局限性或明显的脱钙、骨质疏松；⑦类风湿因子阳性。年龄在18岁以上的患者且以上7条中满足4条或4条以上可诊断为类风湿性关节炎。我国类风湿性关节炎病情较美国人轻，标准中第1条和第2条对国人不尽适合，可参考执行。

（2）参照2010年ACR和欧洲抗风湿病联盟（EULAR）提出的新的RA分类标准和评分系统，按照评分标准，6分以上可以确诊RA，小于6分目前不能确诊RA（表14-1）。

表14-1　2010年ACR/EULAR的RA分类标准

项目	评分
关节受累情况（0~5分）	
1个中到大关节	0分
2~10个中大关节	1分
1~3个小关节	2分
4~10个小关节	3分
超过10个小关节	5分

续表

项目	评分
血清学（0~3分）	
RF 和抗 CCP 抗体均为阴性	0 分
RF 或抗 CCP 抗体低滴度阳性	2 分
RF 或抗 CCP 抗体高滴度阳性	3 分
急性期反应物（0~1分）	
CRP 和 ESR 均正常	0 分
CRP 或 ESR 异常	1 分
症状持续时间（0~1分）	
<6 周	0 分
≥6 周	1 分

注：受累关节指关节肿胀疼痛，小关节包括掌指关节、近端指间关节、第 2~5 跖趾关节、腕关节，不包括腕掌关节、第 1 跖趾关节和远端指间关节；大关节指肩、肘、髋、膝和踝关节；血清学高滴度阳性指大于 3 倍正常值。

6. 鉴别诊断　类风湿性关节炎应与强直性脊柱炎、骨性关节炎、系统性红斑狼疮、风湿性关节炎相鉴别。

📚 案例导入

　　患者金某，女，47 岁，公务员。2018 年 1 月 18 日入院。患者 13 年前无明显诱因出现双侧手足关节疼痛，未系统治疗，渐出现双膝、双肘、双肩等关节疼痛，晨起后加重，伴晨僵，持续超过 1 小时，来我院，诊为类风湿性关节炎。

　　提问：对该患者进行哪些方面评定？如何康复治疗？

项目二　康复评定

一、疾病活动性评定

　　炎症活动性评定可以根据临床表现判断炎症是否处于活动期。Lansbury 全身指数法是类风湿性关节炎活动性常用的评价方法。主要通过晨僵（持续时间）、疲劳感（出现时间）、疼痛程度（缓解疼痛所需药物种类或服阿司匹林片数）、肌力（主要检查握力，用血压计或握力计测定）、血沉（用 Westergren 法）来评价其活动性。

　　（1）临床指标　①晨僵持续 1 小时以上；②6 个关节以上有压痛或活动时有疼痛；

③ 3 个关节以上有肿胀；④发热 1 周以上，体温高于 37.5℃；⑤握力，男性 <192mmHg，女性 <146mmHg。

（2）实验室指标 ①血沉 >27mm/h；②类风湿因子测定 >1 ：40 以上（免疫乳胶法）。

二、疾病稳定性评定

1. 晨僵持续时间不超过 15 分钟。

2. 无疲劳感。

3. 关节无疼痛。

4. 关节无压痛或无运动痛。

5. 关节软组织或腱鞘鞘膜不肿胀。

6. 血沉，女性不超过 30mm/h，男性不超过 20mm/h，持续 2 个月或以上具有上述 5 项或更多者定为稳定期。

三、关节活动度评定

类风湿性关节炎患者由于滑膜炎引起关节疼痛、肿胀、软骨破坏、融合、脱位导致关节活动功能减退而受限，表现为僵硬和 ROM 减少。由于关节的破坏和周围软组织受累，再加上重力的影响，常见的畸形有肩内收内旋、肘屈、前臂旋前、腕尺侧偏、手指"天鹅颈"样畸形及足外翻、扁平足等。检查 ROM 需在关节运动之前操作，最好用角度计或量规器精确测量，左右对比，患者主动活动范围即主动 ROM 与被动 ROM 对比。同时应注意患者关节紧张感或挛缩、绞锁现象和关节囊松弛所导致的关节过伸与 ROM 增大及神经系统损害所致的肢体瘫痪。应以健康人正常关节或患者健侧关节 ROM 与被动 ROM 比较进行评价。

四、肌力评定

类风湿性关节炎患者的肌力评定一般采用徒手肌力测定法，对手的肌力测定一般采用握力计法。若手的小关节畸形，使用握力计困难，可采用血压计法。在关节有明显疼痛、肿胀或关节活动度明显受限、关节明显畸形时不进行肌力测定。

五、疼痛评定

除了可进行目测类比法、简化 McGill 疼痛问卷和压力测痛法等疼痛评定外，尚有专门针对 RA 关节压痛而设计的各种关节指数评定方法。如 Ritchie 关节指数，通过对指定关节（双侧手近端指间关节、腕关节、肘关节、肩关节、膝关节等 28 个关节或更多关节）进行压诊，视其产生的反应对每一关节评分。评定标准：无触痛"0"分；有触痛"1"分；有触痛且触之患者有躲避"2"分；有触痛且触之患者有躲避并回缩"3"分。将各关

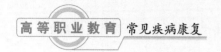

节评分合计即 Ritchie 关节指数。

六、步态评定

下肢关节受累的患者会出现异常步态，包括疼痛步态、肌无力步态、关节挛缩步态等。疼痛步态主要表现为患者的支撑相缩短，健肢摆动速度加快，步长缩小。肌无力步态：如股四头肌无力时，患者在支撑相不能充分伸膝，需以手扶膝帮助，同时身体前倾。关节活动受限步态：髋关节活动受限步态表现为步幅缩小，步态拘谨。关节挛缩步态：如踝关节挛缩，患肢出现马蹄足，行走时患肢在摆动相过度屈髋屈膝以替代屈踝不能或出现类似偏瘫患者的画圈步态。膝关节挛缩多为屈曲挛缩，患者步态表现为短肢步态。

七、日常生活活动能力评定

由于肌肉萎缩和关节畸形，给生活带来极大不便和痛苦，影响其 ADL 及生活质量。通过对 ADL 的评估，了解患者日常生活的各项基本功能状态，明确功能障碍的程度，从而确定康复目标，制订康复计划，选择治疗训练措施。国际惯用的生活活动能力分级分为 4 级。1 级：和健康常人相近，能完全生活自理；2 级：自理有困难，但无人协助可以照料生活；3 级：生活需他人部分协助，无法独立全部完成；4 级：动作极困难或卧床生活，大部分或全部靠人协助。

八、整体功能评定

根据美国风湿协会提供的标准将其分为 4 级：

Ⅰ级：功能完好，能无困难地进行各种活动。

Ⅱ级：虽有单个或多个关节不适或功能受限，但仍能完成日常生活活动。

Ⅲ级：功能受限，部分或不能完成正常工作，或仅能完成部分生活活动。

Ⅳ级：大部分或完全丧失功能，需卧床或限于依靠轮椅行动，生活自理能力丧失或仅保留极少部分。

项目三　康复治疗

一、康复治疗目标及原则

（一）康复治疗目标

1. 缓解疼痛，消除炎症和肿胀。

2. 保持肌力及关节功能，预防及纠正畸形。

3. 改善生活自理能力，提高生活质量。

（二）康复治疗原则

1. 解除疼痛，控制炎症。

2. 保持良好的全身状态，预防或改善功能障碍。

3. 急性期的康复重点是关节休息，尽可能使关节处于接近功能位置的舒适位置上，避免关节负重，以减轻疼痛、控制炎症。

4. 亚急性期以维持关节活动度，进行适当的主动和被动运动，以不加重疼痛为度。

5. 慢性期以预防和矫正畸形为主，可以通过体力训练，增加关节活动度和增强肌力等手段来实现。

二、康复治疗方法

1. **休息与制动**　在疾病活动期疼痛剧烈时，要注意减少运动，必要时应卧床休息，以休息后能消除疲劳、减轻或解除关节局部肿痛为宜。为缓解症状，减轻疼痛，防止关节畸形，可用各种类型夹板进行腕、指等小关节局部功能位外固定，制动休息，要求腕背伸 $40°\sim45°$，手指微屈，一般不超过 2 周。

2. **药物治疗**　抗风湿药物有非甾体类抗炎药、抗风湿药和糖皮质激素等。常用药物为非甾体类抗炎药，如吲哚美辛、布洛芬、萘普生和吡罗昔康等，主要作用是缓解疼痛，不能改变本病的病理过程；抗风湿药物如金制剂、青霉胺、甲氨蝶呤等，这类药物可影响本病原有的病理过程；糖皮质激素药物适用于有关节外症状或关节炎明显时，早期小剂量应用。

3. **理疗**

（1）冷疗　在炎症的急性活动期采用冷疗法，可缓解疼痛。如冰袋外敷、冰按摩、冰水浸浴、冷却剂喷雾等作用于关节局部，每次治疗时间 10min 左右。

（2）热疗　在慢性稳定期，可采用温热疗法如温泉疗法、蒸汽浴、泥疗、蜡疗、红外线、高频电疗法等，以镇痛、消除肌痉挛，增加软组织伸展性及增加毛细血管通透性。

（3）电疗　包括直流电离子导入、低中频脉冲电治疗、高频脉冲电治疗等，具有镇痛和防止肌肉挛缩作用。

4. **运动疗法**　急性炎症期关节渗出、肿胀明显，可在卧床休息的情况下，每日坚持在床上进行小运动量的关节体操、等长肌肉收缩练习，以预防关节畸形及肌肉萎缩。在应用夹板等固定时，应每 2 小时取下，进行关节的无痛范围内被动、主动运动。进入稳定期，患者全身症状及关节局部肿胀基本消失，关节疼痛减轻，但关节挛缩、僵硬、活动受限明显，此时应以增加病变关节活动范围及周围肌肉肌力的主动运动疗法为主，防止和矫正畸形、预防肌肉萎缩、保持患者功能状态及日常生活活动能力。活动量以患者稍感疼痛但次日疼痛能消失为度。

5. **关节保护技术**　在同一体位下避免长时间负重；维持良好姿势，以减轻对某一关节的负重；在急性疼痛时不应过多活动；应用合适的辅助装置和夹板；改变必要的工作程序，以减轻关节应激。

6. **作业治疗及 ADL 活动训练**　可通过编织、刺绣、弹琴、踏自行车、缝纫机等作业活动来增强关节活动度和肌力的训练，提高体力和耐力；通过 ADL 的训练如梳头、穿脱衣服、上下楼、使用自助器具等，进一步提高患者的生活自理能力。

7. **矫形器夹板和矫形器**　常用于不负重关节和不稳定的关节，以减少关节活动或保持关节于最佳功能位，可根据患者的具体情况选择使用。如上肢可用腕、手指矫形器、腕掌矫形器、掌指关节尺侧偏畸形矫形器；下肢可用踝足矫形器、膝矫形器；脊柱可用脊柱矫形器等。

8. **中医康复治疗**　中医学认为本病属于痹证的范畴，其治疗多采用药物、针灸、推拿、气功、导引等方法。

（1）药物治疗　可根据辨证情况选药组方。①风寒湿痹阻型。此型最常选用的方剂为乌头汤、麻黄附子细辛汤。此外也可选用羌活胜湿汤及独活寄生汤。常选用的药物为：麻黄、黄芪、乌头、桂枝、细辛、白芍、川芎、当归、附子、防风、防己、羌活、独活、鸡血藤。②风湿热痹阻型。此型最常用的方剂为白虎加桂枝汤、越婢加术汤、二妙散、蠲痹汤。常用药物为：知母、薏苡仁、石膏、黄柏、防己、红花、忍冬藤、滑石、秦艽、连翘、防风。③瘀血阻络型。常用的药物为：没药、乳香、红花、当归、川芎、香附、赤芍、桃仁。④肝肾阴虚型。常用的药物为：桑寄生、地黄、续断、牛膝、独活、芍药。单味中药治疗亦有一定效果，如雷公藤总甙、山海棠等。

（2）针灸及推拿治疗　参见模块十三　骨性关节炎的康复相关内容。

（3）气功及传统体育疗法　在练习气功的基础上，可进行五禽戏、易筋经、八段锦、太极拳等运动。

三、康复教育

对患者的教育包括：有关疾病的科普知识；疾病可能对生活方式、工作和休闲活动的影响；预防功能障碍的措施，如采取正确体位，注意避免加重畸形的活动等。必须强调患者主动参与其治疗的重要性，同时应帮助患者树立信心，使患者摆脱忧虑、悲观、抑郁状态，增强战胜疾病和自我生活的信心。

【复习思考题】

1. 类风湿性关节炎的关节症状有哪些？

2. 类风湿性关节炎的康复治疗目标是什么？

3. 类风湿性关节炎的诊断标准是什么？

扫一扫，知答案

扫一扫，看课件

强直性脊柱炎的康复

【学习目标】

　　1.掌握强直性脊柱炎的定义及临床表现、康复评定方法、康复治疗方案及实施。

　　2.熟悉强直性脊柱炎康复治疗原则及目标。

　　3.了解强直性脊柱炎的病因及发病机制。

【考纲摘要】

1.掌握强直性脊柱炎的定义和临床表现。

2.掌握强直性脊柱炎临床处理方法。

3.了解强直性脊柱炎的病因、病理及辅助检查方法。

项目一　概　述

一、定义

　　强直性脊柱炎（ankylosing spondylitis，AS）是以中轴关节（包括骶髂关节、肋椎关节）慢性进展性炎症为主的自身免疫性疾病。发病部位在富有韧带和肌腱附着的骨突出部位，脊柱各关节如骶髂关节、关节突关节、肋椎关节及关节周围组织、肌腱、筋膜和肋间肌均可累及。随着病情发展，常发生椎间盘纤维环及其附近韧带钙化和骨性强直。

二、流行病学

　　强直性脊柱炎多发于青壮年，发病年龄多在 20~30 岁，45 岁以后很少发病。强直性脊柱炎患病率与种族、地区、性别、年龄等密切相关，患病率在各国报道不一，我国普通人群患病率为 0.25%~0.3%。男女比例为（6~8）：1，女性患者发病病情较轻，一般以外周关节表现为常见。

三、病因及发病机制

本病病因至今未明，从流行病学调查发现，与基因遗传和环境因素有关。临床上约有 90% 的 AS 患者白细胞相关抗原 HLA–B27 阳性，提示与 HLA–B27 高度相关。可能与泌尿生殖道沙眼衣原体、志贺菌和沙门菌等某些肠道病原菌或其他微生物感染有关。发病机制上尚不明确，可能与 HLA–B27 相关序列和细菌等通过某种机制相互作用有关。

四、临床特征

1. 临床表现

（1）症状　本病起病缓慢隐匿，早期多表现为腰背或骶髂部疼痛、晨僵，部分患者也可表现为臀部和腹股沟区下肢放射性酸痛，症状在夜间、久坐或休息时加重，活动后减轻。晚期表现为腰椎各方向活动受限和胸廓活动减少，甚至脊柱由下而上发生强直。本病也可侵犯脊柱外关节，多为非对称性大关节肿痛，最终形成关节强直。部分强直性脊柱炎患者以外周关节受累为首发症状，以膝、髋、踝和肩关节居多，肘及手、足小关节偶有受累。本病的关节外表现有腱端病、复发性虹膜炎或葡萄膜炎、心脏主动脉瓣闭锁不全、主动脉炎、心脏传导阻滞、肺尖纤维化或囊性变等，肢体麻木、感觉异常和肌肉萎缩也常见。晚期常伴骨密度下降甚至骨质疏松。

（2）体征　常见体征为骶髂关节压痛，脊柱各个方向活动受限，胸廓活动度减低，"4"字试验阳性，肌腱附着点压痛或肿胀。

2. 诊断标准　本病可依据强直性脊柱炎（AS）的纽约修正标准诊断。

（1）临床标准

1）超过 3 个月的下背疼痛和僵硬，运动可以改善，休息不能缓解。

2）腰椎矢状面、额状面活动受限。

3）胸扩展受限。

（2）骶髂关节炎放射线分级标准

0 级：正常。

Ⅰ级：变化可疑。

Ⅱ级：轻度异常，局限性侵蚀、硬化，关节间隙正常。

Ⅲ级：明显异常，中度或进展性关节，有以下 1 项或 2 项以上改变：侵蚀、硬化、狭窄或部分强直。

Ⅳ级：严重异常，关节完全强直。

放射线标准，骶髂关节炎：双侧≥Ⅱ级，单侧≥（Ⅲ～Ⅳ）级。

（3）诊断

肯定 AS：具备放射线的标准和至少具有 1 项临床标准。

可疑 AS：①单有 3 项临床标准；②有放射线标准，无任何临床标准（应排除其他原因骶髂关节炎）。

案例导入

　　冉某，男，20 岁。患者因睡卧湿地后引起腰肌部疼痛、僵硬不舒 8 个月，夜间及晨起较重，翻身不便，活动后减轻，经常服用吲哚美辛、瑞培林等药，效果不佳，病情缓慢发展，进行性加重。诊见：腰部僵硬，腰椎各方活动受限，双侧骶骨关节叩击痛，双侧 4 字征（＋）；舌淡红、苔白，脉细弦；化验血沉 60mm/h；X 线显示双侧骶骨关节模糊，关节面破损，密度增高。诊断为强直性脊柱炎。

　　提问：该患者存在哪些功能障碍？如何进行评定及康复治疗？

项目二　康复评定

一、临床评定

炎症活动期表现为疼痛加重，并可出现发热、疲劳、食欲差等全身症状，关节外表现有虹膜炎、血沉加快。可采用总体疼痛评定、夜间痛评定及脊柱痛评定来进行疼痛评定。病变程度主要依靠 X 线检查，早期为双侧骶髂关节侵蚀，晚期椎突关节融合消失，椎旁韧带钙化，脊柱强直呈"竹节"样改变。

二、功能评定

1. 整体功能评定　参照美国风湿病协会提供的残疾分级标准，采用 Steinbracker 功能指数，将残疾分为四级：

Ⅰ级：仅有腰骶部功能受限或晨僵，能无困难完成所有日常工作。

Ⅱ级：脊柱活动受限甚至部分强直，但仍能进行日常活动。

Ⅲ级：脊柱强直，只能进行极少一般职业活动，生活尚可自理。

Ⅳ级：脊柱驼背固定，生活基本不能自理。

2. 脊柱活动度评定　主要评定脊柱前屈、后伸、侧弯及下蹲的程度。

（1）枕墙距离　用以评定颈椎、胸椎后凸程度。患者直立，足跟及臀部紧靠墙面，下颌内收，测后枕与墙面之间水平距离，正常枕部与墙距离为0。

（2）下颌胸骨距离：此法主要评定颈椎前屈功能，患者坐位，颈部前屈，测量下颌至胸骨体上缘距离。正常人为0。

（3）指尖地面距离　患者直立，膝伸直，腰前屈，测量患者中指指尖与地面距离，评定脊椎前屈功能。指尖与地面距离越小，说明前屈功能越好。

（4）改良Schober指数　患者直立位，取背部正中线骶髂水平为零，分别向下量取5cm、向上量取10cm，各做一标记，然后，让患者保持双膝直立，弯腰，测定两标记之间的距离，若两点少于4cm，提示腰椎活动度降低。

（5）Molletal法　侧屈时，对侧腋中线与通过胸骨体和剑突接点的水平线相交，此交点和该侧髂嵴最高点距离表示脊椎侧屈功能。

（6）下蹲　是腰椎、髋、膝、踝联合运动，下蹲时测臀部与地面距离。

3. 胸廓活动度评定　患者双手抱头，分别测量深吸气和深呼气时的胸围，其差值正常人为4~7cm，若<2.5cm，说明胸廓呼吸度变小，活动受限。

三、日常生活活动能力评定

主要用于晚期患者，有严重脊柱、髋膝功能障碍时，影响起立、下坐、弯腰、行走、穿脱衣服等动作，应针对这些项目重点评估。

项目三　康复治疗

一、康复治疗目标与原则

（一）康复治疗目标
1. 控制炎症，缓解症状。
2. 保持腰椎最佳功能位置，避免脊柱畸形，维持正常生活和工作。

（二）康复治疗原则
1. 一旦明确诊断就应坚持正规的药物治疗和康复治疗。
2. 治疗应以早期治疗，控制中期发展，改善晚期症状，采取综合治疗为原则。

二、康复治疗方法

1. 药物疗法　通常采用非甾体类抗炎药，如萘普生、双氯芬酸、布洛芬、吲哚美辛等；并发周围关节病变常用氨甲蝶呤、柳氮磺嘧啶等；甾体类激素用于病情较重，有全身症状及虹膜炎患者。

2. 休息与制动　强直性脊柱炎的急性发作期应卧床休息，患者需卧硬板床，枕头不能过高，以保持脊柱的生理弯曲。应尽量采用仰卧位或俯卧位，避免侧卧位，特别是屈腿侧卧位，以防导致脊柱驼背畸形。对于颈椎受累患者，应该使用低枕头来防止颈椎的反弓畸形。

3. 运动疗法　适当运动可以延缓受累关节的强直，保持关节活动度，增强对抗畸形方向的肌肉力量，减轻疼痛，减少药物用量，改善生存质量。脊柱、髋关节、肩关节要做各方向全关节活动范围的运动，每天 2~3 次，对已有活动受限的关节应增加每日运动训练次数，以使脊柱的各个节段、髋关节、肩关节、膝关节的韧带受到牵拉并保持其固有特性。对胸廓活动受限者应坚持扩胸运动和练习深呼吸，做呼吸体操，使胸式呼吸和腹式呼吸交替使用。对容易出现驼背的胸腰段脊柱更应多作后伸运动。对于进展期已开始出现驼背脊柱畸形时，可用脊柱手法牵引或器械牵引等使其得以矫正。

4. 理疗　如病变局部有渗出、炎症明显时，可将冰块放入塑料袋中，置于患处冷敷。对于脊柱、髋关节、肩关节、膝关节和骶髂关节受累患者，应用温热疗法可以取得减轻疼痛、延缓病情、改善功能、矫正畸形的效果，常采用蜡疗、超短波、红外线等。水的治疗和泥的压力作用以及水中运动，都有利于强直性脊柱炎患者的康复。水的浮力作用使关节运动时所需力量明显减少，躯体四肢的活动较易，可预防和矫正脊柱及其他关节的畸形，改善脊柱、四肢功能，维持和改善胸部活动，增加肺活量。另外也可采用红斑量紫外线、磁疗、干扰电及音频电疗以消炎止痛。

5. 矫形器的应用　对疼痛明显并有进行性脊柱变形的患者，可用脊柱矫形器来维持脊柱的正常姿势和畸形矫正。

6. 日常生活活动能力训练　疾病后期，脊柱出现纤维性、骨性强直，此时疼痛多已减轻，而病变关节出现伸展性强直、驼背畸形等，严重影响患者的日常生活活动。此时应指导患者进行穿衣、洗漱、进食、行走、如厕等方面的训练，必要时可借助辅助用具，尽可能使患者生活自理。

7. 手术治疗　后期患者出现脊柱强直或髋关节、肩关节甚至膝部的强直，为了改善患者的日常生活能力和工作能力，需进行驼背畸形矫正手术，髋、膝等关节行人工关节置换术。

8. 中医康复治疗　中医学无此病名，据其脊柱强直、驼背畸形以及关节肿大、变形僵硬强直、骨质受损等临床症状，可归属于驼背、骨痹、龟背、历节风、竹节风、尫痹、顽痹、腰腿痛、痹证等范畴。

（1）药物治疗　中医学认为，本病病位在骨，其性属本虚标实、虚实错杂证，故在辨证治疗时要根据患者局部关节表现、全身情况，结合舌脉，分清阴阳、寒热、虚实。可将其分为肝肾亏虚、湿热阻络、寒湿阻络、痰瘀阻络等几个证型。本病早期以实证为主，多湿热、痰瘀、寒滞相夹杂；晚期则虚实夹杂，以虚为主。治疗应以滋补肝肾为本，兼顾清热、活血、散寒、止痛。

1）湿热痹阻证　方选二妙散加味，苍术10g，黄柏10g，川牛膝10g，苡米10g，连翘10g，忍冬藤15g，苦参10g，秦艽10g，生地黄10g，茵陈20g，防己10g，木瓜10g。发热者加柴胡10g、黄芩10g；关节红肿甚者加生石膏20g、赤芍10g、牡丹皮10g；关节痛甚者加穿山龙15g、蜈蚣2条。

2）寒湿阻络证　方选麻黄附子细辛汤合乌头汤加减，制附子10g，麻黄6g，细辛3g，黄芪15g，芍药10g，川乌4.5g，当归10g，桂枝10g，威灵仙10g。关节肿者加苍术10g、苡米10g；腰脊痛甚者加狗脊15g、桑寄生15g；关节痛甚者加全蝎6g、蜈蚣2条。

3）瘀血痹阻证　方选身痛逐瘀汤合二陈汤加减，桃仁9g，红花9g，川芎9g，当归9g，陈皮9g，半夏9g，没药3g，五灵脂9g，地龙9g，香附9g，秦艽9g，羌活9g，牛膝9g，甘草6g。关节冷痛者加制附片9g（先煎）；关节红肿者加黄柏6g、苍术9g；关节疼痛甚者加全虫6g、蜈蚣2条。

4）肾气亏虚证　方药选用独活寄生汤加减，独活9g，秦艽9g，细辛3g，防风9g，肉桂6g，桑寄生15g，杜仲15g，牛膝10g，当归10g，熟地黄10g，白芍10g，川芎9g，党参9g，茯苓9g，甘草6g。偏于肾阳虚者，加制附片6g、肉桂6g；偏于肾阴虚者，加旱莲草10g、女贞子10g；腰背强直者，加蜈蚣2条、僵蚕10g；五心烦热者，加龟板15g、青蒿15g；疼痛甚者，加制乳香、没药各3g。

5）单味药可选用雷公藤总甙、山海棠等。

（2）推拿治疗　推拿对缓解疼痛，改善脊柱关节活动度，预防脊柱畸形有重要的作用。患者俯卧，上胸部和大腿前分别垫2~3个枕头，使前胸及腹部悬空，在腰背部沿脊柱及两侧，用擦法上下往返治疗，同时另一手掌在背部沿脊柱按压，按压时要配合患者呼吸，呼气时向下按压，吸气时放松；用指按法按压脊柱两侧膀胱经，点按秩边、环跳及居髎穴；患者仰卧，以擦法治疗髋关节前部，配合髋关节的外展、外旋；患者坐位，用擦法治疗颈项两侧及肩胛部，并配合颈项的旋转及俯仰动作，按揉或一指禅推颈椎两侧，上下往返，拿风池及颈椎两侧到肩井；患者两肘屈曲，双手交叉抱于后枕部，治疗者用膝部顶住患者背部，以两手握住患者两肘，做向后牵引及向前俯的扩胸俯仰动作，要配合呼吸运动；患者坐位，暴露腰背，上身前俯，治疗者用肘压法施于脊椎两侧，再直擦背部督脉及两侧膀胱经，横擦骶部，以透热为度。

（3）针灸治疗　①毫针选穴：天柱、风池、大椎、大杼、风门、身柱、心俞、至阳、膈俞、肝俞、脊中、命门、肾俞、关元俞、腰阳关、膀胱俞、八髎、腰俞、秩边、环跳。

以上穴位用补法，留针30min，隔日1次，10次为1个疗程。②电针选穴：选用上述处方中4~6穴进针，得气后通电。通电时间为10~20min，隔日1次，10次为1个疗程。疗程结束，间歇1周，可继续使用。

（4）小针刀治疗　在脊柱或椎旁用手按压触摸，寻找敏感、酸痛点，或条索、硬结状物，以小针刀（直径1mm，针刀口0.8mm）2次进针法进针，进行剥拨铲切法治疗，不留针。每次治疗1~5针，3~5日治疗1次。可调节气血，畅通经络，改善微循环。

（5）穴位注射法　选用夹脊、足三里等穴，选用具有活血通络、止痛等作用的药物，如当归注射液、丹参注射液、野木瓜注射液，每次可选3~5对穴位，进针得气后，每穴注射0.5mL药物，隔日1次，10次为1个疗程。

（6）传统体育疗法　可选用太极拳、八段锦、易筋经等。

三、康复教育

积极有效的康复教育不仅有助于AS的早期诊疗，还可以帮助患者改变不良生活方式，以良好的心态坚持长期正规的治疗，延缓畸形的发生发展，降低致残率。

1.帮助患者了解AS的发生、发展，认识到治疗的意义及长期性，从而充分调动患者的积极性，让患者主动自愿地参与治疗。

2.帮助患者了解药物可能发生的副作用及正确处理方法，从而避免不必要的停药及不良后果的发生。

3.鼓励和促进患者之间相互交流沟通，加强有效经验的相互吸取。

4.培养患者养成定期测量身高的习惯，及早发现脊柱弯曲。

5.指导患者在生活中采取正确合适的卧、立、坐、行姿势，利于畸形的预防和矫正。

6.鼓励患者保持积极乐观的精神，正确处理各种人际关系。

【复习思考题】

1.强直性脊柱炎的临床表现有哪些？

2.强直性脊柱炎康复治疗的目的有哪些？

3.强直性脊柱炎的诊断标准是什么？

扫一扫，知答案

扫一扫，看课件

模块十六

软组织损伤康复

【学习目标】

1. 掌握软组织损伤的定义、临床表现和康复目标及原则。

2. 掌握软组织康复评定内容及常用康复治疗方法。

3. 熟悉常见软组织损伤的具体康复治疗措施。

【考纲摘要】

1. 熟练掌握软组织损伤的定义和临床分类。

2. 掌握软组织损伤的病因和病理、诊断要点。

3. 掌握软组织损伤的临床表现。

4. 掌握软组织损伤的治疗要点。

项目一 概 述

一、定义

软组织损伤（soft tissue injury，STI）是指因各种外来暴力或慢性劳损造成的皮肤、皮下组织、筋膜、肌肉、肌腱、腱鞘、韧带、关节囊、滑膜囊、椎间盘、周围神经、血管等组织的损伤。临床通常分为急性闭合性损伤、开放性损伤和慢性劳损三类。本病属于中医学"筋伤"范畴。

二、流行病学

软组织损伤在日常生活工作中非常常见，以四肢最为多见。

三、病因及发病机制

导致软组织损伤的原因可分外因和内因，其中外因起主导作用，内因影响损伤的结果。

（一）外因

1.外力伤害　由突发、强大的外来暴力所致，如挤压、撞击、牵拉、扭挫、压扎等，可造成软组织损伤，产生肿胀、充血、渗出等炎性病理改变。根据外力作用机制不同可分为直接暴力和间接暴力。

2.劳损因素　由微弱的机械性刺激长期、反复作用于身体某一部位，而致该部位软组织损伤，产生变性、增生、粘连等病理改变。久坐、久行、久卧、久立或长期单一姿势的劳动、工作或生活习惯等，均可使人体相应部位损伤。如长期从事弯腰工作而致的慢性腰肌劳损，反复用力伸腕而致的肱骨外上髁炎。

（二）内因

包括年龄、体质及解剖结构、疾病影响等因素。

不同的年龄，其软组织损伤的好发部位和发生率不一样。如小儿筋骨发育不全，易发生肘关节牵拉伤，成年人易发生腰椎小关节紊乱，老年人颈椎病的发生率远高于青少年。体质羸弱、解剖结构异常者，承受外力的能力就弱，如腰骶部有先天性畸形者就容易造成腰扭伤。某些其他疾病，如肿瘤压迫可致局部或全身的软组织损伤，肢体废用也可继发软组织损伤，某些物理、化学及生物因素可导致软组织损伤。

《黄帝内经》不仅对"筋"的概念作了描述，还对"筋膜""筋经""筋伤""肌肉"等名词概念及其病变进行了论述，并指出"坠堕""击仆""举重用力""五劳所伤"等均可导致筋伤。中医学认为人体是由脏腑、经络、皮肉、筋骨、气血等共同组成的一个整体，筋伤可导致脏腑、经络、气血的功能紊乱，除出现局部的症状之外，常可引起一系列的全身反应。

四、临床特征

（一）临床表现

1.全身症状　轻微软组织损伤或慢性损伤者可无全身症状。急性损伤者可有发热，体温多在38.5℃内，一般5~7天后恢复正常，少数伴口渴、心烦、便秘等症状。严重挤压伤而致肌肉坏死者，可并发高血钾、肌红蛋白尿、酸中毒、急性肾衰竭等。失血过多或兼有内脏损伤者，可出现休克。

2.局部症状　主要是疼痛、肿胀和功能障碍。

（1）疼痛和压痛　软组织损伤后即可出现疼痛。疼痛的程度及性质与损伤程度有密切关系。急性损伤多疼痛剧烈、部位局限；慢性劳损则表现为局部无力或沉重感，酸、胀、钝痛或刺痛，疼痛一般不剧烈，在休息或变换体位时减轻，活动过度或劳累时加重。软组织损伤后局部压痛的程度视病情缓急、轻重和部位不同而异。急性损伤压痛明显，多拒按；慢性劳损一般无明显压痛，不拒按。

（2）肿胀和瘀斑　软组织损伤多伴有不同程度的局部肿胀，肿胀程度与损伤程度相关。损伤致局部毛细血管破裂、出血，血液淤积在皮下或肌肉间而出现肿胀。急性损伤局部肿胀出现迅速，皮下可见青紫色瘀斑；慢性劳损局部肿胀轻微，缓慢出现，皮肤无瘀斑。

（3）功能障碍　软组织损伤后多有不同程度的功能障碍。肢体损伤后由于疼痛、肿胀、肌肉痉挛而导致关节活动达不到正常范围，如果肌肉、肌腱、韧带等发生撕裂或断裂伤，则可超过正常运动范围。一般表现为主动活动受限，而被动活动多能达到正常范围。

（4）畸形　多由肌肉韧带撕裂、收缩及肌肉萎缩所致。如肌肉韧带断裂，可出现收缩性隆起，断裂缺损处则出现凹陷畸形。与骨折的畸形有明显区别。

（5）肌肉萎缩　是慢性软组织损伤的常见症状，多因活动减少而出现失用性肌萎缩，也可出现营养不良性肌萎缩。如肩关节周围炎后期出现的三角肌萎缩。

（6）软组织摩擦音　因病变的软组织相互摩擦而发出的特殊声音。用手按压损伤处软组织，或在关节活动过程中，用手触摸病变部位，出现类似"握雪"或"捻发"的声响。

（7）弹响音　是指在关节活动时出现弹拨性或滑动性响声，为某些软组织损伤性疾病特有体征。如手指屈伸时发生弹响为屈指肌腱腱鞘炎，膝关节屈伸时发生弹响可为半月板撕裂等。

（二）辅助检查

1. X线检查　用于与骨折、脱位和骨病的鉴别，还可以显示软组织的炎症、积气、积血、肿瘤及各种组织钙化和骨化。

2. CT、MRI检查　可清楚显示肌腱、血管、神经等软组织的位置关系和损伤程度，了解脊椎、骨盆、四肢软组织损伤情况。如MRI检查可较清楚显示软组织的部位、形态和范围，对四肢关节软组织损伤性疾患，如膝关节交叉韧带、侧副韧带或半月板损伤的诊断较为精确。

3. 肌电图检查　主要用于检查神经与肌肉疾患，也可作为评定肌肉功能的指标。

4. 其他检查　如B超、关节镜检查、关节液检查、体表热像图检查、血液检查等。

（三）诊断要点

根据病史、全身反应、局部表现及相关的辅助检查综合分析，即可做出诊断。确定有无损伤存在，损伤的部位、性质和程度，有无合并伤。

（四）临床治疗

1. 治疗原则　最大限度保全软组织完整性，促使其修复，恢复生理功能和运动能力。

2. 治疗方法

（1）一般治疗　软组织急性扭挫伤，可采用局部冰敷、弹力绷带加压包扎、抬高患肢、制动等措施，以利于消除肿胀，使损伤组织早日愈合。

（2）药物治疗　可分为外治与内治两大类。可外贴止痛膏或涂抹扶他林乳剂，或口服镇静止痛类药物如吲哚美辛、芬必得等。

（3）外科治疗　肌腱或韧带断裂、筋膜间室综合征等常需手术治疗，挤压、碾挫伤需行清创术，皮肤及皮下组织缺损需行皮肤移植术或皮瓣转移术，颈肩腰腿痛、骨质增生、风湿病等可采用微型外科治疗技术进行处理，各种慢性疼痛也可采用药物局部封闭治疗或小针刀疗法。

案例导入

患者，男，18岁，学生，足球爱好者。踢足球时不小心摔倒，左侧膝关节损伤。患者自述当时左腿膝盖疼痛难耐，肿胀明显，皮肤红，有瘀斑。膝关节不能屈曲，不能做下蹲动作，不敢走路。当天医院就诊，X片显示软组织损伤，膝关节肿大伴有关节积液，无骨损伤，CT显示膝关节内侧副韧带和半月板损伤。

提问：患者需要进行哪些功能评估？早期的康复治疗措施有哪些？

项目二　康复评定

软组织损伤疾病种类繁多，预后也不同，不同疾病、不同患者间的症状和体征差异性很大。对软组织损伤进行康复评定，有助于指导康复方案及分析预后。

一、疼痛的评定

了解疼痛的性质和程度，寻找压痛点明显的部位，判断损伤的组织与性质。通常采用目测类比法（visual analog scale，VAS）、简化 McGill 疼痛问卷和压力测痛法等评定方法。

二、运动功能评定

运功功能的评定对伤情判断和疗效评价具有重要意义。包括肌力评定、肌张力评定、

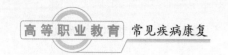

关节活动范围评定，下肢软组织损伤还应进行步行功能评定和步态分析。

三、日常生活活动能力与生活质量评定

日常生活活动能力的评定可选用巴氏指数（BI）和功能独立性评定（FIM）等。生存质量的评定可选用简表 SF-36、世界卫生组织生活质量问卷（WHO quality of life-100，WHOQOL-100）、欧洲生活质量量表（Euro-QOL）、良好状态评定（QWB）、诺丁汉健康量表（Nottingham health profile，NHP）等。

四、心理评定

较重的急性软组织损伤和慢性劳损的患者可能会有不同程度的心理问题，可采用抑郁调查表等进行评定。

项目三　康复治疗

一、康复治疗目标与原则

（一）康复治疗目标

1. 止痛、消肿、恢复肢体功能。

2. 恢复或改善生活能力。

（二）康复治疗原则

急性期按"PRICE"原则处理，以减少肿胀和炎症反应，促进损伤组织愈合。

1. 保护（protect）　用弹性绷带、夹板或矫形器固定患处，保护患处以免进一步损伤。

2. 休息（rest）　局部制动以利于休息，避免刺激患处及牵拉未愈合牢固的组织。

3. 冰敷（ice）　在损伤后 24~48 小时内，局部冰敷或冰水浸泡，可镇痛、减少出血和渗出。

4. 加压包扎（compression）　早期用弹性绷带加压包扎，可减少局部出血和水肿。

5. 抬高患肢（elevation）　利于局部液体回流，减轻水肿。

二、康复治疗方法

（一）常用方法

1. 休息疗法　休息是治疗软组织损伤的重要措施之一，但并非都需要完全停止工作和绝对卧床休息。对于症状较轻或处于恢复期的患者，应将适度的休息和功能锻炼有机结合。

2. 外固定疗法 常用的有腰围、护膝、护腕等，对于预防和减轻关节、韧带损伤有重要作用。

3. 牵引疗法 主要用于颈、腰椎疾病。通过牵引可以放松肌肉、松解韧带肌腱周围的粘连。

4. 物理因子治疗 具有改善血液循环，增强组织代谢，促进炎性水肿及血肿消散，松解粘连，软化瘢痕的作用。理疗种类很多，可选择低频电疗法、中频电疗法、高频电疗法、直流电疗法、光疗法、超声波疗法、蜡疗法和水疗法等。一般急性损伤在 24~48 小时后小剂量进行，1~2 次／天，短期可痊愈；慢性劳损者，剂量较大，1 次／天或隔日 1 次，疗程较长。

（1）低频电疗法 具有兴奋神经肌肉组织、促进局部血液循环、镇痛、镇静等作用。

（2）中频电疗法 具有镇痛、改善微循环及神经肌肉组织的营养作用。

（3）高频电疗法 具有止痛、消炎、改善局部血液循环等作用。包括短波、超短波和微波电疗法。

（4）直流电疗法和直流电离子导入疗法 具有镇静、消炎、降压等作用。

（5）光疗法 红外线疗法具有消炎、止痛、镇静作用，并可促进组织再生和修复。紫外线疗法能产生红斑效应，具有消炎、止痛、加强皮肤抵抗力的作用。

（6）超声波疗法 能促进血液循环，加快新陈代谢，提高组织细胞再生能力，促进炎症消散吸收，减轻疼痛。

（7）蜡疗法 利用石蜡的保热能力扩张血管，促进血液循环，利用其机械作用能防止渗出。

（8）水疗法 利用各种不同温度、压力、成分的水，以不同形式作用于机体，从而达到治疗各种软组织损伤的目的。

5. 运动治疗

（1）肌力训练 各种软组织损伤患者因疼痛常会导致肌力减退。伤后制动、固定的肢体应尽早开始做等长收缩练习，以防止肌肉萎缩，此后视病情进行等张练习和抗阻练习。等张练习宜选用渐进抗阻训练法，在病情允许的情况下，训练次数宜多，训练至疲劳，但不可过度，运动量以第二天不感到疲劳和疼痛为宜。急性期肢体疼痛和肿胀时禁忌抗阻训练，选择适合患者的重量缓慢开始，逐渐递增。

（2）关节活动度训练 为预防关节功能丧失，应尽早开展关节活动训练，尽早通过被动运动、助力运动和主动运动来维持和扩大关节各方向的活动范围。训练宜缓慢、轻柔，尽量使关节达到最大活动度。根据病情，每日 1~2 次，每次每个关节活动 3~5 遍。但急性期应以制动为主，以免活动破坏组织的修复过程并造成新的损伤。

（3）牵伸训练 损伤早期应做被动的手法牵伸，以恢复和保持肌肉、肌腱及韧带等组织的正常长度。后期关节活动受限明显时，使用关节功能牵引法或伸展手法，分解已发生的粘连。

6. 中医康复治疗

（1）手法治疗　手法治疗各种软组织损伤是中医学的一大特色与优势，常用手法有推、拿、按、摩、弹、拨、擦、揉、搓、点穴、屈伸、旋转、摇、扳、抖等。主要适应证为：①一切无皮肤破损和肌肉肌腱断裂的软组织损伤；②小关节紊乱；③骨折或脱位后期关节僵硬、强直及肌肉萎缩；④因骨关节病而引起的肢体疼痛、关节活动不利。西医学认为，手法治疗通过力学的物理刺激，使局部组织通过神经反射和体液循环的调节，将聚集的代谢产物和自由基通过新陈代谢而排出体外，还可把机械能转化为热能，使局部组织温度升高，毛细血管扩张，血流速度加快，增强了局部组织的营养供应，促使软组织损伤修复。

（2）针灸治疗　具有消肿止痛、舒筋活络的功效。损伤初期一般"以痛为腧"，阿是穴和循经取穴相结合，在最痛点取穴进针。损伤中、后期主要是循经取穴，辨证施治，兼有风寒湿邪者，加用艾绒，效果更佳。

（3）中药治疗　在中医辨证施治的基础上内外兼治。内服理气、活血、通络的方剂，外敷膏药或者擦剂，如伤湿止痛膏、正骨水、松节油等。

（4）练功疗法　又称"导引术"，是筋伤治疗中不可缺少的部分。练功疗法有利于调动患者的主观能动性，积极配合治疗，加速损伤愈合，缩短疗程，防止粘连，促进恢复正常功能。

（二）常见软组织损伤的康复

1. 肩袖损伤　常因反复外展运动使肩袖肌腱与骨、韧带不断摩擦，或肌肉的反复牵拉使肌腱、滑囊发生劳损所致。临床表现为肩外展疼痛，甚至向上臂和颈部放射，肩内、外旋转时疼痛加重，压痛局限在肩峰和肱骨大结节之间。疼痛弧试验阳性，肩外展外旋抗阻试验阳性。急性期常伴有三角肌痉挛疼痛，慢性期常继发三角肌萎缩。

急性期上臂置于外展30°位，制动，理疗、针灸、按摩或痛点封闭效果都较好。急性期过后，逐渐做肩关节下垂放松的回环、前屈、后伸等活动。症状慢慢消退时，可逐渐做抗阻练习。慢性期做肩关节各个方向的运动，注意训练肩部小肌肉的力量及肩关节的活动度，以不引起疼痛为原则。肩袖肌腱完全断裂者，应手术治疗再康复训练。

2. 肱骨外上髁炎　又称网球肘，多见于经常进行前臂旋转或腕关节伸屈的患者，是肘部常见的劳损性疾病。当伸腕及伸指运动时，肱骨外上髁处附着的肌腱和筋膜受到牵拉，长期、反复的刺激造成局部充血、水肿、渗出和粘连，甚至部分伸肌总腱断裂、钙化和无菌性坏死。

主要症状是缓慢出现的肱骨外上髁疼痛，甚至向前臂或上臂放射。肘部活动正常，肱骨外上髁或桡骨头处压痛明显。腕伸肌紧张试验阳性,伸肌腱牵拉试验(Mills试验)阳性。

以非手术治疗为主。①局部制动,休息,禁止做加重疼痛的动作;②药物治疗,常选用非甾体消炎药如吲哚美辛、布洛芬等口服;③封闭治疗,醋酸泼尼松龙加利多卡因做痛点封闭治疗;④运动疗法,前臂被动伸展练习及按摩治疗;⑤理疗,超短波或微波疗法、超声波疗法、直流电碘离子导入疗法等;⑥手术治疗,对非手术疗法无效或损伤严重影响肘部功能者,需手术治疗。

3. 股四头肌挫伤 股四头肌位于大腿前部,是全身最大的肌肉,在大腿表面占有很大面积。它的挫伤多由外力冲撞所致,多见于运动损伤,按受伤程度分为轻度、中度及重度。轻度:压痛局限,膝关节可屈曲至90°,轻度跛行。中度:局部肿胀明显,可触及肿块,膝关节屈曲小于90°,跛行,上楼及站立时有疼痛感。重度:股四头肌广泛肿胀,剧烈疼痛,明显跛行,需借助拐杖行走。膝关节屈曲小于45°,关节积液。在损伤后的24小时内,以减少出血为主。可采用冰敷,抬高患肢,制动休息,加压包扎及中药外敷。后期逐步开始物理因子治疗、按摩、膝关节助力练习及股四头肌牵伸等,在主动收缩训练及肌力恢复时要注意循序渐进原则。

4. 半月板损伤 多见于篮球、足球、武术等运动项目,是一种常见的运动损伤。常发生在膝关节屈曲位,胫骨固定,股骨突然内、外旋转时。临床特点:半数以上病例有膝关节扭伤史,并伴有膝关节肿痛和功能障碍。疼痛多集中在一侧,有些患者自觉关节内有响声或撕裂感,膝关节不能完全伸直。后期肿胀逐渐消退,疼痛减轻但不能完全缓解。多数患者虽能走路并从事日常活动,但觉患肢乏力,上下楼梯时尤其明显,且伴疼痛或不适感。日久患侧股四头肌逐渐萎缩。部分患者出现膝关节"交锁现象"。压痛点局限于外侧或内侧关节缝隙或膝眼部,股四头肌萎缩多以内侧更明显。MRI可以较准确地显示半月板损伤的部位和类型,是目前最常用的无创检查方法。膝关节镜是目前最准确的诊疗手段,在检查的同时可行半月板修复或切除。边缘型半月板损伤经固定、制动等保守治疗后,有可能自行修复;而内缘部分和体部的损伤则无自行修复可能,往往采用关节镜下修复或切除。

膝关节在术后可有伤口疼痛、关节积液、滑膜充血水肿等病理变化,康复治疗需要早期介入。第一阶段:术后1~2周,以消炎消肿、保持关节活动度为目标。采用冰敷、股四头肌等长收缩、CPM运动等。第二阶段:术后2~4周,被动和主动全范围活动膝关节,继续肌肉抗阻练习,由不负重逐渐过渡到完全负重,每次训练结束后继续冰敷,避免出现肿胀。第三阶段:术后4~8周,膝关节全范围内抗阻练习,恢复肌肉力量,如抗阻下蹲,大腿各肌群肌力练习,小腿肌力练习。第四阶段:术后8~12周,使两侧肌力恢复平衡,训练神经控制,恢复本体感觉。可采用单腿下蹲、单腿负重下蹲等。第五阶段:术后12周以后，恢复跑、跳等运动能力。

5. 膝关节侧副韧带损伤 膝关节侧副韧带分内侧副韧带和外侧副韧带，起维持膝关节稳定的作用，分部分损伤和完全损伤（或称断裂）。临床上以内侧副韧带损伤多见，并常与内侧半月板损伤及前交叉韧带损伤同时发生，称为膝关节损伤三联征。侧副韧带损伤一般都有明显外伤史，甚至听到韧带断裂的响声。伤后局部疼痛、肿胀，可有瘀斑出现，膝关节活动受限。内侧副韧带损伤时，压痛点多位于股骨内上髁或胫骨内髁的下缘；外侧副韧带损伤时，压痛点多位于股骨外上髁或腓骨小头处。侧副韧带稳定性试验阳性。

如侧副韧带部分损伤，早期采用冰敷、局部制动、固定治疗；损伤24~48小时后，可采用局部温热治疗，如红外线疗法、短波或微波疗法等。恢复期可用中频电疗法、超声波疗法、碘离子导入法等。并尽可能早期开展肌力练习，以利于恢复膝关节的稳定性。如侧副韧带完全断裂者，应早期手术修复断裂的韧带。

6. 踝关节侧副韧带损伤 多由踝关节扭伤造成，分内翻扭伤和外翻扭伤两大类，其中以内翻扭伤最常见。

常用治疗方法为：①冷敷，损伤后立即冰敷患处，防止继续出血。②局部固定、制动，局部冷敷约半小时后对患处进行固定。损伤较轻时，采用胶布或弹力绷带固定2~3周，取和受伤姿势相反的位置固定，如外翻损伤采取内翻位固定，内翻损伤则外翻位固定。损伤严重或伴有踝部撕脱性骨折者应采用石膏固定4~6周，位置同前。③理疗，48小时后可开始局部热疗，如蜡疗、微波等，同时配合超声波、磁疗、中频电治疗等。④按摩及关节运动，伤后2~3天后可进行按摩和关节被动活动，以促进局部血液循环，减少粘连，改善关节活动度。禁止与受伤姿势相同的活动，手法宜轻柔。解除外固定后开始踝关节主动运动，并逐渐加大肌力练习，恢复踝关节的稳定性和运动功能。

三、康复预防与教育

为避免急性软组织损伤的发生，应努力提升安全意识和自我保护意识。近年来，由交通事故引起骨关节创伤所并发的软组织损伤呈逐年上升趋势，因此，远离交通事故也就在很大程度上远离了软组织损伤。另外，在进行运动特别是剧烈运动之前，应当做好充分的准备活动，使关节、韧带和肌肉等充分舒展、协调，并使人体的应激能力与之相适应，运动中还应加强安全保护措施。慢性软组织损伤多是由累积性外力造成的，在病变的早期可不表现出症状，当损伤累积到一定程度，超过人体代偿能力的时候就会发病，因此纠正不良的姿势和习惯，加强锻炼，增强体质，对预防软组织损伤的发生尤为重要。未病先防，已病防变，发现软组织损伤之后应及时治疗，并应尽量彻底治愈，防止复发。另外，愉悦的心情和合理的饮食起居是健康的保证，保持精神愉快，科学地安排饮食起居也是预防软组织损伤不可或缺的要素。

【复习思考题】

1. 软组织损伤的常见症状有哪些?

2. 软组织损伤的康复原则有哪些?

3. 软组织损伤后常用康复方法有哪些?

扫一扫，知答案

扫一扫，看课件

骨折的康复

【学习目标】

1.掌握骨折的定义、一般症状和特有体征；掌握骨伤的并发症、康复目标及原则；掌握骨折的愈合分期和愈合标准；掌握骨折的康复评定内容及常用康复治疗方法。

2.熟悉常见骨折的康复治疗方法。

【考纲摘要】

1.熟练掌握骨折的定义、康复评定与康复治疗。

2.掌握骨折的专有体征、骨折的早期并发症与晚期并发症、骨折的临床愈合标准、骨折的临床治疗原则、骨折愈合的分期及其影响因素等。

3.了解骨折的原因和分类。

项目一　概　述

一、定义

骨折（fracture）是指骨或骨小梁的完整性破坏，或连续性中断。

二、流行病学

骨折是日常生活工作中常见的一种损伤，以四肢骨折和脊柱骨折多见。常伴有不同程度的肌肉、肌腱、韧带、血管、神经、关节囊、皮肤等软组织损伤。伤后由于关节周围及内部软组织粘连、肌肉和肌腱挛缩、骨化性肌炎、创伤性关节炎等原因，使患者遗留疼痛及功能障碍。

三、病因及发病机制

骨折的原因是多方面的，主要有以下几方面：

1.直接暴力　指引起骨骼接触部位骨折的暴力。多造成横断或粉碎性骨折，常伴有不同程度的软组织损伤。如外部撞击、车轮碾压等造成的骨折。

2.间接暴力　指引起骨骼非接触部位骨折的暴力。多通过传导、杠杆、旋转等作用，在暴力接触部位远处发生骨折。多造成斜形或螺旋形骨折，软组织损伤较轻。如人体跌倒造成锁骨骨折，高处坠落造成脊柱压缩骨折。

3.肌肉牵拉暴力　指肌肉突然猛烈收缩，引起肌肉附着处撕脱性骨折。如跌倒时股四头肌猛烈收缩造成髌骨骨折，运动员骤然起跑时股直肌剧烈收缩引起髂前下棘撕脱性骨折。

4.累积性暴力　指长期、反复的轻微外力作用于骨骼某一部位而造成骨折。此种骨折多称为疲劳骨折。

5.病理因素　由于骨骼本身的疾病如骨肿瘤、骨髓炎、重度骨质疏松等，破坏了骨组织正常结构，遭受轻微外力即可导致骨折。此种骨折多称为病理性骨折。

骨折断端有 5 种移位方式：成角移位、侧方移位、短缩移位、分离移位和旋转移位。临床常合并出现。

骨折发生后，根据骨折线形态的不同，可分为横形骨折、斜形骨折、螺旋形骨折、粉碎性骨折、青枝骨折、裂纹骨折等；根据骨折的程度不同，可分为完全骨折和不完全骨折；根据骨折处是否与外界相通，可分为闭合性骨折和开放性骨折；根据导致骨折原因的不同，可分为创伤性骨折、疲劳性骨折和病理性骨折；根据骨折复位后的稳定程度，可分为稳定性骨折和不稳定性骨折。

四、临床特征

（一）一般表现

骨折多表现为局部症状，但多发性骨折或特殊部位严重骨折可引发全身反应。

1.局部表现

（1）疼痛及压痛　骨折局部出现剧烈疼痛，伴明显压痛和纵轴叩击痛，移动患肢时加剧。

（2）肿胀和瘀斑　因骨髓、骨膜及周围软组织血管破裂出血，在骨折处出现明显的肿胀和皮下瘀斑。

（3）功能障碍　因骨骼的断裂及局部疼痛和肿胀等，使患肢部分或全部功能丧失。

2. 全身表现

（1）休克 骨折后可因大出血、剧烈疼痛而导致休克，如骨盆骨折、股骨骨折及严重开放性骨折，或并发胸腹部、盆腔内重要脏器损伤也会引起休克。

（2）发热 骨折后一般体温正常，出血量较大的骨折，如股骨骨折、骨盆骨折，血肿吸收时可出现低热，一般不超过38℃，并发感染则可出现高热。

（二）特有体征

1. 畸形 因骨折断端移位，受伤肢体的形状则发生改变，常出现缩短、成角、旋转等畸形。

2. 异常活动 也称假关节活动，指骨折后在肢体非关节部位出现了类似关节的活动。

3. 骨擦音或骨擦感 骨折断端之间因互相摩擦而产生骨擦音或骨擦感。

（三）影像学检查

X线检查对骨折的诊断和治疗具有重要价值，可了解骨折部位、类型、移位等情况。X线摄片时需拍正、侧位和邻近关节，必要时还需要拍摄特定位置或健侧肢体相应部位进行对比。如X线不能明确诊断时，可行CT或MRI检查，进一步了解骨折和软组织损伤情况。

（四）骨折的并发症

1. 早期并发症 主要有休克、内脏损伤、重要动脉损伤、脊髓或周围神经损伤、骨筋膜室综合征、感染等。

2. 晚期并发症 主要有坠积性肺炎、褥疮、泌尿系感染及结石、下肢深静脉血栓、损伤性骨化、创伤性关节炎、关节僵硬、缺血性骨坏死等。

📚 案例导入

林某，男，46岁，右肩关节处疼痛肿胀，功能活动障碍数天。自诉前日在外骑摩托不慎摔倒在地，右肩部着地，随即肩部剧痛肿胀、不敢活动。前来中医骨伤医院就诊。查体：右肩关节处疼痛，功能活动受限。X线片示：右上肢肱骨大结节撕脱性骨折，成角移位。诊断：右肱骨大结节撕脱骨折。

提问：骨折后，患者出现哪些功能障碍？如何进行康复治疗？

项目二 康复评定

骨折可能引发的功能障碍有瘢痕粘连、肌肉挛缩、失用性肌萎缩、关节僵硬和骨质疏松，长期卧床引起的心肺功能下降等。其评定内容包括：骨折复位及愈合情况评定、关节

186

活动度评定、肌力评定、肢体长度及周径评定、感觉功能评定、日常生活活动能力评定、影像学评定等。另外，对于长期卧床者，尤其是老年患者，应注意对心肺等功能的评定；对于骨折长期不愈合或愈合不良的患者，应进行心理状态的评定。

一、骨折复位及愈合情况评定

（一）解剖复位和功能复位的评定

1. 解剖复位　骨折的畸形和移位完全纠正，恢复了正常解剖关系，对位（指两骨折端的接触面）和对线（指骨折段在纵轴上的关系）完全良好。

2. 功能复位　两骨折端在复位后虽未恢复正常的解剖关系，但骨折愈合后对肢体功能无明显影响。

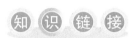

功能复位的标准

1. 骨折部位的旋转移位、分离移位完全矫正。

2. 缩短移位在成人下肢骨折不超过1cm，儿童下肢缩短在2cm以内。

3. 成角移位　下肢骨折向侧方成角移位，与关节活动方向垂直，日后不能矫正，必须完全复位。否则关节内、外侧负重不平衡，易引起创伤性关节炎。骨折轻微地向前或向后成角，与关节活动方向一致，日后可在骨痂改造期内自行矫正。

4. 长骨干横形骨折，骨折端对位至少达1/2，干骺端骨折应至少对位3/4。

（二）愈合情况的评定

1. 评定内容　骨折的愈合受多种因素的影响，如患者的年龄、身体情况，骨折本身的部位、损伤程度，采用的治疗方法等。其评定内容包括骨痂形成情况，是否有延迟愈合或不愈合，有无畸形愈合、感染、损伤性骨化等。

2. 评定标准

（1）时间　骨折的愈合时间因患者年龄、体质及部位不同而异，各部位骨折常规愈合时间见表17-1。

表17-1　成人常见骨折临床愈合时间参照表

骨折名称	愈合时间（周）	骨折名称	愈合时间（周）
锁骨骨折	4~6	股骨颈骨折	12~24
肱骨外科颈骨折	4~6	股骨粗隆间骨折	8~10

骨折名称	愈合时间（周）	骨折名称	愈合时间（周）
肱骨干骨折	6~8	股骨干骨折	8~12
肱骨髁上骨折	3~6	胫、腓骨干骨折	8~10
尺、桡骨干骨折	6~8	踝部骨折	4~6
桡骨下端骨折	4~6	距骨骨折	6~8
掌、指骨骨折	3~4	脊柱椎体压缩骨折	6~10

（2）骨折愈合标准　分临床愈合标准和骨性愈合标准。

1）临床愈合标准　骨折断端局部无压痛，无纵向叩击痛，无异常活动；X线片显示骨折线模糊，有连续性骨痂通过骨折线；外固定解除后，肢体能达到以下要求者：上肢能向前平举1kg重物达1分钟，下肢能不扶拐连续步行3分钟，并且不少于30步，连续观察2周骨折处不变形。

2）骨性愈合标准　具备临床愈合标准的所有条件；X线片显示骨小梁通过骨折线。

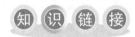

骨折的愈合过程

骨折的愈合过程可分为四期：

1. 血肿机化期　骨折局部形成血肿，出现创伤性反应，伤后6~8小时血肿内开始有肉芽组织新生，血肿被替代，并进一步演化为纤维结缔组织，将骨折两端连在一起，此过程需2~3周。临床上骨折部位仍有肿、痛，X线片有少量膜内骨化影。

2. 原始骨痂形成期　骨折端成骨细胞开始增生，通过膜内化骨和软骨内化骨的过程，分别形成内骨痂、外骨痂和环状骨痂，骨折两端骨化部分逐渐接近并会合，此过程需6~10周。临床上骨折局部无水肿、无压痛、无异常活动。X线骨痂呈梭形，但骨折线可见。

3. 成熟骨板期　新生的骨小梁逐渐增加，排列趋向规则，死骨被吸收，新骨代替死骨，原始骨痂逐渐被改造为成熟的板状骨，此过程需8~12周。临床上此期骨折愈合很牢固，患肢可以开始使用。

4. 骨痂塑形期　骨结构按力学原则重新改造，多余骨痂被吸收，髓腔重新开放，骨折痕迹完全消失，此过程约需2年。

二、关节活动度评定

骨折后，由于关节内外粘连、关节挛缩，将导致关节活动受限，要重点检查关节活动范围。

三、肌力评定

由于骨折后肢体运动减少，常发生肌肉萎缩，肌力下降。肌力检查是评定肌肉功能状态的重要指标，常用 MMT 法。

四、肢体长度及周径评定

肢体长度测量时，上肢全长是肩峰到桡骨茎突或中指尖的距离，上臂长度是肩峰至肱骨外上髁距离，前臂长度是肱骨外上髁至桡骨茎突距离。大腿长度是指从髂前上棘至膝关节内侧间隙的距离，小腿长度是测量从膝关节内侧间隙至内踝尖的距离。肢体周径测量时，必须选择两侧肢体相对应的部位进行测量，测大腿周径时取髌骨上方 10~15cm 处，测小腿周径时取髌骨下方 10cm 处，并与健侧进行对比。

五、感觉功能评定

常以患处的轻触觉、痛觉及运动检查来评定骨折对外周神经的损伤程度。

六、日常生活活动能力评定

对骨折后留有肢体功能障碍、影响日常生活者，应对其日常生活活动能力做出全面评定。对上肢骨折患者重点评定个人生活自理能力如穿衣、进食、个人卫生等；对下肢骨折患者重点评定其步行、负重及上下楼梯等能力。

七、影像学评定

多利用 X 线片来评定骨折的对位、对线情况及骨痂形成情况。

八、电生理评定

对感觉和运动障碍的患肢进行电生理检查，用于评价神经肌肉功能损伤程度及范围。

项目三　康复治疗

一、康复目标与原则

（一）康复治疗目标

1. 促进血肿和渗出物的吸收。

2.促进骨折愈合，防止关节粘连等并发症的发生。

3.恢复患处功能。

（二）康复治疗原则

1.及早进行，从整复、固定后即可开始，并贯穿于整个治疗过程。

2.循序渐进，直至功能恢复。

3.以恢复和增强肢体固有功能为主，鼓励有利于骨折愈合的活动，禁止不利于骨折愈合的活动。

二、康复治疗方法

（一）第一期康复（愈合期康复）

指从骨折的复位、固定至骨折临床愈合的时间段，约一至数月。此期的主要症状是肿胀和疼痛。持续性肿胀是骨折后致残的最主要原因，而长期制动可致失用性肌萎缩，肌力下降，及骨质疏松。所以此期以运动疗法为主，主要目的是消除肿胀、缓解疼痛，预防并发症和促进骨折愈合。

1.运动疗法

（1）关节活动度训练　患肢非固定关节需进行各方向、全范围的主动运动和抗阻运动，一天数次，以保持各关节活动度，防止关节挛缩和肌肉萎缩。上肢应特别注意肩关节外展、外旋，掌指关节屈曲和拇外展功能的训练，下肢应注意踝关节背伸运动，老年患者更应注意防止肩关节粘连和僵硬的发生。对于关节面骨折，由于关节内外粘连较重，常遗留有严重的关节功能障碍。为减轻障碍程度，在固定2~3周后，应每天取下外固定物，在保证骨折断端稳定的前提下做受累关节的主动或被动运动，并逐步增加关节活动范围，运动后再继续使用固定物，可促进关节软骨的修复，减少关节内外的粘连。

（2）肌肉收缩训练　骨折固定部位肌肉进行有节奏、缓慢的等长收缩练习，可防止失用性肌萎缩，维持骨折复位后位置，防止侧方及成角移位，并挤压骨折端，有利于其愈合。一般在复位后局部疼痛减轻时即可开始，收缩持续5~6秒，放松20~30秒，每10次为1组，每日数次。收缩力量从轻到重，逐渐增加。以患者能忍耐的疼痛为度，不引起肌肉过劳为宜。

（3）抬高患肢　肢体的远端要高于近端，近端要高于心脏平面，有助于消除肢体肿胀。

（4）健肢正常活动训练　健侧肢体和躯干应尽可能保持其正常活动，上肢骨折原则上不卧床，下肢骨折必须卧床休息时，应尽量缩短卧床时间，卧床期间应加强护理，实施床上保健操，以改善全身状况，预防褥疮、呼吸系统和泌尿系统并发症，对年老体弱患者更应注意。

2. 物理因子治疗　可改善肢体血液循环、消炎、消肿、减轻疼痛、减少粘连、防止肌肉萎缩及促进骨折愈合。蜡疗、红外线、紫外线、光浴、音频电、超声波治疗等均可采用。如音频和超声波可减少粘连；红外线、蜡疗、短波等改善局部血液循环，促进渗出液吸收；低、中频电刺激防止肌肉萎缩；超短波或低频磁疗促进骨折愈合；直流电钙离子导入治疗骨愈合迟缓或骨不连接。

3. 持续被动活动（CPM）　已经内固定且无须外固定的骨折可早期进行 CPM 治疗，使肢体在伤后早期进行持续、缓慢、无痛的被动活动，并逐渐增大关节活动范围。适应证较广，包括关节内手术后，骨折内固定术后，肌肉、肌腱、韧带损伤术后，关节松解术后及人工关节置换术后等。临床实践证明，CPM 可有效缓解疼痛，改善关节活动范围，防止粘连和关节僵硬，消除手术和制动带来的并发症。

（二）第二期康复（恢复期康复）

指骨折达到临床愈合标准，去除外固定至功能完全康复的时间段。此期最常见的是肌肉萎缩，关节僵硬、粘连等活动障碍，此期康复治疗的主要目的是消除残存肿胀，软化和牵伸挛缩组织，增加关节活动范围，恢复肌肉力量及协调性，并进一步促进日常生活活动能力和工作能力的恢复。

1. 运动疗法　重点在于增加受累关节活动度训练，以主动运动为主，辅以助力运动、被动运动和抗阻运动。

（1）主动运动　对受累关节进行各方向的主动运动，尽量牵伸挛缩、粘连的组织，以不引起明显疼痛为度，循序渐进，逐步增加运动幅度。每个动作可重复多次，每日数次。可充分借助康复器材，如肩关节康复器、滚桶、大转轮等。

（2）助力运动　刚去除外固定的肢体可先采用助力运动，随关节活动范围的改善而减少助力。

（3）被动运动　对组织挛缩及粘连严重的肢体，可采用被动运动以牵拉挛缩关节，动作应平稳柔和，以不引起明显疼痛为度。

（4）关节松动术　是解决关节活动受限或关节硬僵的有效方法。治疗时一手固定关节近端，一手握住关节远端，施加适当的力量牵引，根据治疗的需要决定牵引方向，使组成关节的骨端在关节囊和韧带等组织的弹性范围内移动。以引起患者可耐受的酸痛感为度。

（5）关节功能牵引　对于较牢固的关节挛缩粘连，可行关节功能牵引治疗，特别是加热牵引，效果较佳。牵引重量以引起患者可耐受的酸楚感而又不产生肌肉挛缩为宜。

（6）肌力恢复训练　逐步增强肌肉的工作量，以引起肌肉的适度疲劳为度。

1）肌力不足 2 级时，可采用按摩、水疗、低频脉冲电刺激、被动运动级助力运动等；

2）肌力 2~3 级时，以主动运动为主，配合水中运动及助力运动等，但助力宜小；

3）肌力大于 3 级时，以抗阻运动为主，可采用渐进抗阻练习或等速练习，以促进肌力最大限度的恢复。

2. 支具间歇性固定　对于中重度关节挛缩者，在运动与牵引的间歇期，配合夹板、石膏托或矫形器等支具固定患肢，可减少纤维组织回缩，维持治疗效果。但随着关节活动范围的增加，支具应做相应的调整或更换。

3. 物理因子治疗　运动疗法同时配合物理因子治疗，可增强治疗效果。如红外线、蜡疗、按摩、漩涡浴等以促进血液循环，改善关节活动功能；用直流电离子导入、超声波、中频电疗以软化瘢痕，松解粘连。

4. 平衡及协调训练　机体平衡的保持一方面靠感觉系统将外感受器、本体感受器和特殊器官的信息进行整合，另一方面要依靠运动系统和固有姿势反射的整合。平衡能力可通过静态平衡法和动态平衡法来训练。协调性训练是利用残存部分的感觉系统以及视觉、听觉和触觉来管理随意运动，可在卧位、坐位、站位、步行及增加负荷的步行中对上、下肢及躯干进行训练。如下肢骨折后肌力及平衡协调能力恢复不佳，常会引起踝关节扭伤或跌倒，因此在康复治疗中应增加动作的复杂性、精确性和速度练习，以及恢复静态、动态平衡和防止倾倒的练习。

5. 作业疗法　应用作业疗法增进肢体的功能活动，提高日常生活活动能力及工作能力，使患者早日回归家庭和社会。

6. 中医康复治疗

（1）中药治疗　内服与外敷是两个常用方法。针对内服药物，初期可用活血止痛汤、新伤续断方、复元活血汤等以活血化瘀，消肿止痛；中期以新伤续断方、桃红四物汤、接骨紫金丹等以接骨续筋；后期可用壮筋养血汤、生血补髓汤、六味地黄汤等以壮筋骨、养气血、补肝肾。针对外用药物，初期用消瘀止痛药膏、双柏散、定痛膏等以活血化瘀，消肿止痛；中期以接骨续筋药膏、驳骨丹、碎骨丹等以接骨续筋；后期以万应膏、损伤风湿膏、金不换膏、跌打膏、伸筋散等以舒筋活络；如骨折靠近关节附近，可用海桐皮汤、舒筋活血洗方等熏洗关节以舒筋活络，防止关节强直及筋肉挛缩。

（2）推拿治疗　在初期可采用轻柔的㨰法、揉法等在未固定的近端和远端进行向心性的按摩，以消除局部肢体的肿胀；去除外固定后可用拨法、擦法、揉法、㨰法、拿捏法、点穴法，配合屈伸法、旋转摇晃法，以缓解肌肉痉挛、松解粘连，改善关节的活动范围。

如经过以上多方面康复训练而不能改善的肢体功能障碍，可通过手术进行处理。如外伤后肢体遗留严重畸形而造成的功能障碍，可先行肢体矫形术；关节内、外粘连而导致的关节功能障碍，可行关节松解术。

三、常见骨折的康复要点

1. 锁骨骨折　儿童青枝骨折或成人无移位骨折常用三角巾或颈腕带悬吊，有移位骨折者，复位后用"8"字绷带外固定或切开复位内固定，固定后即可开始功能锻炼。

（1）愈合期　禁止做肩带前屈运动。先进行握拳、分指、伸指、腕屈伸等腕、手部各关节的功能活动，以及肘屈伸、前臂内外旋等主动练习，逐渐增大活动幅度和力量。第2周可做抗阻的腕屈伸运动，被动或助力的肩部外展运动，以不引起疼痛为度。第3周增加抗阻的肘屈伸和前臂内外旋运动，仰卧位下头与双肘支撑，做挺胸训练。

（2）恢复期　骨质愈合，去除外固定进入恢复期。先做肩关节小范围的前后、内外摆动，逐渐增加范围。1周后开始肩关节各方向的主动运动、助力运动，并增加肩外展和后伸的主动练习，2周内避免做大幅度和大力的肩内收和前屈练习。第3周可进行肩前屈和内外旋的主动练习。

2. 肱骨外科颈骨折

（1）愈合期　对无移位骨折，三角巾悬吊后即可开始功能锻炼。首先进行腕、手部各关节的运动，1周后开始做肘关节屈伸、前臂内外旋转等主动运动。3周后，在三角巾悬吊保护下，可以做小幅度的耸肩及肩关节内外旋转训练。对有移位骨折，经复位及固定后，即可开始屈伸腕关节及手部各关节的活动，1周左右可进行肘关节的活动，3周后可逐渐活动肩关节。需要注意的是，外展型骨折应禁止肩关节外展运动，内收型骨折应禁止肩关节做内收运动。

（2）恢复期　4~6周骨折愈合，去除外固定后，可开始肩关节各个方向的活动，重点练习前屈、后伸、内收、外展等动作，并逐渐增加肩带肌的负荷，以能耐受为度，2周内避免做大幅度和大力度练习。

3. 肱骨干骨折

（1）愈合期　早期宜多做握拳、屈伸手指、屈伸腕和主动耸肩练习每天数次。3周左右可在悬吊带支持下做前臂内外旋转活动及上臂肌肉（屈伸肘）的等长收缩练习，活动中要注意保持骨折复位后的位置。

（2）恢复期　外固定去除后，增加肩、肘关节各个方向的活动度练习，并逐渐增加活动幅度，同时加强上臂部肌肉及肩带肌肉力量的练习。

4. 肱骨髁上骨折

（1）愈合期　早期进行手指各关节、掌指及腕关节屈伸活动。1周后进行肩关节活动，2周后开始上臂部肌肉等长收缩练习。

（2）恢复期　外固定解除后，进行肘关节屈伸及前臂内外旋转练习，注意循序渐进，切忌强力屈伸肘关节，以免骨化性肌炎的出现。

5. 前臂尺、桡骨干双骨折　是最常见的前臂骨折，多发生于青少年。此骨折治疗复杂，固定周期较长，后期易影响前臂旋转功能。应早期、及时地开展康复治疗。

（1）愈合期　固定后即可开始手指、掌指关节各方向的活动，1周后开始患侧肩部各方向的主动运动，2周后可逐渐开始肱二头肌和肱三头肌等长收缩训练，4周后可逐渐开始肘关节主动运动。

（2）恢复期 外固定去除后，开始前臂内外旋转练习。及时增加作业治疗，如玩积木、穿衣服、进餐等，同时进行前臂内外旋肌力练习。加大腕关节屈伸和旋转运动训练，同时加强腕、肘、肩部的肌肉力量训练。注意，固定期间或骨折尚未愈合期前，禁止前臂旋转活动。

6. 桡骨下端骨折 中老年人多见。

（1）愈合期 固定后即可开始肩关节、肘关节各方向活动，以及握拳、伸指、拇指对掌、外展活动，并逐步增加活动力度和范围。3周后可逐渐活动腕关节，但需注意，伸直型骨折禁止腕关节伸直运动，屈曲型骨折禁止腕关节屈曲运动。

（2）恢复期 外固定去除后，及早进行腕关节屈伸、尺桡侧偏和旋转运动，注意循序渐进，以能耐受为度。

7. 股骨颈骨折 多见于老年人，此骨折愈合时间长，且后期有股骨头无菌性坏死可能，多采用手术治疗。年龄较轻或基底部骨折者，宜采用内固定手术且尽可能康复训练恢复；年龄大于60岁且为内收型骨折者，考虑人工关节置换术。术后按人工关节置换术康复治疗，详见人工关节置换术后康复部分。

（1）愈合期 术后第2天即可开始患侧髋、膝关节肌肉的等长收缩，踝部各方向运动。1周后逐渐开始髋、膝关节主动屈伸运动，动作轻，幅度小，不引起疼痛为度。尽早坐起，避免卧床并发症。2周后可坐在床沿主动屈伸患肢关节。注意不盘腿，不侧卧，不内外旋转患侧髋关节。术后3个月，可增加下列练习：①仰卧位，患肢伸直做主动内收、外展运动，俯卧位，患肢伸直抬高做伸髋肌力练习；②坐位下做股四头肌抗阻力练习；③恢复较好的患者可拄双腋杖三点步行，患肢不负重。

（2）恢复期 骨折临床愈合后，要加强髋、膝、踝部的肌力练习，以恢复行动能力及加强下肢的稳定性；恢复髋、膝关节的活动范围；让患肢逐步负重。下肢功能的恢复至关重要，应进行髋关节控制训练。当具有一定的肌力和平衡能力时，可进行部分负重训练，以后再逐步提高下肢负重能力、耐力和日常生活活动能力，包括跨越障碍，拾取落地物件、上下楼梯、如厕等。这一过程可长达1~1.5年，期间应定期复查，包括X光片和CT等，了解恢复状况以及股骨头有无无菌性坏死的倾向。

8. 股骨干骨折 多见于青壮年，且以切开复位内固定手术为主。主要预防膝关节粘连，需尽早开始股四头肌肌力练习及膝关节功能练习。

（1）愈合期 内固定术后即可开始患肢股四头肌等长收缩练习、髌骨被动活动及踝关节主动活动。可在膝关节下方垫软枕并逐渐增高，在屈膝姿势下练习主动伸膝。持续牵引治疗的患者，早期只进行股四头肌等长收缩练习，踝、足部主动运动与髌骨被动运动，并尽早坐起。3~4周后再逐渐在牵引架上开始主动伸屈膝关节练习。骨折未愈合前，禁止做直腿抬高运动。

（2）恢复期 临床愈合后开始髋、膝关节伸屈活动及加大肌力练习，逐步进行下肢负重及站立行走练习，再逐步提高下肢负重能力、耐力和日常生活活动能力，包括跨越障碍、上下楼梯等。

9.胫骨平台骨折 为关节内骨折，后期对膝关节运动功能损伤较大。胫骨平台下松质骨丰富，骨折后常造成关节面塌陷。只有在坚固愈合后才可开始负重，不然易发生再次压缩。胫骨平台骨折移位程度重者需手术治疗。

（1）愈合期 术后即可开始患侧股四头肌等长收缩及髋、踝、脚趾主动运动，尽早坐起。术后3周开始膝关节助力运动和持续被动运动，逐渐增加膝关节主动屈伸运动。

（2）恢复期 骨折临床愈合后，患者可挂双腋杖步行，患肢不负重站立行走练习，再缓慢过渡至负重站立和行走，同时加大患侧下肢肌肉力量及关节活动范围练习。

10.髌骨骨折 为关节内骨折，康复不及时可造成膝关节的严重挛缩、粘连及股四头肌的失用性萎缩。

（1）愈合期 骨折固定后即可开始患侧股四头肌等长收缩及髋、踝、足部的主动运动，尽早坐起，因髌骨不负重，可早期下地站立。术后3~4周，进行髌骨侧向被动运动、主动屈膝和被动伸膝。

（2）恢复期 去除外固定后，开始做主动伸膝和抗阻屈膝训练。逐步增加膝关节活动范围和股四头肌抗阻训练。

11.胫、腓骨干骨折 此骨折临床上非常多见，引起位置表浅，易形成开放性骨折。其中、下1/3处骨折，因该段血供不佳，可造成骨折延迟愈合甚至不愈合，须引起注意。

（1）愈合期 固定后可开始小腿肌肉、股四头肌等长收缩和足部各关节活动，一周后开始踝部静力性屈伸练习。3周后逐步开始踝关节、膝关节助力的屈伸练习，4周后可挂双拐下肢不负重的站立和步行练习，逐渐过渡至部分负重、正常行走。

（2）临床愈合后 增加膝、踝关节的主动运动，改善两关节的活动范围，并增大患肢肌力练习，直至功能恢复。

12.踝部骨折

（1）愈合期 主要进行跖趾关节屈曲和踝部静力性肌力练习，2周后逐步开始小范围的屈伸练习。

（2）骨折愈合后 开始加大踝关节活动度和肌力练习，活动范围由小到大，逐步增加负重练习、平衡练习，然后练习下蹲和行走，直至功能恢复。

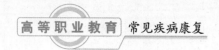

四、康复注意事项及康复教育

（一）注意事项

1.定期摄片检查骨痂的生长情况，据结果调整康复治疗方法。

2.康复治疗必须以主动活动为主，循序渐进，逐渐加量。活动范围由小到大，次数由少到多。

3.功能锻炼以恢复肢体的生理功能为目标，如上肢以恢复手的灵活性为主，下肢以恢复负重及行走能力为主。

4.任何练习不应引起疼痛。进行被动活动时，避免施行暴力牵拉。

5.充分调动患者的主观能动性。医务人员要把功能锻炼的作用、方法和注意事项等向患者介绍清楚，使患者心中有数，主动、科学地进行功能锻炼。

（二）康复教育

1.**注意交通安全** 因交通事故引发的骨折逐年递增，交通安全已成为预防骨折的要素之一。

2.**适量运动** 适量合理的运动可以改善身体平衡及运动能力，增强体质，预防骨折的发生。

3.**科学饮食** 注意科学饮食，积极防治骨质疏松。

4.**注意运动安全** 对于儿童和运动员来说，注意运动安全可在很大程度避免骨折的发生；而老年人发生骨折的风险以及骨折发生后的严重程度都要远高于年轻人，因此老年人在日程生活中更应积极预防骨折的发生，走路防滑防摔，雨雪天气尽量不要外出。

【复习思考题】

1.骨折的一般症状和特有体征分别有哪些？

2.骨折后主要有哪些并发症？

3.骨折的康复目标和原则是什么？

4.骨折的愈合标准是什么？

5.骨折的常用康复治疗方法有哪些？

扫一扫，知答案

扫一扫，看课件

手外伤的康复

【学习目标】

1. 掌握手的功能位和休息位；掌握手外伤的康复治疗目的和原则；掌握屈伸肌腱断裂的康复治疗方法。

2. 熟悉手部骨折、断肢（指）再植的常用康复方法。

【考纲摘要】

1. 掌握手的姿势、手部肌腱的分区、指屈肌腱断裂和腕舟状骨、术后处理原则。

2. 手外伤康复的定义及其常见问题、手外伤的评定要点、手外伤的功能评定、手外伤康复治疗中的常见问题处理、手部骨折后的康复治疗、屈指肌腱修复术后与伸肌腱修复术后、屈肌腱松解术后、周围神经修复术后的康复治疗等。

3. 了解手外伤的早期急救处理原则、手外伤的早期彻底清创、深部组织损伤处理。

项目一　概　述

一、定义

手外伤（impairments of hand）是指由于各种原因所造成的手部损伤。手外伤康复是在手外科诊治的基础上，针对手功能障碍的各种因素如疼痛、肿胀、瘢痕粘连、关节僵硬挛缩、肌肉萎缩等，采用物理疗法、作业疗法、运动疗法及手夹板、辅助器具等康复治疗措施，以最大程度恢复或代偿手的功能。

二、流行病学

手是运动的器官，与外界的接触十分频繁，容易受到伤害。由于工农业机械生产及应用工具的日益广泛，手外伤已成为一种常见的外伤。国内资料表明，在骨科就诊患者中，手外伤约占就诊人数的 1/4，其中开放性损伤占手外伤总数的 2/3，发病率占创伤总数的 1/3 以上，右利手受损为 91.2%，男女受伤比例为 3.5：1，高发于 16~30 岁。

三、病因及发病机制

（一）病因

1.锐器伤　由锐器切割致，伤口一般较整齐，污染轻，出血较多，伤口深浅不一，所致的组织损伤程度亦不同。如日常生活中的刀、玻璃等切割伤，工作中的切纸机、电锯伤等。

2.钝器伤　由钝器砸、碰所致，可致皮肤裂伤，软组织挫伤甚至皮肤撕脱、肌腱、神经损伤和骨折。如高速旋转的叶片（轮机或电扇）造成断肢和断指。

3.挤压伤　可致指端损伤，如皮下血肿、甲床破裂、远节指骨骨折等，严重者如机器滚轴挤压则可致广泛的皮肤撕脱、多发性开放性骨折及深部组织严重破坏，甚至手指或全手毁损性损伤。

4.刺伤　由小而尖的物品刺入所致，进口小，损伤深。如钉、针、竹尖等刺伤，可伤及深部组织。

5.火器伤　如鞭炮、雷管爆炸伤或枪弹伤，特别是爆炸伤，伤口极不整齐，损伤范围大，常致大面积皮肤及软组织损伤和多发性粉碎性骨折。

手外伤多为复合性损伤，常涉及手部皮肤、皮下组织、肌肉、肌腱、骨关节、神经、血管等。依据损伤的原因和类型通常分为骨折、肌腱损伤、周围神经损伤、烧伤、断指（肢）等。

（二）病理机制

手外伤后，第 1 周处于炎症反应期，组织充血、水肿，断端有白细胞浸润；第 2 周处于清创期，可见白细胞、巨噬细胞浸润，坏死组织脱落，水肿加剧；第 3 周处于胶原纤维增生期，可见纤维细胞增生，毛细血管增生，伤口收缩，胶原纤维增多；第 4 周开始处于重塑成熟期，细胞减少，胶原增加，沿长轴方向排列的胶原纤维更加成熟，组织抗张力慢慢恢复。6 周时达 50%，8 周后组织抗张力逐渐接近正常。修复时间可持续 1 年左右。

本病属于中医学的"骨折""筋伤"范畴，历代文献中有"折疡""金镞""接骨""正骨""伤科"等名称，包括皮肉、筋骨、气血、经络损伤。《杂病源流犀烛·跌仆闪挫源流》曰："跌仆闪挫，卒然身受，由外及内，气血俱伤病也。"提示本病病因是跌仆金创所致，其病机是筋伤骨折，瘀血内留，气滞肿痛，与脾、肾、肝关系密切。

四、临床特征

（一）临床表现

1. 大多有急性创伤史，伤后局部疼痛、肿胀和功能障碍。如手的屈指肌腱损伤呈伸直位畸形，屈曲功能障碍；伸肌腱损伤呈屈曲位畸形、伸直障碍。

2. 神经损伤，表现为其支配区的感觉丧失及主动运动功能丧失，可呈垂腕、"猿手"或"爪形手"等畸形。

3. 血管损伤可引起回流障碍或缺血坏死，如伏克曼（Volkmann）肌挛缩。

4. 骨关节损伤可引起剧烈疼痛、肿胀、各种畸形及异常活动。

（二）辅助检查

1. X线检查　可确认是否骨折、脱位。

2. 神经电生理检查　包括肌电图、神经传导速度检查，主要针对肌肉和神经损伤。

3. 多普勒血流图检查　主要针对血管损伤。

（三）临床治疗

及早进行外科处理及药物治疗，再配合系统的康复治疗。

1. 外科治疗　包括彻底清创、止血、组织修复、骨折固定等。

2. 药物治疗　以抗感染药物、止痛药、镇静剂等对症处理。

3. 康复治疗　包括运动疗法、物理疗法、作业疗法、心理疗法以及中医传统康复治疗等。

案例导入

患者，女，30岁，因"机床挤压致左手损伤一小时"急诊入院，入院时神志清，痛苦貌，测T36.5，P80次/分，BP125/70 mmHg，左手肿胀明显，皮下瘀血，手指不能活动，无畸形，无感觉麻木。X线显示，软组织损伤，无骨折。

提问：该患者需要进行哪些评定？如何康复治疗。

项目二　康复评定

康复评定主要包括手部一般状况、运动功能、感觉功能和手的灵巧性、协调性等。

一、手的功能解剖特点

1. **手的姿势**　包括手的休息位和手的功能位，这是两个不同的概念，详见表18-1。

（1）**手的休息位**　具体表现为：腕关节背伸约10°~15°，并有轻度尺偏；手指的掌指关节及指间关节呈半屈曲状态，从食指到小指，越向尺侧屈曲越多，各指尖端指向舟骨结节；拇指轻度外展，指腹接近或触及食指远节指间关节的桡侧（图18-1）。

（2）**手的功能位**　具体表现为：腕关节背伸20°~25°，拇指处于对掌位、掌指关节屈40°、近侧指间关节屈70°、远侧指间关节屈15°、前臂轴线与中指轴线在一条线上，犹如手握玻璃杯的姿势。此姿势下手不容易发生挛缩，功能恢复快，也是握力最大姿势。在处理手部骨折等外伤时，固定和包扎伤时应尽可能处于手的功能位，否则会影响功能恢复（图18-2）。

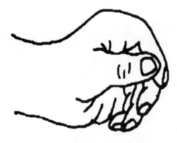
图18-1 手的休息位

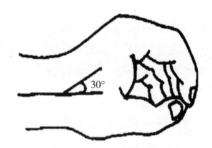
图18-2 手的功能位

表18-1　手的休息位和功能位

	休息位	功能位
手状态	手处于自然静止状态	手处于握杯状态
肌张力	内、外在肌肌张力相对平衡	内、外在肌肌张力不平衡
腕关节	腕关节背伸约10°~15°，并有轻度尺偏	腕关节背伸大约为20°~25°
手指	手指的掌指关节与两指间关节半屈曲从食指到小指，屈曲度数依次增大	拇指对掌位并充分外展，掌指与指间关节微屈，其他手指略微分开，各指间关节屈曲度数较一致

2. **手的基本动作**　分对指、精密抓握（捏、挟、撮）、力性抓握（握、提、勾）和非抓握（推、揪、托）四类。手的动作需要各部分协调配合才能完成，其中拇指有伸、屈、内收、外展和对掌活动，占全手功能的一半，需要特别重视。

二、外观形态评定

通过望诊、触诊及患者的动作，评定手的总体感觉，包括手的完整性，皮肤的营养情况，皮肤温度，肿胀情况，有无瘢痕、挛缩、萎缩及畸形等。

三、运动功能评定

（一）关节活动度评定

包括各掌指关节（MP）、近侧指间关节（PIP）和远侧指间关节（DIP）的屈、伸、拇外展、对指功能等以及各手指屈、伸总活动度的检查。可用量角器测量关节主动、被动活动范围。如果关节活动度评定小于正常范围，需要进一步鉴别可能的三种情况：主动活动及被动活动均受限，障碍原因在于关节本身或手内外在肌挛缩；被动活动范围正常而主动活动不能，障碍原因在于肌腱断裂或神经损伤；主动或被动活动均丧失，关节处于强直位置。

常用关节总主动活动度（total active movement，TAM）测量，作为一种肌腱功能评定的方法。此法能比较全面地反映手指肌腱功能情况，可以对比手术前后的主动、被动活动程度，实用价值大，但测量及计算较烦琐。

具体操作是用量角器测量 MP 关节、PIP 关节、DIP 关节的主动屈曲及主动伸直角度，然后用公式算出总主动活动度（TAM）。

总主动活动度 = 总主动屈曲角度 − 总主动伸直受限角度

$$TAM = (MP + PIP + DIP) - (MP + PIP + DIP)$$

评价标准：

优：屈伸活动正 TAM>220°

良：大于健肢的 75%，TAM200°~220°

中：处于健肢的 50%~75%，TAM180°~220°

差：小于健肢的 50%，TAM<180°

（二）肌力评定

包括手部肌力、握力、手指捏力测定。可选用握力计、捏力计、徒手肌力检查法等。

1. 肌力测定　临床用徒手肌力检查法。肌力评定按 Lovett 标准（0~5 级）执行。

2. 握力测定　用握力计测试，要求上肢在体侧自然下垂，把手调至合适宽度，保持表面向外，测 3~5 次，取其最大值。对于握力很小的手可通过握血压计气囊测定。

3. 捏力测定　用捏力计测量。包括拇指与示、中、环、小指的指尖捏力，正常值约为握力的 30%；拇指与示、中指同时用力地三指捏力，一般为握力的 1/5~1/6。用捏力计测 2~3 次，取最大值。

四、感觉功能评定

辨别手部各区域的感觉是否减退或消失以及病变范围。

（一）浅感觉检查

包括触觉、温度觉、痛觉。触觉检查时用棉毛或软毛刷轻触指腹部所得的结果比较准确。痛觉检查时用针轻刺指腹皮肤，以观察其对疼痛的反应。用针不能过于尖锐，否则容易刺破皮肤，也不能过于圆钝，否则易与深部感觉相混淆。注意应从感觉消失区向四周检查，这样所得到的感觉障碍范围比较准确。

（二）实体觉检查

以指腹触摸物体，正常无须视觉帮助即可识别物体形状、质地和大小等。

（三）两点分辨觉（TPD）检查

两点分辨觉是神经修复后常用的检查方法，可测试皮肤分辨接触点指间距离的敏感程度。正常标准为手指末节掌侧皮肤的两点辨别距离为 2~3mm，中节为 4~5mm，近节为 5~6mm。两点分辨的距离越小，越接近正常值范围，说明该神经的感觉恢复越好。检查时检测器两针尖沿指腹一侧纵向测试，两点之间距离从大到小，直到不能分辨两点为止。两针尖要同时接触皮肤，用力不宜过大，以针尖按压点皮肤稍发白即可。2~3 秒后即离开针尖接触部位，重复测试。两点分辨距离超过 10mm 时，提示神经恢复较差。

（四）Moberg 拾物测试

是确定患者的拇指、食指、中指感觉及正中神经分布区感觉是否减退的检查方法。可选择 5 种常用生活小物件，如火柴盒、钥匙、硬币、茶杯、玻璃球等。先让患者睁眼，用手将物品逐一捡起，放入规定的木盒内，同时用秒表记录患者完成动作花费的时间。再让患者闭眼重复上述动作，并记录时间，如果在闭眼时不能完成动作或完成动作困难，则提示存在感觉障碍。

五、灵巧性及协调性评定

令受试者将物品从某一位置转移到另一位置，并记录完成操作的时间。手灵巧性及协调性有赖于感觉和运动的健全，也与视觉等其他感觉灵敏度有关。临床上常用的有：

（一）九孔插板测验

由 1 块 9 孔板和 9 个插棒组成，测试时，用器皿盛放 9 个插棒，放在患者测试手一侧，让患者将小棒逐个插入 9 个孔内，然后再逐个拔出放回器皿内，计算总共花费的时间。

（二）Jebson 手功能测试

由 7 个部分组成，即写一句话、模仿翻书、模仿进食、堆放棋子、拾起小物品放入容器内、移动大而轻的物品、移动大而重的物品。测出结果后，查正常值表，判断功能是否正常。

（三）Carroll 上肢功能定量测试

将与日常生活活动有关的上肢动作，分成几个特殊部分：抓握、前臂旋转、肘部屈伸、肩部上提等，计时测试，详见表18-2。

表18-2　Carroll 上肢功能定量测试

目的	方法
抓握功能检查（4项）	拿起 4 个不同大小的木块
	拿起 2 块不同大小垫圈
	拿起 1 个球
	拿起 4 个不同大小玻璃珠
上肢功能及协调性检查（2项）	把 1 个小垫圈套在钉子上，把熨斗放在架子上
	把壶里的水倒进 1 个杯子里，再把杯里的水倒进另外 1 个杯子，把手依次放在前额、头顶、后脑勺、嘴上，然后写姓名

注意：并非所有的手外伤患者都需要上述全部项目的检查评定。一般先用快捷测试方法了解手的基本情况，然后再根据具体情况做进一步检查。通常在首次和末次评定时应全面一些，在治疗过程中的评定可只选重点项目评定。

项目三　康复治疗

临床工作证明，康复治疗的早期介入可使手外伤患者的手术疗效和功能恢复明显提高。康复医学已与手外科临床工作相互渗透，患者从受伤到手术前后，从组织愈合到功能恢复，从职业训练到重返社会，都需要康复治疗。

一、康复治疗目标与原则

（一）康复治疗目标

手外伤康复治疗目标是在最短的时间内，力争患手恢复最佳功能状态，尽力防止并发症的出现，使其安全、有效地重返工作岗位和社会。

（二）康复治疗原则

1. 控制水肿，预防感染，促进愈合。

2. 预防粘连，软化瘢痕，减少挛缩。

3. 改善运动功能，增加关节活动度。

4. 恢复感觉灵活性，增强日常生活活动能力。

5. 进行心理调整和生活模式的修正。

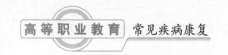

二、康复治疗方法

包括运动疗法、物理疗法、作业疗法及配置矫形器等。

（一）手夹板的应用

手夹板在受康复中经常使用，具有改善僵硬手的被动运动范围，使关节周围的肌腱、韧带被拉长并重新排列的作用，可采用中等力量缓慢持续牵拉，以不引起损伤及疼痛为度，每星期活动度增加10°，每间隔2~小时做关节主动运动1次。

（二）运动疗法

先以被动运动开始，酌情进行肌肉、肌腱的牵伸训练；随着病情稳定，逐步进行受限关节的关节松动术、手部肌肉力量训练及主动训练等。

1.肌力练习　主要针对握力和捏力练习，一般用橡筋网进行手指屈伸及手部内在肌的抗阻练习。每个动作重复10次，休息半分钟，反复进行至肌肉疲劳，每日练习1次。

2.关节活动度练习　包括主动运动及手部关节按压、关节牵引及关节松动术等。

（1）主动运动　每小时进行一次握拳与放松运动，每一动作重复5~20次。包括单独远侧指间关节屈曲，单独拇指屈伸、外展和内收运动，握拳运动，手指散开和并拢运动等。

（2）手指关节按压练习　在毛巾垫或海绵垫上进行，主动按压受损关节至产生酸胀感或轻度疼痛感，并维持5~10分钟，每日进行2~3次。

（3）手部关节牵引练习　针对挛缩关节使用，用支架或牵引器固定近端并放松局部肌肉，然后以沙袋对其远端作重力牵引。沙袋重量以引起关节紧张或轻度疼痛感为宜，每部位牵引10~20分钟，每日可进行数次。

（4）关节松动术　具有松动关节，缓解疼痛，增加关节活动度的作用，在热疗后进行效果会更好。

3.物理疗法　宜早期使用，可促进局部血液循环、消除水肿及加快伤口愈合。可选用超短波、微波、红外线、紫外线等，后期使用可软化瘢痕和粘连组织，放松痉挛肌肉，改善关节活动度，如超声波、音频电及蜡疗法等。

4.作业疗法　有目的、有选择性地进行，主要改善患手的感觉、运动及功能性活动能力。包括手工艺训练、感觉训练、手灵活性训练及日常生活活动训练等。注意应根据患者的兴趣和训练需要，选择作业方式。

（1）手部抓握作业　可选包装、装配、编织等，以增加肌力，改善关节活动度。

（2）日常活动作业　可选穿脱衣服、拿被子、碗筷及清扫整理房间等，以提高患者的日常活动能力，锻炼手的灵活性，改善手部感觉。

（3）适应环境作业　可选择矫形器、假肢及其他适应器具，改装各种日常用具，以提高患者独立生活的能力。

（4）就业前作业　以模拟生产或正式生产活动，帮助患者早日重返工作岗位，并增强其自信心。

5. 心理治疗　对由于伤情而产生恐惧、焦虑、紧张等心理障碍的患者，应及时进行心理疏导，给予鼓励，使其能以最大决心和信心配合医生进行治疗和功能锻炼。

6. 中医康复治疗

（1）中药内服　单纯软组织损伤，急性期应活瘀通络，消肿止痛；慢性期应补益肝肾，按照软组织损伤处理。若伴有骨折，应按骨折的早、中、后三期辨证治疗。早期治宜活瘀消肿，理气止痛。中期治宜活血化瘀，接骨续筋。后期治宜补肝肾，强筋骨，益气活血。

（2）中药外敷　与中药内服相比，外敷药物吸收更快，药效更直接、迅速。临床上可采用膏剂外敷、散剂外敷、搽剂（包括药液和药酒）及中药熏洗等多种形式进行。

（3）针灸治疗　包括体针、电针、耳针及艾灸等。取穴应以阿是穴及循经取穴为主。疼痛剧烈者，进针宜深，可强刺激，疼痛轻微者，进针可较浅，以中等刺激强度为宜。

（4）推拿治疗　可疏经通络，消肿止痛，松解粘连，软化瘢痕。若患手不宜进行主动运动或肿胀不消，或出现组织粘连、瘢痕时，推拿能收到很好疗效。治疗时注意手法灵活，动作轻巧，力量均匀，每次 20~30 分钟。

三、常见手外伤的康复

（一）皮肤损伤后的康复

重点是预防由皮肤损伤带来的关节僵硬、肌肉萎缩及皮肤粘连，但需注意要缝合处或植皮区的皮肤不能过早承受张力。伤区附近的关节保持静止，相关肌肉可做轻度的等长收缩练习。待皮肤缝合处或植皮处愈合后，再开始伤区关节被动、主动运动，及肌肉的抗阻练习，注意幅度和强度由小逐渐增大，以患者耐受为度。远离伤区的关节和肌肉早期即可开始主动和抗阻运动练习。

（二）掌指、指间关节脱位后康复

损伤可造成手部各关节向背侧、掌侧或侧方脱位，常伴有关节囊等软组织损伤。复位后需外固定 2~3 周，固定期间可进行非损伤区的功能锻炼。去除外固定后再开始损伤区的关节活动度和肌力练习。

（三）手部骨折后康复

手部骨折的治疗原则与其他部位骨折相同，即准确复位、有效固定与合理的功能锻炼。

康复治疗分为骨折愈合期和恢复期两个阶段进行。

愈合期：康复治疗的重点是控制水肿，促进骨折愈合。牢固的固定是骨折康复的第一步，一般需固定 3~4 周，固定期间行肌肉等长收缩练习及其他关节的主动运动。

恢复期：康复治疗的重点在于消除残存的肿胀，软化、松解瘢痕组织，增加关节活动范围，恢复和增强肌力量，恢复手的协调性和灵活性。

以拇指掌骨基底骨折为例，一般需固定 4 周左右。骨折愈合期可对伤手示、中、环、小指进行被动活动，以健手辅助伤手进行指间关节的屈伸运动。局部疼痛消失后，开始其他手指主动活动。每日 3 次，每次以局部轻度疲劳酸胀感为宜。骨折基本愈合后，即开始拇指屈伸、外展、内收、对掌活动及肌力练习，运动幅度由小到大，以不引起骨折部疼痛为限，每日 3 次，每次 20~30 分钟，直至手功能完全恢复。

（四）手部肌腱修复术后康复

良好的手功能是建立在手部屈伸肌和内在肌的力学平衡的基础上，任何一个肌腱的损伤都会打破这种平衡，影响手功能的发挥。肌腱损伤后在其修复过程中，特别容易发生粘连，所以在康复治疗中特别强调早期活动。

1.屈指肌腱修复术后康复　屈指肌腱是从前臂肌肉－肌腱连接处开始，经过前臂、腕管、手掌和手指纤维鞘管等处，止于中节和末节指骨的腱性组织。其中从远侧掌横纹，即手指纤维鞘管起始部，至中节指骨的中部（或指浅屈肌腱止点处）这段区域的屈肌腱损伤很难处理。由于此段肌腱位于坚韧而狭长的骨纤维鞘管内，且指浅、深屈腱互相交叉，极易粘连。所以特别强调此区域屈肌腱修复后早期活动的重要性。

（1）固定　修复术后即用背侧石膏托等将患手固定于屈腕 20°~30°、掌指关节腕屈曲 45°~60° 及指间关节伸直位。将橡皮筋一端用胶固定于指甲，另一端通过掌心的滑车后用别针固定在前臂屈侧的敷料上。

（2）功能锻炼

1）术后 3 天开始早期活动，利用橡皮筋牵引被动屈曲指间关节，持续 3 周。要求"主动伸展，被动屈曲"，即令患者在石膏托固定范围内主动伸展手指指间关节，维持近侧指间关节充分伸直位。依靠橡皮筋被动屈曲。此期间禁止主动屈曲指间关节及被动伸展指间关节，以防肌腱断裂。

2）术后第 4~5 周，允许伤指开始主动屈曲，注意由小范围开始，以患者能够耐受为度。轻微的主动屈曲手腕、手指的活动；主动伸展掌指关节和指间关节；在掌指关节充分屈曲的情况下，持续、小心地被动伸展指间关节，开始活动腕关节时要注意：在伸展腕部时要保持手指屈曲；在伸展手指时，要保持腕部屈曲，不能同时伸展两处。在训练间隙及夜间，需继续佩戴石膏托，以确保安全。

3）术后第 6~7 周，去除石膏托，开始轻度功能性活动。包括单个手指浅屈肌腱和深屈肌腱的练习和握拳练习。①单独指浅屈肌腱的练习：维持掌指关节伸直位，固定近侧指间关节近端，主动屈曲近侧指间关节，同时保持远侧指间关节伸直位；②单独指深屈肌腱的练习：维持掌指关节、近侧指间关节伸直位，固定远侧指间关节近端，主动屈曲远侧指间关节；③勾拳练习方法：维持掌指关节伸直，屈曲近侧指间关节和远侧指间关节，此法可保证指浅屈肌腱和深屈肌腱的同时活动（图18-3）；④直角握拳练习：掌指关节和近侧指间关节屈曲，同时保持远侧指间关节伸直。该练习可使指浅屈肌腱最大范围滑动（图18-4）；⑤复合握拳练习：同时屈曲掌指关节、近侧和远侧指间关节，使指屈浅、深肌腱达最大范围滑动（图18-5）。若手指不能完全伸直时，将腕关节固定于中立位，轻柔被动伸直手指，如屈曲挛缩明显，可使用手指牵引夹板。

4）术后第7周，屈肌抗阻力练习，可使用强度各异的海绵球、塑料治疗泥练习，以恢复手的抓握能力。术后第8周，强化抗阻练习，增强肌力、耐力。术后第12周，允许进行所有功能性活动和ADL练习，如和面团、搓洗衣物、拧螺丝等。

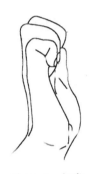
图18-3 勾拳

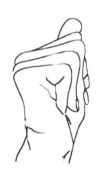
图18-4 直角握拳

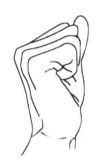
图18-5 复合握拳

2. 伸指肌腱修复术后康复 虽然伸指肌腱修复术后发生粘连的机会及粘连的程度低于屈指肌腱修复术后，但同样需要积极预防粘连，否则对手功能产生不利影响。

（1）固定 术后使用掌侧石膏托或夹板，将腕关节固定于伸直30°～40°及掌指关节伸直位，同时用橡皮筋牵拉所有指间关节至伸直位。

（2）功能锻炼

1）术后1～3周，在固定范围内主动屈曲手指，依靠橡皮筋弹力被动伸直手指。禁止被动屈指和主动伸指。

2）术后3～6周，可去除掌侧外固定进行锻炼，嘱患者加大主动屈指角度，依靠弹力牵引被动伸指。尽可能全范围屈曲手指关节，特别是掌指关节，以防挛缩。训练间隙及夜间继续佩戴石膏托，以保安全。

3）术后7周，去除外固定石膏或夹板，开始主动伸指练习。包括肌腱滑动练习并逐渐开始抗阻练习。第8周开始增加训练强度，做关节全范围的抗阻练习；10～12周完全自由活动练习。

（五）手部外周神经损伤后康复

外周神经损伤后在不同的阶段，康复治疗的内容也有所不同，如图 18-6 所示。

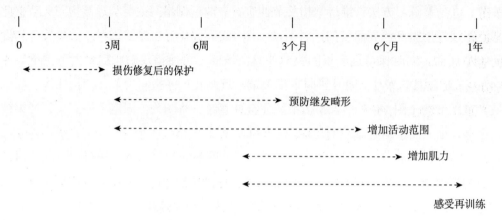

图 18-6　外周神经损伤不同时间的康复内容

1. 正中神经损伤　功能障碍表现，屈肌（除尺侧腕屈肌及环、小指深屈肌）、旋前肌和大鱼际肌麻痹；拇指外展和屈曲功能障碍，食指和中指的远侧指间关节屈曲功能障碍；腕部屈曲、手尺偏、"猿手"畸形；手部桡侧三个半手指皮肤感觉缺失。

（1）损伤修复术后，腕关节屈曲位固定 3 周，第 4~6 周逐渐将腕关节伸直至正常位。

（2）主动活动训练。

（3）用视觉来保护感觉丧失区。

（4）使用日常生活辅助器具，如佩戴对指夹板，预防第一指蹼挛缩。

（5）感觉再训练。

2. 尺神经损伤　功能障碍表现；环、中指指间关节伸直功能障碍；手指不能分指、拇指不能内收；"爪形手"畸形；手部尺侧一个半手指皮肤感觉缺失。

（1）佩戴掌指关节阻挡夹板，预防环、小指爪形指畸形。

（2）用视觉代偿、保护手尺侧缘皮肤感觉丧失区。

（3）主动活动训练及感觉再训练。

3. 桡神经损伤　功能障碍表现：伸腕、伸指功能障碍，垂腕畸形，拇指指蹼区感觉缺失。

（1）用腕关节固定夹板，维持腕关节伸直、掌指关节伸直及拇指外展位。

（2）主动运动训练。

（3）肌力训练，如通过抓握和松弛动作提高肌肉力量。

（4）感觉训练。

（六）断肢（指）再植术后康复

断肢（指）时创伤大，涉及骨骼、肌腱、神经、血管及皮肤等软组织的开放性、复合性损伤。再植术后常因为组织损伤重、血供不稳定而出现各种并发症，所以康复治疗目标是保护修复后的组织，促进愈合，减轻肿胀及疼痛，避免关节僵硬，加速功能恢复，特别是触觉恢复。康复治疗时需综合应用骨折康复、神经损伤康复、肌肉肌腱损伤康复的各种治疗方法，以实现再植肢体最大程度的功能恢复。

下面以前臂远端断肢再植术为例介绍其康复方法：

1. 术后早期　密切观察再植肢体血供及存活情况，积极消除肿胀及抗凝血、抗痉挛、抗感染等治疗。

2. 术后 1~3 周　以减轻肌萎缩与关节挛缩，促进组织愈合，预防并发症为康复目的。

（1）将伤肢保持在功能位，腕关节于中立位固定，保持掌指关节屈曲 40°，指间关节伸直，拇指外展 45° 及背伸。

（2）强调早期下床，主动运动肩、肘关节。受伤部位在术后 1 周左右可进行适当的、保护性的被动活动。如屈腕，掌指及指间关节慢慢伸直，接着掌指及指间关节屈曲，伸腕，以不出现明显疼痛为度。如活动时疼痛难忍，则要终止活动，以免影响植肢存活。

3. 术后 3~6 周　可逐渐改变夹板的角度使手部接近功能位。锻炼时可去除外固定装置，逐渐加强主、被动活动，锻炼间隙及夜间继续佩戴。对于伤口有瘢痕或肢体有肿胀者可选择音频、超声波等理疗，也可以选择向心性按摩或弹力绷带由远端向近端包扎伤肢促进控制肿胀。

4. 术后 7~12 周　逐渐加强整个手部关节的运动，屈伸所有手指关节。骨折基本愈合后增加抗阻练习、手的灵巧性练习、脱敏练习、神经功能康复和感觉再训练。

5. 术后 12 周　强化手的日常生活活动能力训练，增加手的灵巧性和肌肉力量，恢复功能性触觉，进行职业功能训练。

四、手外伤常见并发症的处理

（一）水肿

如不及时消除，将导致组织粘连及关节囊和韧带等纤维组织的挛缩，加重关节活动度障碍，必须尽快消除。常用方法有。

1. 抬高患肢　一般使患肢远端高于心脏平面 10~20cm。

2. 主动运动　前臂和手部肌肉有节律地收缩和放松，或双手用力握拳举过头顶，每小时 25 次以上。

3. 物理疗法　可选用红外线、超短波、微波、音频、漩涡浴、蜡疗等，以改善局部血液循环，加速渗出液的吸收。

4. 加压治疗　可选用向心性按摩或手套状气囊间歇性加压等治疗。

（二）关节活动度障碍

如关节的主动活动度明显小于被动活动度，提示肌腱有粘连，可用被动运动、关节牵引等方法牵引肌腱扩大向远端滑动的幅度，同时加强主动收缩促使肌腱向近端滑移。

（三）肌萎缩

及早开始静力性肌肉收缩练习，条件许可后立即开始抗阻练习。存在神经损伤时做肌肉电刺激。

（四）感觉障碍

1. 触压觉及温度觉功能恢复训练　①请患者闭目，治疗师用尖锐物体触压患手，嘱患者用心感知，再睁眼核对是否正确，反复多次。待有进步后，逐渐减轻触压力度，继续训练，直到效果满意。②让患者睁眼观看，同时用患手触摸不同质地的差异，如不同粗细的纺织品，继续训练，直到效果满意。③分别用盛有冷水和热水的器皿训练患者的温度觉，待有进步后，再逐渐减小两器皿中水的温度差异，继续训练。

2. 感觉过敏治疗　教育患者减少恐惧心理，有意识地使用敏感区。在敏感区逐渐增加刺激，如先用棉花摩擦敏感区，每次 1~3 分钟，每天 3~5 次。患者适应后改用质地较粗糙的毛巾布摩擦敏感区，再使用分级脱敏治疗，例如：①先用旋涡水浴 15~30 分钟，开始慢速，然后逐步加快，使患者逐渐适应水的旋动；②按摩，如循环按摩 10 分钟；③用毛巾类织物摩擦 15~20 分钟，待患者能耐受触觉刺激后，再让患者触摸不同材料，如黄沙、米粒、圆珠等；④振动，如使用电动震动器震动局部皮肤，以巩固患者的脱敏；⑤叩击，如用铅笔端叩击敏感区以增加耐受力。

3. 感觉减退的代偿　感觉减退是由于周围神经修复后，神经再生不完全所致。康复治疗的目的：①教会患者运用代偿技术，安全地使用手；②重建感觉信息处理系统。

（1）手部感觉丧失的患者的安全教育　①避免接触热、冷和锐利物品；②避免使用小把柄的工具；③抓握物品不宜过度用力；④避免长时间用力；⑤使用工具的部位经常变换，避免某一部位长时间受压；⑥经常检查手部皮肤有无红、肿、热等受压征象；⑦感觉缺损区皮肤破溃要及时处理；⑧良好的皮肤护理。

（2）保护觉训练　用针刺、冷、热、深压等刺激手段，让患者去体会每一种感觉的特点。然后让患者按闭眼 – 睁眼 – 闭眼的过程反复训练，使患者重新建立感觉信息处理系统，而不是恢复原有的保护觉。

（五）瘢痕

瘢痕治疗起来相对困难，可采用以下几种方法：

1. 理疗　可采用石蜡疗法、热湿敷及深部超声波等。

2. 施加应力训练　①用弹力绷带、弹力手套等；②夹板固定伸展瘢痕；③局部和深层颤摩。

3. 功能训练　热疗后进行主动和被动的关节活动度训练、肌力训练等。

五、康复教育和预防

由于解剖和功能复杂，手部康复训练时要循序渐进，对功能恢复、职业要求及预期目标要有清楚的判断，治疗方案要个体化制定。在训练开始、中期及结束阶段要经常进行功能评定，以便及时发现问题和纠正。要及时了解和掌握患者的心理变化，对于手外伤后出现焦虑、自卑、情绪低落，为不能恢复正常工作、生活及前途担忧的患者，通过言语、行为和态度等方式进行疏导教育，给予鼓励，使其能以最大决心和信心配合医生进行治疗，积极进行功能锻炼，尽可能恢复生活和劳动能力，重返社会。

手部功能对生活质量十分重要，平时应尽量避免手外伤，可做到以下三级预防：

1. 一级预防　关爱手，避免损伤。

2. 二级预防　早期准确诊断，正确治疗，避免并发症。综合康复训练，预防功能障碍，重视心理治疗，积极训练，最大程度恢复功能。

3. 三级预防　尽可能保存残留功能，进行手关节再造术或安装假肢。

【复习思考题】

1. 手的功能位和休息位分别是怎样的？

2. 手外伤后有哪些常见症状？

3. 手外伤的评定包括哪些内容？

4. 手外伤的康复目标和原则是怎样的？

5. 手部屈肌腱锻炼的康复治疗方法有哪些？

扫一扫，知答案

扫一扫，看课件

截肢后的康复

【学习目标】
1. 掌握截肢的定义、临床特征、康复评定方法和康复治疗技术。
2. 了解截肢病因及发病机制。

【考纲摘要】.

1. 掌握截肢的定义、评定方法及康复治疗

2. 了解截肢病因和病理、临床表现症状和体征、辅助检查、实验室检、查和诊断要点、临床处理原则和治疗方法。

项目一　概　述

一、定义

截肢（amputation）是指截除没有生机和（或）功能以及局部疾病严重威胁生命的肢体。周围血管疾病、创伤、肿瘤等是截肢的常见原因。截肢康复是指以假肢装备和使用为中心，重建丧失肢体的功能，防止或减少截肢对患者造成的身心障碍，尽可能发挥残肢的功能，最终目标是重建具有生理功能的残肢，使患者早日重返家庭和社会的过程。

二、流行病学

目前，我国残疾人中肢体残疾者约为 877 万人，占残疾人总数的 14.6%，男性占多数，下肢截肢人数是上肢截肢的 3 倍。近年来，研究显示：周围血管病变或同时合并糖尿

病而截肢者越来越多，在美国占截肢发生率的 50%，上升到截肢原因的第一位，在我国近来也有上升趋势。截肢可造成患者丧失运动能力、自理能力并给患者带来沉重的心理负担。

三、病因及发病机制

各种原因引起截肢的病因及发病机制表现各异。

1. 糖尿病截肢　糖尿病性的血管病变使足的血运障碍，糖尿病性的周围神经病变使足的神经营养和感觉障碍，最后导致足溃疡、感染、坏死。

2. 外伤性截肢　严重外伤造成肢体无法修复，或存活后无实用功能，给生活和工作带来不良影响。

3. 神经性疾病截肢　如脊髓栓塞综合征，造成下肢神经部分麻痹，足逐渐发生马蹄内翻足畸形，足皮肤神经营养障碍，促使足外侧负重部位破溃形成溃疡，经久不愈，对行走功能造成严重影响。

4. 肿瘤截肢　肢体发生恶性肿瘤，一经确诊后，须尽早截肢，以免延误治疗或危及患者生命。少数良性肿瘤，侵犯范围较广，造成肢体无功能。

5. 感染性截肢　严重感染威胁患者生命，如气性坏疽或因感染久治不愈导致不可修复的肢体功能障碍。

四、临床特征

截肢除可以导致肢体缺失，幻肢痛、残端肿胀、感染、瘢痕等局部表现外，亦可伴随全身功能减退造成身体功能及日常生活活动功能障碍。截肢往往给患者造成严重的心理障碍，表现为极度痛苦、自卑、抑郁、焦虑，甚至感到无法生活。

项目二　康复评定

一、全身状况的评定

了解患者能否安装假肢及使用假肢活动的能力，内容包括患者的年龄、性别、截肢原因、日期、截肢部位水平、术后伤口处理、患者心理状况及精神状态、体能、家庭、经济情况等。

二、残肢的评定

残肢状况对假肢的安装和假肢佩戴后的代偿功能有着直接的影响，对残肢的评定内容包括：

1. 残肢外形　为了适应现代假肢接受腔的穿戴，残肢形状以圆柱形为佳，而不是传统的圆锥形，残肢外形不良将影响假肢接受腔的佩戴。

2. 关节活动度　关节活动度受限直接影响假肢的代偿功能，甚至不能安装和佩戴假肢。

3. 残肢畸形　畸形严重时，假肢的穿戴很困难。

4. 皮肤情况　皮肤条件的好与坏直接影响假肢的佩戴。

5. 残肢长度　它对假肢种类选择、残肢对假肢的控制能力，悬吊能力，稳定性，步态和代偿功能等有着直接的影响。

6. 肌力　肌肉力量强弱对假肢佩戴和功能发挥十分重要。对于上肢截肢，残存肌肉的多少及其产生的肌电信号，是判断能否佩戴肌电假手的重要依据。

7. 残肢痛　确定引起残肢痛的原因，设法妥善解决。

8. 幻肢痛　截肢后患者可能仍然感觉到原有肢体的疼痛，甚至疼痛非常剧烈。截肢前患肢就存在疼痛者截肢后更易发生幻肢痛，是截肢后常见并发症之一。

三、假肢的评定

假肢是用于替代整体或部分缺失或缺陷肢体的体外使用装置，用于弥补截肢者缺失的肢体，恢复代偿其失去的肢体功能的辅助器具。一般假肢分为临时假肢与正式假肢。临时假肢是在截肢后，残肢尚未定型良好，为穿着训练制作的接受腔。正式假肢是残肢状态稳定后，使用耐久性强的材料制作接受腔。

1. 穿戴临时假肢的评定

（1）临时假肢接受腔的适合情况　临时假肢接受腔应该与残肢完全适合良好，残肢表面整体与接受腔内壁也要紧密接触相适配，不产生局部压迫和疼痛，残肢末端与接受腔底部同样要紧密接触。

（2）假肢悬吊能力　主要取决于残肢长度及接受腔的适应程度，如果悬吊能力差，行走时假肢上下窜动，将影响其代偿功能。评定方法可以通过站立位残存负重与不负重时拍摄残肢的 X 线片，测量残端皮肤或骨端与接受腔底部的距离变化来判断。一般负重与不负重间的距离变化不应超过 2cm，超过 2cm 时悬吊能力不良。如果悬吊能力不良，就要对假肢进行处理。

（3）假肢对线　对线是指为使假肢发挥出所期望的功能，确定关节、支撑部件及其他部件相对于接受腔所构成的位置（包括角度）关系。对线主要起运动身体作用，根据人体解剖学的构造和各部分的配合关系，通过对线来调整和确定假肢、关节和接受腔之间的位置和角度关系，使之既符合人体的自然体位，又便于假肢在日常生活和工作中发挥代偿作用。

（4）穿戴下肢假肢后残肢情况　了解穿戴假肢后残存情况可以进一步判断假肢接受腔的适合程度，残肢有无局部受压，皮肤有无红肿、硬结、破溃、皮炎及疼痛，残肢末端有无因与接受腔接触不良，腔内负压造成局部肿胀等。

（5）步态　步态与截肢水平、残肢状况、其他肢体情况、假体种类、装配技术、患者年龄、康复训练、患者心理素质等有直接关系，它是综合因素造成的。

（6）上肢假肢背带与控制索系统　背带与控制索系统的安装是否符合要求，开闭假手时所需要的拉力是否合适，假手捏和握的力量是否满意及控制索的性能、质量均要进行认真的评估。

（7）假手功能　要评估假手的开闭功能（分别在口的附近和会阴附近水平处检查假手的开闭功能）、灵活性、协调性，尤其是日常生活活动能力的评估。

2. 穿戴正式假肢后的评定

（1）上肢假肢的评估　假肢长度；接受腔适配情况；肘关节屈伸活动范围；前臂旋转活动范围；肘关节完全屈曲所需要的肩关节屈曲角度；肘关节屈曲所需要的动力；控制系统的效率要在50%以上；肘关节屈曲90°假手动作；假手在身体各部位的动作；肘关节组件的不随意动作，即步行及外展60°位时，肘关节不得锁住；对旋转力和拉伸力的稳定性。

（2）下肢假肢的评定

1）假肢本身的评定　下肢假肢是否严格按照假肢处方制作、接受腔上缘及接受腔内壁加工的情况是否良好，重量是否控制在最小限度，与健肢侧比较、膝关节及踝关节的动作，关节活动时有无异常声音。

2）站立位的评定　检查残肢是否完全纳入接受腔内，即坐骨结节是否在规定的位置上，从阀门口挤出的软组织情况是否适当。然后使双足跟部间隔5~10cm，在双腿平均承重状态下，进行下列检查。残肢长度（小腿假肢双侧下肢应等长；大腿假肢其假肢侧可较健侧短1~2cm）、坐骨承载面、膝关节轴、假脚底部是否呈水平也就是足底的内外侧是否完全与地面接触，膝关节前后方向及内外侧方向的稳定性检查。

3）坐位的评定　截肢者坐位时，接受腔是否有脱出现象、膝关节90°屈曲时，假肢侧膝部比健侧高出的最小量、接受腔前上缘有无压迫、接受腔坐骨承载部位对大腿后肌群的压迫、坐在椅子上时，小腿部分是否垂直。

4）步态　分析下肢假肢步行时，是从截肢者前后和左右来观察，一般的方法是寻找步行过程中出现的异常步态。大腿假肢的步态分析比小腿假肢的步态分析要困难得多。首先存在截肢者方面的问题，大腿截肢与小腿截肢相比下肢功能缺损大，再加上假肢方面的因素，所以步态问题就复杂多了。对异常步态首先要客观正常地判断，并分析产生异常步态的原因。如对大腿假肢就要考虑两个方面的问题：其一是截肢者方面的问题，如心理影响，怕跌倒、对假肢功能有疑问、依赖心理等；全身状态，视觉、听觉功能降低、平衡感差等；髋关节与残肢异常，髋关节屈曲或外展挛缩，外展肌力不足，残肢痛等；其二是假肢方面的问题，如接受腔适配不良，对线不良、假肢重量及重心位置不合适、关节和假脚结构及功能不合适。

5）行走能力 一般以行走的距离，上下阶梯，过障碍物等指标对行走能力进行评估。截肢部位不同，水平不同，行走能力各异，除去其他因素，一般截肢水平越高行走能力也越差，一侧小腿、另一侧大腿截肢者行走能力更差，以双侧大腿截肢水平越高行走能力也越差。

3.假肢装配后的整体功能评定 假肢装配后的整体功能分为：Ⅰ级为完全康复，仅略有不适感，能完全自理生活，恢复原工作，照常参加社会活动；Ⅱ级为部分康复，仅有轻微功能障碍，生活能自理，但不能恢复原工作，需改换工作；Ⅲ级为完全自理，生活完全自理，但不能参加正常工作；Ⅳ级为部分自理：生活仅能部分自理，相当部分需要依赖他人；Ⅴ级为仅外观、美容改善，功能无好转。

四、疼痛评定

用视觉模拟评分法（VAS）和麦吉尔疼痛调查表（MPQ）进行评定。

五、日常生活能力（ADL）评定

由于患者已经截肢，对日常生活能力影响较大，ADL评分有重要意义，如Barthel指数评定法等。

六、其他肢体的评定

其他肢体的状况直接影响截肢后的康复过程，如其他一侧上肢麻痹，将影响对侧上肢假肢的佩戴，影响下肢假肢的功能训练。当另一侧下肢功能障碍时就会严重影响对侧下肢假肢的安装。

📚 案例导入

患者：男，4岁，体重25千克，右小腿因车祸造成外伤截肢术后4个月，残端肌肉的处理，运用了"肌肉成形术＋肌肉固定术"。残肢状况右腿膝下中三分之一截肢，残肢长度14厘米，残肢无明显疤痕、骨刺、神经结，残肢轻微肿胀，无幻肢痛。残肢膝关节稳定性良好，无屈曲挛缩。健侧肢体功能良好。

提问：患者截肢后，对残肢功能进行哪些方面评估？截肢术后，需要进行哪些康复治疗？

项目三　康复治疗

一、康复治疗目标与原则

（一）康复治疗目标

1.用一切有效措施预防截肢后可能发生的残疾和并发症。

2.改善残肢功能与假肢功能训练，尽可能提高患者的日常生活活动能力和适应社会生活的能力。

（二）康复治疗原则

1.截肢手术前，如患者病情允许，应尽早开始锻炼。

2.截肢手术后保持合理的残肢位，避免肿胀。

3.尽早肌力、关节活动度及日常生活训练。

4.做好残肢并发症的处理。

二、康复治疗方法

（一）运动疗法

1.全身运动训练　可选择各种适合患者的运动项目，如轮椅篮球、引体向上、上肢抗阻力训练、腰背肌训练等。

2.残肢训练

（1）关节活动度训练　尽早开始关节活动度训练是避免关节发生挛缩畸形的行之有效的办法。上肢截肢早期训练肩关节活动可以防止肩关节挛缩。前臂截肢后加强肩、肘关节活动，以防止肘关节僵直。大腿截肢后早期一定要强调髋关节的内收、后伸运动训练，防止髋关节屈曲外展畸形的发生。小腿截肢时膝关节的屈曲运动训练是很重要的，尤其是伸直的运动训练更重要，一旦发生膝关节屈曲畸形，将严重影响假肢的穿戴。在进行关节活动度训练时要以主动功能训练为主，兼顾被动关节活动度训练，尤其是不能进行主动活动的关节或已有关节挛缩发生时，对关节的被动运动训练就尤为重要。

（2）肌力训练　肌肉力量训练与关节活动度训练同样重要，良好肌力的残肢才能很好地带动和控制假肢。前臂截肢应做抗阻力肘关节屈伸活动，来增强肘关节屈伸肌力，并要训练前臂截肢后前臂残留的肌肉，其方法是进行患手的用力握拳和伸直手指的活动。大腿截肢主要训练髋关节的屈、伸、外展和内收肌肉,可以做抗阻力的外展、前屈、后伸活动、小腿截肢主要训练股四头肌,可以做抗阻力的伸膝和屈膝活动,并要训练小腿残留的肌肉。

(3)增强残肢皮肤强度的训练 要做强化残肢端皮肤的训练,以增加残端皮肤的强度。可以用按摩的方法,对下肢截肢残肢端皮肤进行承重能力的训练,可以在安装假肢之前在垫子上进行站立负重训练,以强化残端皮肤功能。

(4)使用助行器的训练 特别应对截肢者进行使用拐杖的指导,由于使用拐杖行走时身体易前屈,故应特别注意纠正身体的姿势。

(5)站立与步行训练 可进行单腿站立训练和利用双拐进行步行训练。这对截肢后尽早离床和增强体力是非常有利的。

3.临时假肢的训练

(1)穿戴临时假肢的方法 穿戴大腿临时假肢时,患者坐位,在残肢插入接受腔内,再从阀门口处将绸布拉出,关闭阀门。小腿临时假肢的穿戴方法是患者坐位,断端穿上袜套,将屈曲膝关节穿上内衬套,然后将残肢插入接受腔,系好固定带。将残肢先穿戴柔软的袜套,然后再套上软衬套,最后残肢插入接受腔内,残肢末端与接受腔底部是不能留有空隙的,如有空隙则造成残肢末端局部负荷压力,导致残肢端红肿、疼痛、破溃及角化。

(2)站立位平衡训练 ①患者站立于平行杠内,手扶双杠反复训练重心转移,体会假肢负重的感觉和利用假肢支撑体重的控制方法;②训练双手脱离平行杠的患肢负重,单腿平衡等;③传接篮球训练:将篮球抛向上下左右各个方向,使患者在改变体位时掌握身体的平衡。

(3)迈步训练 开始在平行杠内进行,双足间隔保持10cm左右。

1)假肢的迈步训练 将假肢退后半步,使假肢承重;在假肢脚尖接触地面的状态下,将体重移向健肢侧;迈出下肢假肢,使其跟部落在健肢脚尖前面;为使膝关节保持伸展位。臀大肌用力收缩,防止膝打软腿。此项训练既要体会用力屈曲残肢使小腿摆出,又要有伸展膝关节的感觉。

2)健肢的迈步训练 此项训练要比假肢的迈步训练困难,首先是将健肢后退半步。使健肢完全承重;将体重移向假肢侧,腰部挺直迈出健肢,尽量使迈步距离大些;提起假肢跟部,使脚尖部位承重,弯曲假肢膝关节。此项训练是通过大幅度的迈出健肢来伸展假肢侧的髋关节,掌握假肢后蹬时的感觉。

(4)步行训练 在完成迈步训练以后,在平行杠内进行交替迈步训练,即步行训练。由平衡杆内到平衡杆外,从单手扶杠到完全单独步行训练,也可以借助手杖进行步行训练。注意健肢步幅不要过短,腰部要挺直,残肢要向正前方摆出。应该强调的是一旦穿用临时假肢就不要再乘坐轮椅，更不是每天仅仅 1 小时的运动训练，而应该坚持每天 5~6 小时的各种训练。

4. 正式假肢的训练

（1）穿戴正式假肢的条件　残肢成熟定型是基本条件，即经过临时假肢的应用，残肢弹力绷带的缠绕，残肢已无肿胀，皮下脂肪减少，残肢肌肉不再萎缩，连续 2 周以上残肢无变化，接受腔良好。

（2）上肢假肢的训练　上肢假肢使用训练远比下肢训练复杂和困难得多，基本操作从训练截肢者熟悉假肢和假肢控制系统开始，然后训练手部开闭动作和抓握不同形状和大小的物体。在单侧上肢截肢的患者，首先要进行利手交换的训练，使原来不是利手的健肢变成功能性更强的手，而假手主要是起辅助手的作用。对双侧上肢截肢，安装假肢的患者来说，假肢的功能训练就要更加困难和复杂，训练要求所达到的标准也相对高得多。通常要为截肢者选用各种工具性手部装置，进行实际操作训练。

（3）下肢假肢的训练　在训练初期，不能让截肢者过于着急，在平衡问题上，冠状面与矢状面相比，冠状面的平衡较难掌握。在指导截肢者使用臀中肌的方法时，让截肢者掌握只用假脚外侧站立的方法会收到较好的效果。让截肢者面对镜子观看自己用假肢行走的步态，对各种异常步态予以纠正。还要能在沙土地、石子路等不平的路面上行走，要进行上下阶梯、迈步、跨过宅沟及障碍物的训练，灵活性训练，以及倒地后站立、搬运物体、对突然意外做出快速反应的训练等。

（二）心理疗法

截肢对截肢者精神上的打击胜过身体的打击，因此，心理上的康复尤为重要。应通过心理治疗，掌握伤残者的心理状态，重新认识自我的价值，重新树立康复信心，帮助患者从痛苦中走出来，早日回归家庭与重返社会。

（三）康复工程

假肢是截肢者必不可少的代偿物，截肢者可以通过安装假肢恢复或重建肢体功能和实现生活自理能力。

截肢者装配假肢的条件：具备足够的心血管能力储备和充分的愈合、皮肤覆盖、关节活动度、肌力、运动控制，以及对获得有用的假肢功能的学习能力。

上肢是人们从事日常生活和劳动的重要器官，上肢任何部位的丧失，都会给截肢者造成生理上、生活上、工作上的障碍，对上肢假肢的要求首先是最大限度地恢复手和前臂的主要功能而达到生活自理，其次是弥补外观上的缺陷。临床上常用上肢假肢可分为部分手假肢，腕关节离断假肢，前臂截肢假肢，肘关节离断假肢，上臂假肢，肩关节离断假肢。下肢假肢主要功能是站立、行走、跑、跳，目前已有的下肢假肢仅能代偿部分功能。安装下肢假肢的目的在于尽可能地恢复失去的正常外形，满足截肢者站立和行走这两项基本要求。临床上常用的下肢假肢（以截肢平面为例）可分为部分足假肢，小腿假肢，膝部假肢，大腿假肢，髋部假肢。假肢的装配不是简单的只由假肢制作师的制作而宣告完成，其理想的技术合作方式应是康复协作组的形式，并强调截肢者参加协作组的重要性。并积极参加装配假肢后的康复训练。

（四）物理因子疗法

常用的方法有超声波、音频治疗、红外线疗法等，主要目的是软化瘢痕、改善残端血液循环。

三、残肢并发症的康复治疗

1. 残肢皮肤破溃、窦道、瘢痕、角化　常见的原因有假肢接受腔的压迫、摩擦，尤其是残端的皮肤瘢痕更容易破溃。治疗方法：①修整接受腔；②换药；③对经久不愈的窦道需进行手术扩创；④紫外线、超短波等配合抗生素药物治疗；⑤可使用硅橡胶制成的软袜套，套在残肢上，减少和避免皮肤瘢痕受压或摩擦。

2. 残肢关节挛缩　常见原因有术后关节长期处于不合理的位置，如长时间残肢后侧垫枕，截肢术后残肢关节没有合理固定，如小腿截肢，膝关节应固定在伸直位；瘢痕挛缩，术后尽早进行功能锻炼是预防挛缩的最有效方法，一旦发生挛缩，其纠正方法为：①加强主动和被动关节活动；②更换体位，用沙袋加压关节；③严重者需手术治疗。

3. 残肢痛　原因主要有神经断端部刺激、断端循环障碍、断端肌肉异常紧张、中枢神经因素等。应根据致痛原因进行治疗。如果是残端骨刺，可将骨刺切除，修正残端；如果是神经瘤造成，则切除神经瘤。

4. 幻肢痛　幻肢是主观感觉已切除的肢体仍然存在，以远端肢体部分更为清晰，有些患者甚至觉得自己可随意运动幻肢并能感受到外界对幻肢的刺激，这种现象称为幻肢觉。处理：①心理疗法：利用催眠、松弛、合理情绪等疗法等；②物理因子治疗：超声治疗、低中频脉冲电疗等；③中枢性镇静剂：一般疼痛可用阿米替林、丙咪嗪等；④针灸疗法；⑤其他：如尽早穿假肢、运动疗法等。

四、康复教育

1. 保持适当的体重　现代假肢接受腔形状、容量十分精确，一般体重增减超过 3kg 就会引起腔的过紧过松，使接受腔变得不适合。下肢截肢穿戴假肢行走消耗能量比正常人大得多，如一侧大腿截肢穿戴假肢行走时，同样的速度和距离，就要比同样体重的正常人多消耗能量 50%~100%。体重越大能耗越大，所以保持适当的体重是非常重要的。肥胖者残肢长度与残肢横径的比值减少，残肢外形接近半球形，残肢的杠杆作用减弱，对假肢的控制能力减弱，不利于假肢的代偿功能。

2. 防止残肢肌肉萎缩　训练残肢肌肉防止萎缩是非常重要的，残端肌肉萎缩不但是假肢接受腔不适，而且会影响假肢代偿功能的充分发挥，因此要加强残肢的肌肉训练。

3. 防止残肢肿胀及脂肪沉积　截肢者只要佩戴假肢，就要求在不穿戴假肢时一定要缠绕弹力绷带，尤其是夜间或因某种原因而一段时间内不能穿戴假肢时，就更应该坚持弹力绷带包扎，这是防止残肢肿胀及脂肪沉积的好方法。

4. 保持残肢皮肤和假肢接受腔的清洁　防止残肢皮肤发生红肿、肥厚、角化、毛囊炎、疖肿、溃疡等。残肢袜套要经常清洁，接受腔也要经常清理并保持干净，以保持残肢皮肤健康。

5. 早期不应该长时间乘坐轮椅，避免发生髋关节屈曲外展畸形。

【复习思考题】

1 膝上截肢患者，需要进行哪些康复评定？

2. 膝上截肢患者，如何进行康复治疗？

3. 简述截肢的康复程序及评定内容。

扫一扫，知答案

扫一扫，看课件

人工关节置换术后的康复

【学习目标】

1. 掌握人工全髋关节置换术后和人工全膝关节置换术后的康复治疗。

2. 熟悉人工关节置换的定义、临床特征和康复教育。

3. 了解人工关节置换病因及流行病学。

【考纲摘要】

1. 掌握人工关节置换术后康复治疗目的、康复要点、注意事项。

2. 熟练掌握人工关节置换术后康复的基本原则。

项目一　概　述

一、定义

人工关节置换术（arthroplasty）是指用人工关节替代病变关节结构，以恢复关节功能。全关节置换是将关节两侧的骨关节部分都用假体置换，其关节结构由两个不同材料的半关节组成。关节的骨干端多采用金属干髓腔插入式，关节面多采用超高分子聚乙烯假体。人工关节置换术后康复的目的是最大限度恢复患者的关节功能及日常生活活动能力，减少手术并发症，使患者最终回归正常人的生活。95%以上术后患者的假体使用率≥10年。关节置换技术在现阶段主要包括髋关节和膝关节置换术。

二、流行病学

随着人们期望寿命的增加和对生活质量要求的提高，关节置换术的开展数量在各国都呈上升趋势，如澳大利亚的关节置换术的数量在过去几年中一直处于增长趋势，每年的增长率都在5%以上，2003~2004年度与1994~1995年度相比增长了84.5%，随着老年人口的增加和年轻人更多地采用关节置换术，在未来关节置换术仍会保持现有的增长趋势，随着人们寿命的增长，翻修手术的数量也会增加。加拿大的数据也显示2001~2002年与2000~2001年相比，全髋置换术和全膝置换术的数量分别增加了19%和62%。我国开展的人工关节置换术的数量虽然没有数据报道，但总的趋势和国外一样，也呈上升趋势。

三、病因

1. **类风湿性关节炎** 关节肿痛，继而软骨破坏、关节间隙变窄，晚期因严重骨质破坏导致关节僵硬、畸形和功能障碍。

2. **股骨头缺血性坏死** 包括外伤性、特发性、激素性和乙醇性引起的股骨头缺血坏死。

3. **骨性关节炎** 多见于老年人，特别是膝关节骨性关节炎。

4. **严重骨折** 关节骨折后造成关节正常结构的严重损害。

5. **骨端肿瘤** 如骨端巨细胞瘤、骨纤维肉瘤、骨肉瘤等波及关节。

四、临床特征

1. **关节置换术后的症状和体征**

（1）疼痛 术后早期疼痛仍然是最常见的并发症，由多种原因引起，早期多因手术创伤、血肿、组织反应和功能康复锻炼引起。

（2）关节活动度受限 术前缺乏活动的关节，关节液不能有效循环，使纤维蛋白沉积，同时滑膜细胞活跃增生，产生大量液体和纤维蛋白组织，使得关节粘连和僵硬。术后如不及时活动患肢，新生胶原组织在术后2天即开始迅速沉积在关节周围，肌腱滑膜组织肥厚粘连，必将限制关节活动。

（3）肌力低下 术前患者由于患关节疼痛、水肿、关节活动受限，常导致关节周围肌肉不同程度萎缩、肌力下降，加上手术损伤关节周围组织，进一步削弱关节周围肌肉力量。

2. **关节置换术后常见的并发症**

（1）骨折 关节置换术后骨折多发生在假体周围，初次人工关节置换术后假体周围骨折较为少见，但翻修术后骨折的发生率相对有所提高。

（2）脱位 手术因素或术后使用不当等原因可致假体脱位。髋关节置换术后出现活动受限，下肢处于缩短、内收内旋或外旋位时，就应该怀疑脱位。如有膝前疼痛、膝无力、活动时关节摩擦感、髌骨弹跳感等症状，说明髌股关节不稳，应怀疑髌骨半脱位。X线检查有助于诊断。

（3）深静脉血栓形成　是人工关节置换术后围术期最为严重的并发症之一，深静脉血栓可以造成肢体血液循环异常，但其真正的危险性在于由血栓继发的肺栓塞。主要症状是下肢局部发红、肿胀、疼痛等，可触及条索状肿物并有压痛。但有许多患者是无症状性的。因此，要对关节置换术后，特别是有血栓栓塞史、使用激素、肥胖、糖尿病、下肢静脉曲张等危险因素的患者进行早期诊断和治疗。

（4）假体松动　假体无菌性松动的主要症状是疼痛，髋臼假体松动可引起腹股沟处疼痛，股骨假体松动可引起大腿疼痛，膝部假体松动可引起局部疼痛。往往在负重、行走或活动时加重，休息时疼痛消失或减轻。

📚 案例导入

　　患者王某，女，53岁。7年前有膝关节外伤史，于当地医院就诊，诊断为双侧股骨外髁骨折，采取保守治疗后骨折愈合，现逐渐出现膝关节疼痛，外翻畸形并呈进行性加重来到我院就诊。临床检查，左膝外侧肿胀，扩散至整个关节。右膝外侧出现瘀斑，已扩散至踝部。左膝外侧明显压痛，右膝下端周围压痛，可触到骨擦音及活动骨块。X线片显示股骨远端骨折线异常，骨折块向外侧移位，正位片显示骨折块远端连同胫腓骨向内侧移位，侧位片显示向后外侧移位生长，临床诊断为双侧股骨外髁陈旧性骨折。行截骨及软组织平衡处理，胫骨近端骨缺损采用自体胫骨移植修复，采用抗生素骨水泥固定假体进行了膝外翻关节置换，采用保留后交叉韧带的旋转平台假体进行关节置换，内侧副韧带因长时间外翻拉长，术中伸直位内侧间隙稍松弛。术后采用膝关节支具保护1个月。

　　提问：关节置换术后要进行哪些功能评定？关节置换术后有哪些康复治疗措施？

项目二　康复评定

一、全身状况的评定

患者原发疾病、全身健康状况、心肺功能、精神状态的评估。

二、术后伤口愈合情况

检查局部皮肤有无红、肿、热等感染体征，观察伤口有无渗出、化脓等情况。

三、关节肿胀情况

由于手术反应，患者会出现局部关节肿胀，但需区分是由于关节积液还是关节周围软组织水肿所致，关节周围软组织的围径可作为客观指标。

四、患肢下肢肌力

对关节周围肌力进行测评，评定肌肉力量是否影响手术关节稳定性情况。采用 MMT 评定，必要时进行器械评定。

五、关节活动度

对手术关节活动度进行主动和被动关节活动测定，以寻找关节活动障碍的原因，指导康复训练。

六、步态分析

主要进行一般步态分析，包括步长、步频、行走速度、步态周期。全髋关节置换术后患者常见的异常步态为步长、步频、步速明显变小，患肢支撑相缩短、摆动相延长，双支撑相延长，髋关节活动范围减小。

七、功能性活动能力

可采用纽约特种外科医院（hospital for special surgery，HSS）人工全髋关节置换 Harris 评分表和人工全膝关节置换术评分表。

项目三　康复治疗

一、康复治疗目标与原则

1. 术前做好心理准备，指导手术前后注意事项。
2. 做好术前关节活动度训练。
3. 做好术后卧床排便训练与咳嗽训练。
4. 术后防止组织粘连与关节挛缩。

5.增强关节活动度及关节周围肌肉肌力,重建置换术后的关节稳定性。

二、人工全髋关节置换术后康复

(一)术前康复指导和训练

术前康复训练是为术后关节和全身功能恢复建立基础的预防性训练。术前康复训练主要包括良肢位摆放,训练引体向上运动,训练床上排便习惯,指导下肢肌肉锻炼方法,包括等长和等张收缩训练,关节活动训练,指导正确使用拐杖等内容。

(二)术后康复治疗

1.术后第1周 康复目的是减轻患者症状,促进创口愈合,防止肌肉萎缩,改善关节活动范围。

(1)物理因子疗法 ①术后第1天,可使用冰袋置于手术的髋关节部位进行冷疗,每次30~60分钟,每日1~2次。②经皮电刺激疗法,采用频率为100Hz的双通路四电极,分别置于手术切口两侧,每次20~40分钟,每日1~2次。

(2)体位摆放 仰卧位时髋关节可轻度外展20°~30° 防止患肢内收内旋,用箱型足夹板或"丁"字鞋防止髋关节伸髋外旋。患者翻身时伸直术侧髋关节,保持旋转中立或在两腿之间垫一枕头。对于髋关节置换术患者,应避免四种危险体位:①屈髋超过90°;②患肢内收超过身体中线;③屈髋内旋;④伸髋外旋。

(3)肌力训练 ①股四头肌、腘绳肌、臀大肌等静力性收缩。②术后第3天开始被动屈髋,外侧路入口患者为15°~30° ,后侧路入口患者被动屈髋<10° ,被动屈髋可借助吊带,或健肢带动患肢,或膝下垫枕,或用CPM机完成。③膝下垫枕直腿抬高,持续10秒,每天10~20次。此动作是为了加强股四头肌的肌力,注意在早期不宜用直接的直腿抬高进行股四头肌的力量训练。④抬臀训练,一般在术后第5天完成。在完成此动作时应注意在膝下垫枕使髋屈10°~20° 。治疗师双手托住双侧髋关节,防止动作完成的过程中出现髋关节的旋转。⑤患膝下垂摆动,以增加膝关节的活动范围和肌力,防止膝关节周围软组织粘连。

(4)转移训练 ①主要为床上转移以锻炼髂腰肌,即向侧方移动。注意在他人帮助抬患髋或患膝时,患髋勿内收。②翻身训练,鼓励患者向患侧翻身,早期向健侧翻身,必须在他人的帮助下维持患髋于外展中立位,翻身时两腿间需夹垫枕。

2.术后第2周 加强患侧下肢不负重下的主动运动,改善关节活动范围,进一步提高肌力,增加床上自主活动能力。

(1)关节活动训练 在无痛范围下进行主动的患侧髋膝屈伸能力训练或逐渐抬高床头高度,直至患者能在床上半坐位。侧入路切口患者屈髋45°~60° ,后入路切口患者<30°。有条件的患者坐直立床训练。

（2）股四头肌肌力训练　①助力下直腿抬高30°，持续10秒，重复20~30次，每天3组；②小腿自然垂于床边，做主动伸膝运动。活动中避免髋部旋转。

（3）床边体位变换及转移训练　①半坐位→仰卧位→半坐位转移练习：利用双上肢和健腿支撑力向侧方移动身体，并与床边成一定角度。患侧下肢抬离床面与身体同时移动，使得双小腿能自然垂于床边。然后双上肢及健腿用力支撑半坐起。患髋弯曲不要超过70°（后入路切口）或90°（侧入路切口），并保持两腿分开，半坐起后可在背部用支持垫稳住。仰卧则是上面的逆向重复。要求高床脚、硬板床，以减轻患者坐起时患髋的屈曲程度。②坐起→站立→坐的转换练习：患者在高床边坐位下，健腿在后着地，患腿朝前放置（防止内收及旋转），利用健腿的蹬力和双上肢的扶手的支撑力下站起；注意在转换过程中避免身体向两侧转动。有条件时，利用直立床帮助患者进行从卧位→站位→卧位的体位转换。站立位下健腿完全负重，患腿可不负重触地。

（4）健腿支撑站立平衡练习（患腿为不负重触地）。

3. 术后第3周　继续巩固以往的训练效果，提高日常生活自理能力，患腿逐渐恢复负重能力，加强步行训练。

（1）仰卧位空踩自行车，20~30次，注意患髋屈曲应在90°以内，每10次为1组，每天3组。

（2）站立位髋关节前屈、后伸、外展、内收肌群的等长收缩练习。

（3）四点支撑半桥运动，保持10秒，每天10~20次，要求缓慢进行。

（4）继续加强患侧股四头肌渐进抗阻练习。

4. 术后4周至3个月　康复的重点是进一步改善和提高第3周的治疗效果，逐渐改善患髋的活动范围，增加患髋的负重能力，使人工置换的髋关节功能逐渐接近正常水平，达到全面康复的目的。

（1）步行训练　首先利用平行杆或四脚助行器，再扶双拐行走或健腿支撑三点式步行。练习时以不疲劳为度。患者在3个月内持拐步行、过障碍时患腿仅为触地式部分负重。从扶拐杖步行逐渐到扶手杖步行，要求具备下面两个条件：①患者能借助手杖，有足够的支撑力完成步行中支撑期患肢的负重；②患侧股四头肌能完成抗阻的阻力至少8kg以上。

上、下楼梯活动，早期主要是扶拐下，健腿支撑上。患腿部分负重时，要求健腿先上，患腿先下，减少患髋的弯曲和负重。

（2）在平衡器上训练身体重心转移，逐渐增加患腿的负重量。

（3）下肢肌力训练和转移训练同上，让患者自己能正确掌握，以便出院后按要求练习。

（4）改善及提高日常生活活动能力训练　穿鞋时用长鞋拔，洗澡入浴盆或上下车时尽可能在髋关节伸展状态下做膝关节的屈曲动作。

（三）注意事项

人工关节的活动范围有限，患者需要特别注意避免关节移位，包括：①3个月内卧位时，在双腿之间放一个三角枕垫，使关节保持在适当的位置。②在坐、站、躺时避免交叉腿和膝。③坐位时保持双足分开约15cm。④坐位时保持双膝在髋以下水平。避免坐太矮的椅子，加高厕位，使如厕时膝盖保持在髋以下。⑤避免弯腰动作。患者可以考虑购买长柄鞋拔或软鞋，以免穿脱袜时弯腰。⑥避免在双膝并拢双足分开的情况下，身体向术侧倾斜取物、接电话。

三、人工全膝关节置换术后康复

（一）术前康复指导和训练

1.指导患肢进行股四头肌的静力性收缩练习，以及踝关节的主动运动。

2.指导患者进行患肢的直腿抬高运动及踝关节抗阻屈伸运动。

3.指导患者使用步行器或拐杖，为术后持杖行走做准备。

（二）术后康复治疗

1.术后第1周　此期的目的是为了减轻患者的症状，促进伤口愈合，防止肌肉萎缩，改善关节活动范围，提高肌力。

（1）物理因子疗法　①手术当天，可采用冷疗以减轻和消除肿胀和疼痛；②经皮电刺激疗法，采用频率为100Hz的双通路四电极，分别置于手术切口两侧，每次20~40分钟，每天1~2次。

（2）良肢位摆放　维持关节功能位，用石膏托固定膝关节，并保持足高髋低位。

（3）肌力训练　术后第2~7天，患肢做股四头肌静力性收缩，每次保持10秒，每10次为1组，每天10组。做患侧踝关节的背伸运动，每次重复15次，每天完成2~3次。

（4）关节活动度训练　应用CPM机给予患肢在无痛状态下的被动运动，起始角度为0°，终止角度为20°，每天4小时，在1周内尽量达到或接近90°。

（5）推拿疗法　术侧下肢做轻手法推拿，从肢体远端至近端。

2.术后第2周　重点加强患侧肢体不负重状态下的主动运动，改善关节主动活动范围，预防膝周围肌肉组织肌力丧失和挛缩。

（1）肌力训练　①卧床直腿抬高练习，抬30°即可，保证膝关节伸直及背部展平，坚持5~7秒，重复30次，每天练习3~4次。可由助力逐步过渡到主动完成直腿抬高运动。避免侧卧外展抬腿（直腿抬高锻炼）。②股四头肌、腘绳肌渐进性肌力训练。

（2）关节活动度训练　CPM机使用角度增大至90°~100°。

（3）负重练习　在平行杠内练习站立，前半周重心在健侧，患侧不负重触地；后半周，重心逐渐向患侧过渡，直至直立于平行杠内。

（4）关节松动　关节活动度训练采用 Maitland 手法第Ⅰ级，使患膝在无痛范围内，在关节活动的起始端，小范围有节律地活动。

（5）肌肉牵伸　牵伸腘绳肌以防止膝关节屈曲挛缩，股四头肌被动牵伸训练，以增加膝关节的屈曲度。

3. 术后第 3 周　继续训练膝周围肌力，恢复患肢负重能力，加强行走步态训练，训练患者平衡能力，进一步改善关节活动范围。

（1）肌力和耐力训练　股四头肌、腘绳肌的肌力和肌肉耐力的训练，可从主动训练过渡到抗阻训练。

（2）关节活动度训练　①俯卧位主动屈膝练习、站立位屈膝练习；②在固定自行车上进行蹬车动作，坐垫由最高开始逐渐下调以增加屈膝角度。

（3）平衡训练与步行训练　解除石膏托板后，可利用各种平衡装置或在治疗师帮助下练习站立平衡。步行训练可先在平行杠内进行，逐渐过渡到平行杠外扶拐练习（三点式步态）。拐杖或手杖应在健侧手，这样可以提供最佳平衡和缓解术侧下肢负重。随后在跑步器上进行行走训练，患者目视前方，抬头挺胸，臀部不能翘起。

（4）ADL 训练　独立完成穿裤、袜、如厕、洗澡等日常生活活动。

4. 术后第 4 周至 3 个月　进一步加强前面的训练效果，增加患肢活动范围及负重能力，以及生活自理能力。

（1）屈膝、伸膝训练　如果有膝关节屈曲或伸展挛缩，可以采用低强度、较长时间的自我牵拉练习，也可以借助治疗师或其他外力训练。

（2）膝关节短弧度下蹲训练　患者双手扶杠，双腿分开与骨盆同宽，缓慢屈曲髋和膝关节（开始双侧膝关节屈曲控制在 30°~45° 范围）。足跟不要离开地面，蹲到目标位置时保持 5 分钟，然后缓慢站起。每组 15~20 次，每天 3 组。

（3）膝关节小弧度弓步训练　患者双足并立，然后术侧足向前小弓步，使膝关节微屈，再伸直膝关节，接着回到开始位置。每组 15~20 次，每天 3 组。注意，患者屈曲的膝关节应与足趾呈一直线，不可超越足趾上方的垂直线。

（4）上、下楼梯活动　初期依靠拐杖上下，健腿支撑，逐步过渡到部分负重，要求健腿先上，患腿先下，待患者适应后脱离拐杖。

（5）斜坡行走训练　可在轻度倾斜坡面上独立行走，单腿站立，侧步走，跨越障碍物，以改善在不同方向和地面上的活动能力。

（6）耐力训练　采用固定自行车或游泳等非冲撞性活动以改善心肺功能和肌肉耐力，使患者获得重返社会所需的力量和耐力。

（三）几种特殊情况康复的注意点

1. 膝关节的完全伸直是保证良好功能与正常步态的重要条件，若膝关节屈曲挛缩仅10°，就会明显影响膝关节功能。某些活动，如骑自行车则屈膝要求大于105°。

2. 膝关节屈曲挛缩，即使手术中纠正了屈膝挛缩畸形，但术后仍易复发。术后要坚持将术侧膝关节置于伸直位的处理原则。屈膝挛缩畸形若使用CPM机，宜在手术后4天或5天，夜间术侧下肢仍置于伸直位支架。

3. 伸膝肌腱装置断裂或者胫骨结节切骨后，患者的膝关节要固定于伸直位，这样易造成膝关节屈曲受限，但是这种缺点的影响要小于伸膝受限导致的步态不稳。在膝伸肌腱装置愈合之前应小心被动活动膝关节以预防软组织挛缩。

四、康复教育

1. 指导患者日常生活中如何保护关节　要求保持正确姿势，减轻对关节压力，避免同一姿势长时间负荷。

2. 指导患者正确运动　选择自行车、散步运动，避免登山、攀岩、跑跳等强度大的运动。

3. 控制体重，防止骨质疏松，预防跌倒。

【复习思考题】

1. 人工全髋关节置换术后的康复治疗措施有哪些？
2. 人工全髋关节置换术后康复的注意事项有哪些？
3. 人工全膝关节置换术后康复的注意事项有哪些？

扫一扫，知答案

扫一扫，看课件

模 块 二 十 一

冠心病的康复

【学习目标】

1.掌握冠心病的康复治疗。

2.熟悉冠心病及心脏康复的定义、临床特征及康复评定。

3.了解冠心病的流行病学、病因及发病机制。

【考纲摘要】

1.冠心病的定义及临床表现。

2.心脏康复的定义及康复措施治疗原理。

项目一 概 述

近年来，冠心病、高血压病出现明显增加的趋势。因此，心血管疾病的康复就成为现代康复医学的一个重要方面。

一、定义

冠状动脉粥样硬化性心脏病（coronary atherosclerotic heart disease）指冠状动脉粥样硬化使血管腔狭窄或阻塞，或（和）因冠状动脉功能性改变（痉挛）导致心肌缺血、缺氧或坏死而引起的心脏病，统称冠状动脉性心脏病（coronary heart disease），简称冠心病。

美国心肺、血液研究所的《心脏康复的临床实践指导》对于心脏康复的定义是："心脏康复是涉及医学评价、运动处方、心脏危险因素矫正、教育和咨询……的综合长期程序，用以减轻心脏病的生理和心理影响，减少再发心肌梗死和猝死的危险，控制心脏症状，稳定或逆转动脉硬化过程和改善患者的心理和职业状态。"

二、流行病学

本病多发生在 40 岁以后，男性多于女性。在欧美发达国家本病常见，美国约有 700 万人患本病，每年 50 余万人死于本病，占人口死亡数的 1/3~1/2，占心脏病死亡数的 50%~75%。目前我国年发病率为 120/10 万人，年平均死亡率男性为 90/10 万人，女性为 53.9/10 万人。随着人民生活水平提高，我国冠心病发病率和死亡率正在继续升高。

三、病因及发病机制

1. 病因　本病是多病因的疾病，即多种因素作用于不同环节所致，这些因素称为危险因素或易感因素。主要有以下几方面：

（1）年龄、性别　属于不可改变的危险因素。本病临床上多见于 40 岁以上的中老年人。男性与女性相比，女性发病率较低，但在更年期后发病率增加。

（2）血脂异常　脂质代谢异常是动脉粥样硬化的基本因素。

（3）血压　血压增高与本病关系密切。60%~70% 的冠状动脉粥样硬化患者都患有高血压，其患病的人数较血压正常者高 3~4 倍。

（4）吸烟　吸烟者本病的发病率和病死率比不吸烟者高 2~6 倍，且与每日吸烟的支数成正比。被动吸烟也是导致冠心病发病的危险因素。

（5）糖尿病与糖耐量异常　糖尿病患者中本病发病率较非糖尿病者高 2 倍。本病患者糖耐量减低者也常见。

次要的危险因素为：①肥胖；②体力活动少，脑力工作紧张，经常有工作紧迫感者；③常进较高热量、含较多动物性脂肪、胆固醇、糖和盐的食物者；④遗传因素；⑤性情急躁、好胜心和竞争性强、不善于劳逸结合的 A 型性格者。

2. 发病机制　本病发病机制是冠状动脉的粥样硬化，在此基础上发生冠状动脉的供血与心肌需血之间平衡关系失调，冠状动脉血流量不能满足心肌代谢的需要，引起心肌急剧的、暂时的缺血缺氧（发生心绞痛）；或因冠状动脉内不稳定的粥样斑块脱落，突然造成血管闭塞和心肌梗死。有的血管痉挛也可导致管腔闭塞，血供急剧减少或中断。心肌严重而持久地急性缺血达 1 小时以上，即可发生心肌梗死或急性冠脉综合征。

四、临床特征

1. 心绞痛　是一种以心前区发生缩窄、紧迫、烧灼性疼痛为主要症状，常向左侧下颌、背、肩或手臂等部位放射，疼痛常持续 20 分钟以上，伴有呼吸困难、出汗等不适感为特征的临床综合征。心绞痛分为两种基本类型：一是稳定型心绞痛（劳力性心绞痛），其发作诱因明确，通常因劳力或情绪激动而加重，休息或服用硝酸甘油可迅速缓解；另一类型是不稳定型心绞痛，包括静息性心绞痛、新近发作性心绞痛和恶化性心绞痛三种亚型。心绞痛的程度一般按照加拿大心血管学会（CCSC）方法分级。

2. 急性冠脉综合征（ACS）　包括不稳定性心绞痛、非 Q 波心肌梗死和 Q 波心肌梗死，可分为 ST 段抬高和 ST 段不抬高两类。诊断标准为：

（1）ST 段抬高的 ACS　缺血性胸痛≥ 30min，服硝酸甘油不缓解，心电图至少 2 个肢体导联或相邻 2 个以上的胸前导联 ST 段抬高≥ 0.1mV。

（2）ST 段不抬高的 ACS　不稳定性心绞痛的诊断：初发劳力性心绞痛或恶化劳力性心绞痛，可有心肌缺血的客观证据。

3. 急性心肌梗死　诊断必须具备下列 3 项中的 2 项：

（1）缺血性胸痛的临床病史。

（2）心电图动态演变。

（3）心肌坏死的血清心肌标志物浓度的动态改变。

4. 心力衰竭　冠心病可因多种原因诱发心力衰竭，导致全身运动耐力下降，出现不同程度的 ADL 能力降低，甚至出现职业能力减退。

5. 原发性心脏骤停　原发性心脏骤停是突发事件，可能是由于心电不稳定所致。

案例导入

患者，男性，76 岁，因劳累后反复发作胸痛胸闷两个月入院。患者于两月前，时常于走路过快时出现胸闷胸痛，持续 3~5 分钟，休息后缓解。半月前最后一次发作胸闷痛较重，伴心悸、恶心、胃部不适，持续近 40 分钟后自行缓解。今因身体检查就诊，行心电图检查：可疑急性下后壁及高侧壁心肌梗死，收入院进一步检查治疗。冠状动脉造影检查：LM 远端 60% 狭窄，LAD 近、中段弥漫性病变，狭窄最重处达 80%~90%，远段收缩期狭窄可达 80%；LCX 近、中段弥漫性病变，狭窄最重处达 90%，远段狭窄最重处达 60%；RCA 近段弥漫性病变狭窄最重处达 80%，中段及远段均弥漫性病变，狭窄最重处均达 90%。医生建议做搭桥手术，但患者拒绝，行内科保守治疗，常规口服阿司匹林、硫酸氢氯吡格雷、阿托伐他汀钙片等药治疗。既往否认高血压、冠心病等病史。查体：T 36.5℃，P 84 次 / 分，R 18 次 / 分，BP 95/55mmHg。慢性病容，神志清楚，呼吸平稳。心音低，心率 84 次 / 分，律齐，无杂音。实验室检查：血常规：（—）；尿常规（—）。患者诊断为亚急性下后壁及高侧壁心肌梗死。

提问：该患者存在什么功能障碍？进行康复的目的是什么？如何实施康复治疗？

项目二　康复评定

心功能的评估在冠心病的康复治疗中占有重要地位，也是制订康复方案的依据。

一、心电图运动试验

在运动性康复之前，应常规做运动试验。关于运动试验方法的细节请参考有关康复评定学内容，这里只介绍有关方法的适用范围及优缺点。

1. 下肢运动试验

（1）平板运动试验　在这种运动试验中，由于患者自身的体重是固定的，运动负荷主要取决于速度和平板的坡度，因而能量消耗量的增加是自动标准化的。但对于步行稳定性差（如老年人）或有下肢矫形外科情况的患者来说，平板运动试验就不太合适。此外，平板跑台占地面积大、噪声大、设备费用高、躯干运动较大而不利于心电监测；因用力抓握把手的等张收缩可使收缩压偏高。

（2）踏车运动试验　功率自行车有坐位和半卧位踏车两种方式，但无论哪一种，其能量的消耗不仅取决于运动负荷，而且必须在负荷每增加一档时，根据体重加以标准化。许多踏车运动试验方案是只按每2~3min增加25~50W，而不考虑体重因素，这是不恰当的。另外，踏车运动试验比较便于心电图和血压的监护和配合其他检查，如运动超声心动图和运动核素试验等。

（3）二阶梯或跑步运动试验　在没有运动平板或功率自行车的情况下，可利用二阶梯或跑步，甚至利用步行作为运动试验的手段。这些运动试验方法较为简单，也不需要特殊的复杂设备，但结果不够精确。因此，只适用于较为基层的单位。跑步和步行运动试验则是根据完成一段规定距离（400m）所需的时间计算出其代谢当量数（MET）。

2. 上肢运动试验　是利用上肢功量计来进行运动试验的。适用于下肢有神经、血管和矫形外科情况的患者。一般是将踏车运动试验用的设备加以改装，把脚踏改为手摇即可。

3. 等长收缩运动试验　是一种静止性运动试验。如抓握收缩运动试验，是指使用握力计，用一定程度（如50%）的最大随意收缩保持一段时间，同时每30~60s监测一次心率、血压和心电图，并注意观察患者的自觉症状。又如Valsalva运动试验，利用胸膜腔内压的增加和关闭声门产生的等长收缩，观察心脏的反应。这种运动试验虽然不需任何特殊设备，但有可能产生ST段的移位和室性心律失常，在颈动脉窦反射高度敏感的患者，甚至可能出现心动过缓，严重时出现心脏停搏，所以在心脏康复的临床上应慎用。

二、超声心动图运动试验

超声心动图可以直接反映心肌活动的情况，从而揭示心肌收缩和舒张功能，还可以反映心脏内血流变化情况，所以有利于提供运动心电图所不能显示的重要信息。运动超声心动图比安静时检查更加有利于揭示潜在的异常，从而提高试验的敏感性。检查一般采用卧位踏车的方式，以保持在运动时超声探头可以稳定地固定在胸壁，减少检测干扰。较少采用坐位踏车或活动平板方式。运动方案可以参照心电运动试验。

三、行为类型评定

20 世纪 50 年代 Friedman 和 Rosenman 提出行为类型，其特征是：

1. A 类型　工作主动，有进取心和雄心，有强烈的时间紧迫感（同一时间总是想做两件以上的事），但是往往缺乏耐心，易激惹，情绪易波动。此行为类型的应激反应较强烈，因此需要将应激处理作为康复的基本内容。

2. B 类型　平易近人，耐心，充分利用业余时间放松自己，不受时间驱使，无过度的竞争性。

项目三　康复治疗

一、康复治疗分期

根据冠心病康复治疗的特征，国际上一般将康复治疗程序分为三期：

1. Ⅰ 期康复　指急性心肌梗死或急性冠脉综合征住院期康复。冠状动脉搭桥术（coronary artery bypass graft，CABG）或经皮冠状动脉内血管成形术（percutaneous transluminal coronary angioplasty，PTCA）术后早期康复也属于此列。发达国家此期已缩短到 3~7 天。Ⅰ 期康复实际时间是发病后住院期。

2. Ⅱ 期康复　指患者出院开始，至病情稳定性完全建立为止，时间 5~6 周。由于急性阶段缩短，该期的时间也趋向于逐渐缩短。

3. Ⅲ 期康复　指病情处于较长期稳定状态，或过渡期过程结束的冠心病患者，包括陈旧性心肌梗死、稳定性心绞痛及隐性冠心病。PTCA 或 CABG 后的康复也属于此期。康复程序一般为 2~3 个月，自我锻炼应该持续终生。

二、康复治疗方法

1. Ⅰ 期康复　以循序渐进地增加活动量为原则，生命体征一旦稳定，无合并症时即可开始。康复治疗方案很多，其基本原则是根据患者的自我感觉，尽量进行可以耐受的日常活动。 康复治疗普遍采用团队合作模式，即由心脏科医师、康复科医师、康复治疗师（物理治疗、作业治疗、心理治疗师等）、护士、营养师等共同工作。

（1）床上活动　一般从床上的肢体活动开始，活动时从肢体远端的小关节开始，从不抗地心引力的减重活动逐步过渡到主动活动再至抗阻力的活动，活动时强调呼吸自然、平稳。每进行一项活动时，如果患者无憋气、费力现象则可向强度增高的活动进行。

（2）呼吸训练　主要指腹式呼吸。腹式呼吸的要点是在吸气时鼓起腹部，让膈肌尽量下降；呼气时腹部收缩下陷，尽量把肺的气体排出。

（3）坐位训练　开始坐起时可以将枕头或被子放在患者背后，或将床头抬高。适应之后，可逐步过渡到无支托的独立坐。

（4）步行训练　应从床边站立开始，先克服体位性低血压。然后开始床边步行，以便在疲劳或不适时能够及时上床休息。此阶段开始时最好进行心电监护，特别注意避免上肢高于心脏水平的活动。此类活动的心脏负荷增加很大，常是诱发意外的原因。

（5）保持大便通畅　可在床边放置简易的坐便器，尽早让患者坐位大便，但是禁忌在大便时过分用力或蹲位大便。如果出现便秘，应该使用通便剂。患者有腹泻时也需要注意观察，因为频繁的肠道蠕动可以诱发迷走反射，导致心律失常或心电不稳。

（6）上下楼梯　下楼的运动负荷较小，而上楼的运动负荷较大，且主要取决于上楼的速度。一般每上一级台阶可稍休息片刻，以保证呼吸平稳，没有任何症状。

（7）康复治疗方案　根据国内外的经验，结合工作实际，我们推荐南京医科大学制定的冠心病"七步骤康复治疗参考方案"（表21-1）。患者可根据自己的运动反应确定治疗进度及调整方案。如果患者在训练过程中无不良反应，运动或活动时心率增加＜每分钟10次，次日训练可进入下一阶段。如运动中心率增加在每分钟20次左右，则需要继续同一级别的运动。如心率增加超过每分钟20次，或出现任何不良反应，则应该退回到前一阶段运动，甚至暂时停止运动训练。为了保证活动的安全性，可以在医学或心电监护下开始所有的新活动。

表21-1　七步骤康复治疗参考方案

活动	活动						
	1	2	3	4	5	6	7
冠心病知识宣教	+	+	+	+	+	+	+
腹式呼吸	10min	20min	30min	30min×2	–		
腕踝动（不抗阻）	10次	20次	30次	30次×2	–		
腕踝动（抗阻）	–	10次	20次	30次	30次×2	–	–

活动	活动						
	1	2	3	4	5	6	7
膝肘动（不抗阻）	–	–	10次	20次	30次	30次×2	–
膝肘动（抗阻）	–	–	–	10次	20次	30次	30次×2
自己进食	–	–	帮助	独立	独立	独立	独立
自己洗漱	–	–	帮助	帮助	独立	独立	独立
坐厕	–	–	帮助	帮助	独立	独立	独立
床上靠坐	5min	10min	20min	30min	30min×2	–	–
床上不靠坐	–	5min	10min	20min	30min	30min×2	–
床边坐（有依托）	–	–	5min	10min	20min	30min	30min×2
床边坐（无依托）	–	–	–	5min	10min	20min	30min
站（有依托）	–	–	5min	10min	20min	30min	
站（无依托）	–	–	–	5min	10min	20min	30min
床边行走	–	–	–	5min	10min	20min	30min
走廊行走	–	–	–	–	5min	10min	20min
下一层楼	–	–	–	–	–	1次	2次
上一层楼	–	–	–	–	–		1~2次

说明：①帮助，指在他人帮助下完成。②独立，指患者独立完成。

（8）出院前评估　当患者顺利达到训练目标后，可以进行症状限制性或亚极量心电运动试验，或在心电监护下进行步行。如果确认患者可连续步行200m无症状和无心电图异常，可以安排出院。

2. Ⅱ期康复　此期患者可进行室内外散步、医疗体操（如降压舒心操、太极拳等）、气功（以静功为主）、家庭卫生、厨房活动、园艺活动或在邻近区域购物，以及作业治疗等康复手段。活动强度为40%~50%最大心率（HRmax），活动时主观用力记分（RPE）不超过13~15分。一般活动无须医生监测，但进行较大强度活动时可采用远程心电图监护系统监测，或由有经验的康复治疗人员观察数次康复治疗过程，以确保安全性。无并发症的患者可在家属帮助下逐步过渡到无监护活动。注意循序渐进，禁止过分用力，活动时不可有气喘和疲劳。可以参考Ⅱ期康复程序（表21-2）。所有上肢超过心脏水平面的活动均为高强度运动，应该避免或减少。训练时要注意保持一定的活动量，但日常生活和工作时应采用能量节约策略，比如制定合理的工作或日常活动程序，减少不必要的动作和体力消耗等，以尽可能提高工作和体能效率。每周需要门诊随访一次。出现任何不适均应暂停运动，及时就诊。

表 21-2　冠心病 II 期康复参考方案

活动内容	第一周	第二周	第三周	第四周
门诊宣教	1次	1次	1次	1次
散步	15min	20min	30min	30min×2次
厨房工作	5min	10min	10min×2次	10min×3次
看书或电视	15min×2次	20min×2次	30min×2次	30min×3次
降压舒心操	保健按摩学习	保健按摩×1次	保健按摩×2次	保健按摩×2次
缓慢上下楼	1层×2次	2层×2次	3层×1次	3层×2次

3. III 期康复　此期康复训练时应遵循以下基本原则：①因人而异的个体化原则；②循序渐进的学习和训练适应原则；③持之以恒的长期锻炼原则；④整体康复的全面性原则；⑤提高患者训练的兴趣性原则。

（1）运动方式　包括有氧训练、循环抗阻训练、柔韧性训练、作业训练、医疗体操、气功等。运动形式可以分为间断性和连续性运动。间断性运动优点是可以获得较强的运动刺激，所用时间较短，不至于引起不可逆的病理性改变；缺点是需要不断调节运动强度，操作比较麻烦。连续性运动主要优点是简便，患者相对比较容易适应。

（2）运动量　每周的总运动量（以热卡表达）应在 700~2000kcal（约相当于步行或慢跑 10~32km）。运动量 <700kcal/w 只能维持身体活动水平，而不能提高运动能力。运动量 >2000kcal/w 则不增加训练效应。运动总量无明显性别差异。METs 消除了体重影响，比热卡在计算上更为实用。

（3）训练实施　每次训练都必须包括准备活动、训练活动和结束活动。

1）准备活动　主要目的是预热，即让肌肉、关节、韧带和心血管系统逐步适应训练期的运动应激。一般采用医疗体操、太极拳等，也可附加小强度步行。

2）训练活动　指达到靶训练强度的活动。

3）结束活动　主要目的是冷却，即让高度兴奋的心血管应激逐步降低，适应运动停止后血液动力学改变。运动方式可以与训练方式相同，但强度逐步减小。

充分的准备与结束活动是防止训练意外的重要环节。训练时发生的心血管意外情况 75% 均发生在这两个时期。此外，合理的准备与结束活动对预防运动损伤也有积极的作用。

（4）注意事项

1）参加训练前应进行充分的体检。

2）康复训练过程中要注意循序渐进，保证一定的活动量，活动中所有上肢超过头顶的活动，均应看作是高强度的运动，应尽量避免或减少。

238

3）应定期检查和修正运动处方，避免过度训练。

4）药物治疗发生变化时，要注意相应地调整运动方案。

5）患者出现任何不适均应停止训练。

三、康复教育

1. 改变生活方式　合理膳食，控制体重，适当运动。

2. 避免诱发因素　戒烟，减轻精神压力，不要过于劳累、饱餐、寒冷刺激。

3. 用药指导　严格遵医嘱服药，不要擅自增减药量，自我检测药物的不良反应。

4. 定期复查　告知患者定期复查心电图、血糖、血脂等。

【复习思考题】

1. 心脏康复的定义?

2. 冠心病的危险因素?

3. 冠心病的康复治疗分期?

4. 冠心病的分期康复治疗方法?

扫一扫，知答案

扫一扫，看课件

模块二十二

原发性高血压病的康复

【学习目标】

1. 掌握高血压的判断标准、原发性高血压的临床特征、诊断标准。

2. 熟悉高血压的康复治疗目标及康复治疗方法。

3. 了解原发性高血压的发病原理和常见危险因素。

【考试大纲】

1. 原发性高血压的定义、主要临床特征和诊断。

2. 高血压的康复治疗目标及康复治疗方法。

项目一 概 述

一、定义

高血压病是指由于动脉血管硬化以及血管运动中枢调节异常所造成的动脉血压持续性增高的一种疾病，又称为原发性高血压。继发于其他疾病的血压升高不包括在内。《2004年中国高血压防治指南》就高血压的定义与分类做了详细规定，见表22-1。高血压定义为未使用降压药物的情况下2次或2次以上非同日多次测量血压所得平均值高于正常，是收缩压≥140mmHg和（或）舒张压≥90mmHg。根据血压升高水平，进一步将高血压分为1~3级。

表22-1 我国采用的血压分类和标准

类别	收缩压（mmHg）	舒张压（mmHg）
正常血压	<130	<85
正常高限	130~139	85~89

续表

类别	收缩压（mmHg）	舒张压（mmHg）
1级高血压（轻度）	140~159	90~99
2级高血压（中级）	160~179	100~109
3级高血压（重度）	≥180	≥110
单纯收缩期高血压	≥140	<90

注：1mmHg=0.133kPa，若患者的收缩压与舒张压分属不同级别时，则以较高的分级为准；单纯收缩期高血压也可按照收缩压水平分为1、2、3级，将血压130~139/85~89mmHg作为正常高值是根据我国流行病学数据分析的结果，血压未在此范围内者，应认真改变生活方式，及早预防，以免发展为高血压。

二、流行病学

高血压患病率和发病率在不同国家、地区或种族之间有差别，工业化国家较发展中国家高，在美国，黑人约是白人的2倍。高血压患病率、发病率及血压水平随年龄增加而升高，高血压在老年人较为常见，尤其是收缩期高血压。流行病学调查显示，我国高血压患病率和流行存在地区、城乡和民族差别，北方高于南方，华北和东北属于高发区；沿海高于内地；城市高于农村；高原少数民族地区患病率较高。男、女性高血压患病率差别不大，青年期男性略高于女性，中年后女性稍高于男性。

三、病因及发病机制

原发性高血压的病因为多种因素，可分为遗传和环境因素两个方面。高血压是遗传易感性和环境因素相互作用的结果。一般认为在比例上，遗传因素约占40%，环境因素约占60%。

1. 遗传因素　高血压具有明显的家族聚集性，父母均有高血压，子女的发病率高达46%，约60%高血压患者可询问到有高血压家族史。

2. 饮食　不同地区人群血压水平和高血压患病率与钠盐平均摄入量显著有关；高蛋白质摄入属于升压因素，动物和植物蛋白质均能升压；饮酒量与血压水平线性相关，尤其与收缩压，每天饮酒量超过50g乙醇者高血压发病率明显增高。

3. 精神应激　城市脑力劳动者高血压患病率超过体力劳动者；从事精神紧张度高的职业者发生高血压的可能性较大；长期生活在噪声环境中听力敏感性减退者患高血压也较多。

4. 其他因素

（1）体重　超重或肥胖是血压升高的重要危险因素。腹型肥胖者容易发生高血压。

（2）避孕药　服避孕药妇女血压升高发生率及程度与服用时间长短有关。口服避孕药引起的高血压一般为轻度，并且可逆转，在停服避孕药后3~6个月血压可恢复正常。

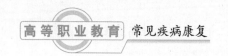

（3）阻塞性睡眠呼吸暂停综合征（OSAS）　OSAS是指睡眠期间反复发作性呼吸暂停。OASA常伴有重度打鼾。OASA患者50%有高血压，血压高度与OASA病程有关。

四、临床特征

绝大多数高血压病（95%~99%）属于缓进型，多见于中老年，其特点是起病隐匿，进程缓慢，病程长达10余年至20年以上，初期很少有症状，约半数患者因体检或高血压并发其他疾病就医时测量血压才发现。高血压临床表现无特异性，主要表现为头晕、头痛、头胀、视物模糊、心悸、健忘、多梦、耳鸣、乏力等。常具有以下特征：

1. **身体活动能力下降**　原发性高血压病患者由于活动时过分忧虑，往往限制活动，导致心肺失健和骨骼肌失健，使运动耐力下降。这一问题不能用药物治疗解决。

2. **心血管疾病发作危险性增大**　原发性高血压病是脑血管意外、心肌梗死、肾功能障碍等严重合并症的常见诱因或病理基础。这些合并症往往导致严重残疾。从康复一级预防的角度应该控制高血压。缺乏运动是这些合并症的共性问题。

3. **长期药物治疗的困难**　尽管原发性高血压病一般都可以用药物有效地控制，但脉压差很小的舒张期高血压，药物治疗效果不佳；药物长期使用难免有副作用，也有经济压力；同时单纯药物治疗不能主动纠正由于缺乏运动导致的身体失健。

案例导入

患者，男，65岁。间断性头晕20年，心悸、气短4天，加重1小时。

患者20年来间断性头晕、血压升高，最高血压达190/114mmHg。间断服用"氢氯噻嗪""硝苯地平"治疗。4天前劳累后出现心悸、气短。1小时前突然感觉呼吸困难，不能平卧，咳白色泡沫痰，来院就诊。患者既往有糖尿病病史，未进行任何治疗。否认有慢性肝病、肾病史，10年前父亲死于脑血管意外。查体：T 36.5℃，P 110次/分，R 35次/分，BP 189/110mmHg。神志清楚，端坐位，大汗淋漓，口唇发绀，颈静脉无怒张，双肺布满湿啰音。心界向左扩大，HR 135次/分，心律不齐，心音强弱不等，心尖部可闻及舒张期奔马律。腹部平软，肝脾不大。双下肢不肿。辅助检查：急查血常规正常，血钠138mmol/L，血钾3.1mmol/L，血糖12.8mmol/L。心电图示左室高电压，未见ST-T缺血样改变。超声心动图示左室射血分数为40%，E/A值为0.7。

提问：根据以上病历摘要，请写出初步诊断、诊断依据、鉴别诊断，以及进一步检查和治疗原则。如何实施康复治疗？

项目二　康复评定

一、血压值及心血管危险因素评定

1. 确定血压值及其他心血管危险因素。

2. 有无靶器官损害或糖尿病。

3. 有无并存的临床情况，如心、脑、肾脏病变。

上述三项详见表22-2。

4. 根据我国高血压人群的危险度分层标准进行危险度分层（表22-3）。

表22-2　影响预后的高血压危险因素

心血管病的危险因素	靶器官的损害	糖尿病	并存的临床情况
●收缩压和舒张压水平（1~3级） 男性 >55 岁 女性 >65 岁 ●吸烟 ●血脂异常 TC ≥ 5.7mmol/L（220 mg/dL）或 LDL – C>3.3mmol/（130mg/dL）或 HDL – C<1.0mmol/L（40mg/dL） ●早发心血管病家族史 一级亲属发病年龄 <50 岁 ●腹型肥胖或肥胖腰围 男性 ≥ 85cm 女性 ≥ 80cm BMI ≥ 28kg/ ㎡ ● C 反应蛋白 ≥ 1mg/dL	●左心室肥厚（心电图、超声心动图或 X 线） ●动脉壁增厚 ●颈动脉超声 IMT ≥ 0.9mm 或动脉粥样硬化性斑块的超生表现 ●血清肌酐轻度升高 男性 115~133 μ mol/L（1.3~1.5mg/dL） 女性 107~124 μ mol/L（1.2~1.4mg/dL） ●微量白蛋白尿 尿蛋白（30~300mg/24h） 白蛋白 / 肌酐比异常 男性 ≥ 22mg/g（2.5mg/mmol） 女性 ≥ 31mg/g（3.5mg/mmol）	空腹血糖 ≥ 7.0mmol/L（126mg/dL） 餐后血糖 ≥ 11.1mmol/L（200mg/dL）	●脑血管疾病 缺血性脑卒中史 脑出血史 短暂性脑缺血发作史 ●心脏疾病 心肌梗死史 心绞痛 冠状动脉血运重建 充血性心力衰竭 ●肾脏疾病 糖尿病肾病 肾功能受损 血清肌酐 男性 >133 μ mol/L（1.5mg/dL） 女性 >124 μ mol/L（1.4mg/dL） 蛋白尿 >300g/24h 肾功能衰竭 血清肌酐 >177 μ mol/L（2.0mg/dL） ●外周血管疾病 视网膜病变 出血或渗出 视盘水肿

表22-3 高血压危险度分层标准

其他危险因素和病史	血压（mmHg）		
	1级高血压 SBP140~159 或 DBP90~99	2级高血压 SBP160~179 或 DBP100~109	3级高血压 SBP ≥ 18 或 DBP ≥ 110
Ⅰ 无其他危险因素	低危	中危	高危
Ⅱ 1~2 个危险因素	中危	中危	很高危
Ⅲ ≥ 3 个危险因素或靶器官损害或糖尿病	高危	高危	很高危
Ⅳ 并存的临床情况	很高危	很高危	很高危

注：表22-3仍沿用1999年指南的分层，量化估计预后应根据我国人群10年心血管发病的绝对危险，若按低危患者<15%~20%，高危患者20%~30%，很高危患者>30%，作为中国人的标准，将高估我国人群的危险，尚待对上述标准进行评议，以最终确定适合我国的危险度分层标准。

二、临床评定

高血压的临床评定应全面详细了解患者的病史。可根据所了解的实际情况进行饮食评定、体格检查、实验室检查、靶器官损害评估。

1. 饮食评定　饮食中钠的摄入量、有无大量饮酒和过度的热量摄入、活动量是否不足。

2. 体格检查　包括测量体重指数、腰围及臀围；颈部、腹部、肢端的血管检查；心肺、甲状腺、肾脏、神经系统检查。

3. 实验室检查　在干预前还要进行一些实验室检查、血液生化检查、血细胞分析、尿液分析和心电图检查等。

4. 评估靶器官　靶器官主要包括心、脑、肾、眼底、血管等。

三、功能评定

根据高血压患者的个体情况进行相应的评定，包括肢体的功能评定、认知功能评定、自理能力评定、职业能力评定，以及相关器官功能评定等。

项目三　康复治疗

一、康复治疗目标与原则

（一）康复治疗目标

1. 使血压下降到接近正常范围。血压降至 140/90mmHg 以下，老年患者的收缩压降至

150mmHg 以下，有糖尿病或肾病的高血压患者，降压目标是 130/80mmHg 以下。

2.防止或减少心脑血管并发症。

3.减少对单纯药物降压的副作用及治疗费用。

（二）康复治疗原则

1.最大限度地降低心血管病的死亡和病残的危险。

2.在治疗高血压的同时，通过非药物手段积极干预患者检查出来的所有可逆性危险因素。

3.适当处理患者同时存在的各种临床情况及功能障碍。

二、康复治疗方法

高血压病的康复治疗主要强调非药物治疗，其主要内容包括：规律的运动锻炼、放松训练、医疗体操、行为治疗和高血压危险因素控制。高血压病的社区康复近年来得到广泛重视。

1.运动疗法　高血压患者的运动治疗侧重于降低外周血管阻力，在方法上强调中小强度、较长时间、大肌群的动力性运动（有氧训练），以及各类放松性活动，包括气功、太极拳、放松疗法等。对轻症患者以运动治疗为主，对于Ⅱ期以上的患者则应在降压药物的基础上进行运动治疗。适当的运动治疗可以减少药物用量，降低药物副作用，稳定血压。

2.心理治疗　高血压患者多有精神紧张、焦虑不安、担忧、伤感等心理问题，应耐心向患者解释本病的特点、发展、预后及防治方法。针对具体情况减轻患者的精神压力，保持平衡心态，改善行为方式，必要时建议患者寻求专业心理辅导或治疗。

3.中医康复治疗

（1）中药治疗　①肝火亢盛：方药可用龙胆泻肝汤加减。②阴虚阳亢：方药可用天麻钩藤饮加减。③阴阳两虚：方药可用二仙汤加减。④痰湿壅盛：方药可用半夏白术天麻汤加减。⑤兼夹证：除上述主要四型分类辨证以外，各种类型均可夹杂不同兼证，使病情更加复杂。

（2）针灸治疗　①治则：肝火旺盛、阴虚阳亢者，宜滋阴降火，平肝潜阳，只针不灸，泻法；痰湿壅盛者，宜健脾化痰，清利头目，针灸并用，平补平泻；气虚血瘀者，宜益气养血，化瘀通络，针灸并用，补泻兼施；阴阳两虚者，宜滋阴补阳，调和脏腑，针灸并用，补法。②处方：百会、曲池、合谷、内关、三阴交。③操作：痰湿壅盛、气虚血瘀、阴阳两虚者，百会可加灸；太冲应朝涌泉方向透刺，以增滋阴潜阳之力；其他腧穴常规针刺。

（3）推拿治疗　推拿按摩可疏导气血，扩张血管，调节血压，改善症状。

（4）情志调摄法　中医认为情志因素与本病关系密切，情志不遂，喜怒太过，常可影响肝木之疏泄、肾水之涵养。常用的方法有情志相胜法、说理开导法、行为疗法，同时还可结合暗示、色彩等疗法，以提高康复医疗效果。

（5）药膳疗法　①淡菜松花蛋：淡菜 15g，松花蛋 2 个，文火将淡菜焙干，研成细末，松花蛋去皮切成块状，放于盘中后把淡菜末撒上，加酱油、香油、蒜、醋等调料，拌食即成。②芹菜粥：芹菜 50g，大米 50g，将芹菜洗净去叶梗，与大米煮成粥，叶子洗净煎汁，待粥煮沸后加入即可。

（6）气功及传统体育康复。

三、康复教育

1. 改善行为方式　避免过分的情绪激动，戒烟，运动训练，心理应激治疗等。

2. 降低体重　主要通过降低热量摄入和增加活动消耗来实现。实施时应注意循序渐进。

3. 限制酒精摄入　每天酒精摄入量应该 <20~30g。

4. 减少钠盐摄入　已有研究表明，采用降低饮食钠盐的方式，可以使收缩压降低 5~10mmHg。建议饮食中钠的含量每天 <100mmol 或 2.3g，或氯化钠摄入少于 6g。

5. 维持饮食中足够的钾、钙和镁　高钾饮食有助于防止高血压发生，钾不足可以诱发高血压，并导致心室异位节律。

6. 减少饮食中胆固醇和饱和脂肪酸的摄取　每日胆固醇摄入应 <300mg，脂肪占总热量的 30% 以下，饱和脂肪酸占总热量的 10% 以下。运动与饮食结合疗法在血脂和血压改善方面作用最强。

7. 慎用避孕药　口服避孕药和激素替代疗法所采用的雌激素和孕酮均可能升高血压，因此对高血压患者应该避免使用。

8. 降低血糖和改善胰岛素抵抗。

【复习思考题】

1. 原发性高血压的定义和诊断标准是什么？
2. 原发性高血压的病因是什么？临床特征有哪些？
3. 原发性高血压的康复治疗目标是什么？
4. 原发性高血压的康复治疗方法有哪些？

扫一扫，知答案

扫一扫，看课件

慢性阻塞性肺疾病的康复

【学习目标】

1. 掌握慢性阻塞性肺病的康复治疗。

2. 熟悉慢性阻塞性肺病的定义、临床特征及康复评定。

3. 了解慢性阻塞性肺病的流行病学、病因及发病机制。

【考纲摘要】

1. 慢性阻塞性肺疾病的定义、症状及临床处理原则。

2. 慢性阻塞性肺疾病的康复措施作用机理、康复措施临床应用、重建腹式呼吸模式、缩唇呼吸法、姿势训练、排痰训练、全身训练。

项目一　概　述

一、定义

慢性阻塞性肺疾病（chronic obstructive pulmonary disease，COPD）是常见的呼吸系统疾病，是一种具有气流受限特征的，不完全可逆、呈进行性发展，与肺脏对吸入烟草烟雾等有害气体或颗粒的异常炎症反应有关的疾病。COPD主要累及肺脏，但也可引起全身（或称肺外）的不良效应。

二、流行病学

由于大气污染及吸烟人数增加等因素，COPD有逐渐增加的趋势，居当前全世界死亡原因的第4位。根据世界银行和世界卫生组织发表的研究报告，至2020年COPD将成为世界疾病经济负担的第5位。近年在我国北部和中部地区102 230名成年人调查，COPD

成人患病率为 3.17%，估计全国有 2500 万人罹患此病，45 岁以后随年龄增加而增加，死亡率也在逐年增加。吸烟、污染、感染、气候变化等均为发病的重要诱因，其中吸烟是最重要的因素。

三、病因及发病机制

确切病因不明，可能是遗传与环境致病因素共同作用的结果。吸烟是发生 COPD 最常见的危险因素。吸烟者呼吸道症状、肺功能受损程度以及患病后病死率均明显高于非吸烟者。被动吸烟亦可引起 COPD 的发生。职业性粉尘和化学物质、室内外空气污染、儿童期严重的呼吸道感染、既往肺结核病史均为 COPD 发病的危险因素。

COPD 可累及气道、肺实质和肺血管，表现为出现以中性粒细胞、巨噬细胞、淋巴细胞浸润为主的慢性炎症反应。中央气道表层上皮炎细胞浸润，黏液分泌腺增大和杯状细胞增多使黏液分泌增加。在外周气道，慢性炎症导致气道壁损伤和修复过程反复发生，气道壁结构重构，胶原含量增加及瘢痕组织形成，造成气道狭窄，引起固定性气道阻塞。肺实质表现为小叶中央型肺气肿，出现管腔扩张和破坏。

四、临床特征

1. **症状** 慢性阻塞性肺疾病患者的主要症状为慢性咳嗽、咳痰、气短或呼吸困难，部分患者，特别是重度患者可出现喘息症状。其中气短或呼吸困难是 COPD 的典型表现。早期仅于活动后出现，后逐渐加重，严重时日常活动甚至休息时也感气短。除此以外，患者还可有全身性症状如体重下降、食欲减退、外围肌肉萎缩和功能障碍、精神抑郁焦虑等。

2. **体征** 早期体征不明显，随着病程发展可能出现。全身体征见前倾坐位、黏膜及皮肤发绀、球结膜水肿和颈静脉充盈或怒张。呼吸系统体征有桶状胸、呼吸浅快，辅助呼吸肌参与呼吸运动，肺叩诊可呈过清音，肺肝界下移；两肺呼吸音减低，呼气相延长，有时可闻干性啰音和（或）湿性啰音。心脏体征可见剑突下心尖冲动，出现肺动脉高压和肺心病时 $P_2 > A_2$，如长期低氧病例可见杵状指／趾，高碳酸血症或右心衰竭病例可出现双下肢可凹性水肿。

3. **实验室辅助检查**

（1）**肺通气功能检查** 对 COPD 诊断及病情严重程度分级评估具有重要意义。其中第一秒用力呼气容积占用力肺活量百分比（$FEV_1/FVC\%$）是评价气流受限的一项敏感指标。第一秒用力呼气容积占预计值百分比（$FEV_1\%$ 预计值）常用于 COPD 病情严重程度的分级评估，其变异性小，易于操作。吸入支气管舒张剂后 $FEV_1/FVC < 70\%$，提示为不能完全可逆的气流受限。肺总量（TLC）、功能残气量（FRC）、残气量（RV）增高和肺活量（VC）降低，提示肺过度充气。一氧化碳弥散量（DLCO）及 DLCO 与肺泡通气量（VA）比值（DLCO/VA）下降，表明肺弥散功能受损，提示肺泡间隔的破坏及肺毛细血管床的

丧失。

（2）胸部 X 线影像学检查　可见肺气肿相关表现如肺容积增大，胸廓前后径增长，肋骨走向变平，肺野透亮度增高，横膈位置低平，心脏悬垂斜长，外周肺野纹理纤细稀少等；并发肺动脉高压和肺源性心脏病时，可见右心增大的 X 线征象，以及肺动脉圆锥膨胀，肺门血管扩大，右下肺动脉增宽和出现残根征等。

案例导入

　　患者，男，60 岁，因咳嗽、咳痰 10 年，加重伴发热 1 周入院。患者于 10 年前，无明显诱因常于秋冬季节出现咳嗽、咳痰，晨起及夜间入睡时为重。痰量不多，为白色泡沫状。不伴发热、胸痛、咯血等。间断服药治疗，无效。7 年前患者上 3 层楼出现明显的气促、喘憋，行肺功能检查：FEV_1/FVC 为 60%；FEV_1 占预计值 60%，诊断为慢性阻塞性肺病，给予抗感染、解痉、平喘治疗后症状好转出院。1 周前受凉后出现发热，体温 38℃，痰量增多，为黄色浓痰，口唇发绀，气短、喘憋加重，休息时也感呼吸困难，为进一步诊治入院。既往否认高血压、冠心病等病史。吸烟 40 年，每日 20 支。无毒物、粉尘接触史。查体：T 38℃，P 120 次 / 分，R 30 次 / 分，BP 110/70mmHg。慢性病容，神志清楚，端坐呼吸，喘息。口唇发绀，心音低，心率 120 次 / 分，律齐，无杂音。桶状胸，双肺叩诊过清音，呼吸音低，散在哮鸣音，右肺可闻少量湿啰音。双下肢轻度可凹性水肿。实验室检查：血常规，WBC 10×10^9/L，N 85%，PLT 180×10^9/L，Hb 150g/L；尿常规（-）。胸片检查提示肺气肿征，右下肺片状阴影考虑炎症。肺功能检查 FEV_1/FVC 为 40%，FEV_1 占预计值 40%。患者诊断为慢性阻塞性肺疾病，急性发作期，右下肺炎，肺心病。入院后予抗感染、平喘、祛痰等治疗，患者症状缓解，无发热，咳嗽咳痰减少，水肿消失，但仍觉气促，室内步行即觉呼吸困难。

　　提问：该患者存在什么功能障碍？进行康复的目的是什么？如何实施康复治疗？

项目二　康复评定

一、呼吸功能评定

（一）主观呼吸功能障碍程度评定

1. 按日常生活能力评定　日常活动能力是衡量患者病情严重程度和评价患者疗效的重

要指标。通常采用6级制评定（表23-1）。

表23-1　COPD患者日常活动能力评定

分级	表现
0级	虽存在不同程度的肺气肿，但活动如常人，对日常生活无影响，无气促
1级	一般劳动时出现气短
2级	平地步行不出现气短，速度较快或登楼上坡时，同行的同龄健康人不出现气短而自己已感气短
3级	慢步不到百步即有气短
4级	讲话或穿衣等轻微活动时即感觉气短
5级	安静时出现气短，无法平卧

2. 自觉气短气急症状分级　根据Borg量表改进（南京医科大学），气短气急症状分级比较见表23-2。

表23-2　气短气急症状分级比较

分级	表现
1级	无气短、气急
2级	稍感气短、气急
3级	轻度气短、气急
4级	明显气短、气急
5级	气短、气急严重，不能耐受

（二）肺功能测试

1. 肺活量（VC）　指尽力吸气后缓慢而完全呼出的最大空气容量。由于简单易行，是最常用的参考指标之一。肺活量常随限制性及阻塞性呼吸系统疾病的严重性的增加而逐渐下降。但由于其误差较大（>20%），因此临床很少用此单一指标作为评估依据。

2. 第1秒用力呼气量（FEV_1）　指尽力吸气后用最大强力快速呼气，第1秒所能呼出的呼气容量。FEV_1占用力肺活量（FVC）比值，即1秒率（$FEV_1/FVC\%$）与COPD的严重程度及预后相关良好（表23-3）。

FEV_1是早期观测气道阻塞的较为敏感的指标，主要反映气道状态，慢性阻塞性肺疾病的患者第1秒内的呼气量<70%。其他的评价指标还有血气分析中的氧分压、二氧化碳分压等，较多用于临床诊断，这里不作专门介绍。

表23-3　肺功能分级标准

COPD分组	FEV_1/FVC
Ⅰ级（轻）	≥70
Ⅱ级（中）	50~69
Ⅲ级（重）	<50

二、运动功能评定

（一）平板或功率车运动试验

通过活动平板或功率车进行运动试验获得最大吸氧量、最大心率、最大 MET 值、运动时间等相关量化指标来评定患者运动能力，判断肺功能损伤程度。也可通过平板或功率车运动试验中患者的主观用力程度分级（Borg 计分）等半定量指标来评定患者运动能力。

（二）定量行走评定

让患者步行 6 分钟或 12 分钟，记录其所能行走的最长距离。对于不能进行活动平板运动试验的患者可行此项评定，以判断患者的运动能力及运动中发生低氧血症的可能性。也可以采用定距离行走，计算行走时间的方式评定。

此外，功能评估还包括呼吸肌力量评估（最大吸气压及最大呼气压），上、下肢肌肉力量评估，心理状态评估，营养状态评估，生活质量评估等。

项目三　康复治疗

一、康复治疗目标与原则

（一）康复治疗目标

1. 减轻呼吸道症状和精神压力。

2. 减少用药量，缩短住院日，减少经济耗费。

3. 提高运动耐力、日常生活自理能力和恢复工作的可能性。

（二）康复治疗原则

1. 采取多种措施，阻止或延缓肺部病变的进展，减少和治疗并发症。

2. 尽可能恢复有效的腹式呼吸，改善呼吸功能。

3. 提高心功能和全身体力，尽可能恢复活动能力。

4. 减轻患者精神压力，消除思想顾虑，减轻自觉症状。

5. 清除或减少引起呼吸道的炎症和刺激因素，保持呼吸道卫生。

二、康复治疗方法

（一）重建腹式呼吸模式

腹式呼吸是一种低耗高效的生理性的呼吸模式，呼吸过程通过增加膈肌活动度来提高肺的通气量。COPD 患者由于肺气肿的病理改变，使膈肌明显降低，限制了膈肌的活动。患者为了弥补呼吸量的不足，常代偿性地使用胸式呼吸，甚至动用辅助呼吸肌进行呼吸，久之形成了浅快、用力式的病理性异常呼吸模式。因此，重建生理性腹式呼吸模式是COPD康复过程中的首要任务。现将重建腹式呼吸的要领归纳如下：

1. **放松训练**　放松训练有助于改变因精神紧张和肌肉紧张耗氧的恶性循环。指导患者首先采取放松体位，常采用前倾依靠坐位、椅后依靠坐位和前倾站位。现以前倾依靠坐位为例：患者坐于桌前，头靠在置于前面桌上折好的被子或枕头上，两臂放于被子或枕头下。采取这一体位的好处在于，头靠于被子或枕头上有助于放松颈背部肌肉；于此体位可固定患者肩带部，以减少呼吸时的过度活动，而使机体耗氧量下降；于前倾体位时因腹肌的张力下降，使腹部在吸气时容易隆起，有助于腹式呼吸；重症患者如第1秒用力呼气量仅仅在400mL左右或更低，更宜长期采用这一体位。

2. **加压暗示呼吸法**　是利用加压的方法诱使患者恢复腹式呼吸，宜在卧位或坐位下进行。

（1）**手按压法**　通常用患者自己的手，按压在上腹部（双手置上腹）或胸腹部两侧（一手置胸部、一手置上腹）以集中注意力，吸气时腹部缓慢隆起，双手加压作对抗练习，呼气时腹部下陷，双手随之下压，进一步增加腹压，从而使膈肌进一步上抬。如此反复练习，可以帮助患者明确腹式呼吸的方法，逐渐改善和增加膈肌的活动。

（2）**下胸季肋部布带束胸法**　患者取坐位，用一宽布带交叉束于下胸季肋部，患者两手抓住布带两端，呼气时拉紧布带，以约束下胸廓、增加腹内压，吸气时逐渐放松布带而扩展下胸廓，反复进行。

（3）**沙袋按压法**　也可用5~10kg沙袋置于脐与耻骨中间加压，并嘱患者练习腹式呼吸，每次30min，每天2次。此法可降低功能储量150~300mL，降低每分通气量，减少生理死腔，改善和提高呼吸效率。

3. **缩嘴呼气法**　要求患者吸气时经鼻腔，呼气时将嘴唇缩紧如吹口哨样，在4~6s内将气体缓缓呼出。此法可增加呼气时的阻力，使支气管腔内能保持一定的压力，以防止呼气时支气管和小支气管的过早塌陷，增加气体从肺泡内的排出，减少肺内残气量，从而吸入更多的新鲜空气，缓解缺氧症状。

4. **缓慢呼吸**　这一呼吸方式有助于减少解剖无效腔，提高肺泡通气量，而且可以提高血氧饱和度。呼吸频率宜控制在每分钟10次左右，通常先呼气后吸气。

5. **调整呼吸时相**　COPD患者常表现为吸气短促，呼气深长而费力，这一呼吸模式对肺的通气效率很不利。一般要求吸气和呼气的长度基本相等，且呼和吸之间要稍作停顿，才能改善通气呼吸功能。通过上述的呼吸练习后，常能较为满意地恢复腹式呼吸。但是不恰当的过度深呼吸又会发生过度通气综合征，出现胸闷、气促、头痛等症状。因此每练习3~5次，宜暂停数分钟，然后再练；如此反复，直到患者完全掌握要领。

（二）排痰训练

排痰训练的目的是促进呼吸道分泌物排出，降低气流阻力，减少支气管的感染。包括体位引流、胸部叩击、震颤及有效咳嗽。

1. 体位引流　通过使病变部位位于高处的体位摆放，利用重力作用，促进各个肺段内积聚的分泌物排出，不同的病变部位采用不同的引流体位，对 COPD 患者通常采用的 5 种基本引流体位见表 23-4。

引流频率视呼吸道分泌物多少而定，分泌物少者，每天上、下午各引流 1 次，分泌物多者宜每天引流 3~4 次，餐前进行为宜，每次引流一个部位，时间 5~10min，如有数个部位，则总时间不超过 30~45min，以免疲劳。

表 23-4　常用引流体位

体位	引流部位
1. 倾斜俯卧位，头低 45°	两肺下叶和后底区
2. 倾斜左右侧卧位，头低 45°	左右肺下叶外底区
3. 倾斜仰卧位，头低 45°	两肺下叶前底区
4. 倾斜左右半侧卧位，头低 30°	右侧中叶，左侧后叶
5. 半卧位，向后靠	两肺上叶前区
半卧位，向前靠	两肺上叶肺尖、后区

2. 胸部叩击、震颤　体位引流时配合应用胸部叩击、震颤技术，有助于黏稠、浓痰脱离支气管壁。其方法为治疗者握空拳，运用腕力在引流部位的胸壁部，双手轮流有节奏地叩击拍打 30~45s，以松动支气管内分泌物，使之脱落易排出，患者可自由呼吸。叩击拍打后治疗者用手按住胸壁部加压，此时嘱患者做深呼吸，在深呼气时做颤摩震动，连续做 3~5 次，再作叩击，如此重复 2~3 次，再嘱患者咳嗽以增加排痰效果。

3. 咳嗽训练　咳嗽是呼吸系统的防御功能之一，COPD 患者咳嗽机制受到损害，最大呼气流速下降，纤毛活动受损，痰液本身比较黏稠。因此更应当教会患者正确的咳嗽方法。咳嗽的全过程分以下 5 个步骤：第 1 步先进行深吸气，以达到必要的吸气容量；第 2 步吸气后要有短暂闭气，以使气体在肺内得到最大分布；第 3 步关闭声门，当气体分布达到最大范围后再紧闭声门；第 4 步通过增加腹内压来增加胸膜腔内压；第 5 步当肺泡内压力明显增高时，突然将声门打开，即可形成由肺内冲出的高速气流，促使分泌物移动排出体外。

4. 理疗　采用超短波、超声雾化等治疗有助于消炎、抗痉挛、排痰、保护黏液毯和纤毛功能。如超短波治疗时，将电极对置放于治疗部位，应用无热量或微热量，每日 1 次，15~20 次 1 个疗程。超声雾化治疗，将抗生素、祛痰药及激素等药物和水分，以雾化方式吸入气道，每次 20~30min，每日 1 次，7~10 次为 1 个疗程。

（三）体力训练

体力训练是肺康复的重要内容，以改善肌肉代谢、肌力、全身运动耐力和气体代谢，提高身体免疫力，锻炼因人而异。

1. 下肢训练 散步是所有可以走动患者的一种简单易行、有效的锻炼方法。要求患者掌握的要领在于保持全身放松，呼吸均匀、平静和缓，对老年体弱者尤宜。其他下肢训练法有慢跑、上下楼梯、蹬自行车、爬山等。一般每次活动后脉搏增加 20%~30%，并在运动结束后 5~10min 回到安静水平。初始阶段运动 5~10min，每天 4~5 次，逐步适应后可延长至 20~30min，每天 3~4 次。

2. 上肢训练 可选择手摇车训练、提重物训练及做上肢高于肩水平的各种活动。手摇车训练：从无阻力开始，5W 递增，运动时间 20~30min，速度为 50r/min，以运动时出现轻度气急、气促为宜。提重物练习：患者手持重物，开始 0.5kg，后渐增至 2~3kg，作高于肩部的各个方向活动，每次活动 1~2min，休息 2~3min，每日 2 次，以出现轻微的呼吸急促及上臂疲劳为度。

3. 呼吸肌训练 可以改善呼吸肌耐力，缓解呼吸困难症状。

（1）吸气肌练习 采用可以调节的不同口径抗阻呼吸器，在患者可以接受的前提下，使吸气时产生阻力，呼气时没有阻力的吸气肌练习。开始练习时间每次 3~5min，每天 3~5 次，以后可增加至每次 20~30min，以增加吸气肌耐力。

（2）呼气肌训练 呼气肌练习是 COPD 患者改善呼吸功能的最关键的训练。

1）腹肌训练 腹肌是最主要的呼气肌。训练时患者取仰卧位，腹部放置沙袋做挺腹练习（腹部吸气时隆起，呼气时下陷），沙袋重量开始为 1.5~2.5kg，以后可逐步增加至 5~10kg，每次练习 5min；也可仰卧位做两下肢屈髋屈膝，两膝尽量贴近胸壁的练习，以增强腹肌。

2）吹蜡烛法 患者取坐位，将点燃的蜡烛放在口前 10cm 处，吸气后用力吹蜡烛，使蜡烛火焰飘动。每次训练 3~5min，休息数分钟，反复进行。每 1~2 天将蜡烛与口的距离加大，直到距离增加到 80~90cm。

三、康复教育

1. 能量保存技术 教育患者学会日常活动中能量保存技术，强调节能技术的运用，避免不必要耗氧。

2. 纠正不良姿势 注意日常生活中的身体姿势，增加胸廓活动，纠正驼背。

3. 家庭氧疗 教会患者氧疗仪器的正确使用方法，在氧气使用过程中禁止吸烟，防止火灾和爆炸。

4. 注意锻炼，增强体质，防止感冒

【复习思考题】

1. 慢性阻塞性肺病的康复治疗方法是？

2. 如何重建腹式呼吸模式？

3. 如何进行排痰训练？

4. 慢性阻塞性肺病的康复评定方法是？

扫一扫，知答案

扫一扫，看课件

糖尿病的康复

【学习目标】

　　1. 掌握糖尿病的诊断标准、鉴别诊断要点以及治疗原则和方法；掌握口服降糖药和胰岛素的使用方法；掌握糖尿病酮症酸中毒、高渗性非酮症糖尿病昏迷的诊断依据和治疗原则。

　　2. 掌握糖尿病的病因、发病机制、临床表现、常见的并发症。

　　3. 熟悉代谢综合征的定义、主要内容和诊断标准。

　　4. 了解糖尿病的分类、当前糖尿病的主要研究和发展方向、长期良好的控制糖尿病的重要意义。

【考试大纲】

1. 了解糖尿病的定义、诊断、并发症和伴发病。

2. 掌握糖尿病治疗原理、原则。

3. 掌握康复治疗Ⅰ型、Ⅱ型糖尿病康复方案。

项目一　概　述

一、定义

　　糖尿病是一组以持续性高血糖为特征的、由遗传因素和环境因素相互作用所致的代谢障碍性疾病。其特点为由于胰岛素的绝对或相对不足和靶细胞对胰岛素的敏感性降低，引起碳水化合物、蛋白质、脂肪、电解质和水的一系列代谢紊乱。临床上以多饮、多食、多尿、体重减轻等"三多一少"的症状为主要表现，还可出现多种急性和慢性并发症，严重危害患者的身体健康，位居导致死亡病因的第 5 位，也是严重致残的疾病。1997 年国际糖尿病联盟把糖尿病分为四种类型：Ⅰ型糖尿病（胰岛素依赖型，IDDM）、Ⅱ型糖尿病（非胰岛素依赖型，NIDDM）、其他特异型（如由 β 细胞功能遗传缺陷、胰岛外分泌疾病等所致）以及妊娠型糖尿病。在流行病学的研究中主要以Ⅰ型和Ⅱ型糖尿病为主。

二、流行病学

糖尿病是目前世界上发病率最高、增长速度最快的疾病之一，成为仅次于心脑血管疾病和肿瘤的第三大非传染性疾病。WHO1997 年报告全世界约有 1.35 亿糖尿病患者，美国、日本等发达国家Ⅱ型糖尿病患病率高达 10%。我国近年来Ⅱ型糖尿病的发病率已由 10 年前的 0.6% 上升到 2%，有的地区超过 4%。糖尿病已经成为严重威胁人类健康的世界性公共卫生问题。

三、病因及发病机制

糖尿病的发生与多种因素如遗传、病毒感染、自身免疫以及胰岛组织的破坏有关。除此之外，环境因素如不良的饮食习惯、缺少运动和心理社会应激等也是诱发糖尿病不可忽视的重要原因。

Ⅰ型糖尿病患者常有明显的胰岛病理改变，由于胰岛 β 细胞被异常的自身免疫反应选择性破坏，体内数量减少，只有正常的 10%，α 细胞相对增多，胰岛内毛细血管旁纤维组织增生，严重者可见广泛纤维化，血管内膜增厚。Ⅱ型糖尿病患者胰岛病变较轻，在光学显微镜下约有 1/3 病例没有组织学上肯定病变。

多数糖尿病患者出现全身小血管和微血管病变，称为糖尿病性微血管病变，常见于视网膜、肾、神经等。糖尿病性神经病变以周围神经最为常见，神经纤维呈轴突变性，继以节段性或弥漫性脱髓鞘改变。

四、临床特征

1.临床表现　糖尿病的症状可概括为"三多一少"，即多饮、多食、多尿和体重减轻。但Ⅰ型和Ⅱ型糖尿病又有其不同的特点：Ⅰ型糖尿病可发生在任何年龄，以儿童和青少年多见，一般起病急，常突然出现多尿、多饮、多食、明显消瘦等症状，容易发生酮症酸中毒，合并各种急慢性感染，必须依赖外源胰岛素维持生命，即需终身接受胰岛素治疗。Ⅱ型糖尿病多见于 35 岁以后中老年人，起病缓慢、隐匿，大部分患者体重超重或肥胖，没有显著的多食，部分患者甚至没有明显症状，是在健康检查或检查其他疾病时发现。多数患者在饮食控制及口服降糖药治疗后可稳定控制血糖，无明显酮症酸中毒倾向。

2.对患者身体结构与功能的影响广泛　随糖尿病患病时间的延长，体内代谢紊乱如果得不到很好控制，可导致多种并发症，如眼、肾、神经、心脏以及周围血管并发症，严重者致残，甚至危及生命。

3. **个人及环境对糖尿病的发生、发展有较大的影响**　生活方式、饮食习惯、其他健康状况、教育水平、整体的行为方式、个体的心理素质等个人因素以及自然环境、家庭环境、社会环境对血糖控制有较大的影响。

4. **心理压力巨大**　糖尿病是一种终身性疾病，具有致残、致死性，预后不良，给家庭和社会带来沉重的经济负担。儿童及青少年患者为升学、就业担忧。患者的家属在精神上也承受巨大的压力。糖尿病心理障碍主要表现为焦虑症、强迫症、恐惧症及抑郁症等。糖尿病患者的心理障碍的发生率高达 30%~50%，其生活质量明显降低。

案例导入

患者，男，56 岁，于半年前无明显诱因出现多尿、多饮、多食，近半年体重下降10kg。无怕热多汗，性格改变，无胸闷、胸痛、心悸，无恶心、呕吐、腹泻，大小便正常。既往身体健康，有糖尿病家族史，无肝炎、结核病史、药物过敏史。查体：T 36.8℃，P 72 次 / 分，R 18 次 / 分，BP 138/80mmHg。一般情况好，身高 168cm，体重 75kg，浅表淋巴结未触及，巩膜无黄染，扁桃体不大，心肺未见异常，腹部软，无压痛及反跳痛，肝脾未触及，肝肾区无叩击痛，双下肢无水肿。辅助检查：空腹血糖 8.0mmol/L。尿糖（＋）。

提问：根据以上病历摘要，请写出初步诊断、诊断依据、鉴别诊断，下一步检查和治疗措施，以及如何实施康复治疗。

项目二　康复评定

糖尿病患者可以用采集病史和谈话的方式或采用量表的方式进行个人及环境评定，通过临床检查、检测、检验的方式评定身体结构与功能的损伤。严重的并发症、合并症可导致患者活动能力受限及参与能力的局限性，影响生活质量，可根据具体需要评定。

一、个人及环境因素评定

1. **年龄**　糖尿病患病率随年龄的增长有升高的趋势。

2. **肥胖**　肥胖是Ⅱ型糖尿病发生、发展过程中的重要可控危险因素。肥胖可抑制胰岛素刺激的葡萄糖摄取，导致胰岛素抵抗和高胰岛素血症，从而促进糖尿病的发生。

3.**高血压** 高血压和糖尿病常常合并存在，研究表明血压升高是糖尿病的独立危险因素。

4.**吸烟** 大量研究结果显示，吸烟是Ⅱ型糖尿病的独立危险因子。吸烟不仅能增加Ⅱ型糖尿病的发生率，同时还可增加糖尿病大血管、微血管、周围神经病变等并发症的发病率以及糖尿病的死亡率。

二、糖尿病控制指标检测评定

1.**血糖控制指标** 空腹血糖为 3.6~6.7mmol/L，餐后 30min 血糖为 5.6~10.0mmol/L，60min 后为 5.0~9.4mmol/L，120min 后为 4.2~7.5mmol/L，180min 后为 3.9~6.7mmol/L。

2.**糖化血红蛋白** 糖化血红蛋白为糖尿病控制情况的检测指标之一。当糖化血红蛋白为 4%~6% 时，说明血糖控制正常；在 7%~8% 时，说明血糖控制一般；在 8%~9% 时，说明血糖控制很差。血糖高可能引发糖尿病性肾病、动脉硬化、白内障等并发症，并有可能出现酮症酸中毒等急性合并症。

3.**血脂控制** 总胆固醇：<4.6mmol/L，参考值 2.8~5.17mmol/L。甘油三酯：<1.4mmol/L，参考值 0.56~1.7mmol/L。高密度脂蛋白：>1.0mmol/L，参考值男性 0.96~1.15mmol/L，女性 0.90~1.55mmol/L。低密度脂蛋白：<2.6mmol/L，参考值 0~3.1mmol/L。

4.**血压** 控制在 115/75mmHg。

5.**体重指数** 体重指数 = 体重 / 身高^2。腰围：男 <90cm，女 <80cm；腰臀比：男 <0.9，女 <0.85。

三、运动功能评定

1.**运动单位** 1 个运动单位相当于消耗 335kJ（80kcal）热量。每消耗 1 个运动单位热量，不同的运动项目，所需运动时间不同，对应的运动强度也不同，具体评定参见表 24-1 。

表 24-1 运动强度与运动单位消耗

运动强度	每消耗 1 单位热量所需运动时间	运动项目
Ⅰ度（最轻度）	持续 30 分钟左右	散步、乘车（站着）、家务、洗刷扫、购物、拔草
Ⅱ度（轻度）	持续 20 分钟左右	步行、洗澡、下楼梯、擦地、广播体操、平地骑自行车
Ⅲ度（中度）	持续 10 分钟左右	慢跑、上楼梯、坡路骑自行车、快步走、滑雪、打排球、打羽毛球
Ⅳ度（强度或重度）	持续 5 分钟左右	跑步、跳绳、打篮球、静水游泳、击剑、踢足球

2.**最大摄氧量** 当运动强度达到 40%~60% VO$_2$max 时，才能改善代谢和心血管功能。

最大摄氧量的测定方法，分为直接测定法和间接测定法。由于测定最大摄氧量的仪器昂贵，而且测定时需要进行激烈运动，对于体弱和中老年人比较危险，因此临床不常用。

3. 运动中的心率　临床上，常采用运动中的心率作为评定运动强度大小的指标。运动中的心率可应用心率监测仪监测，还可通过自测脉率的方法来测定。一般采用停止运动后立即测 10 秒脉搏数，然后乘以 6 表示 1 分钟脉率。测脉率的部位常用桡动脉或颞动脉。这种方法测得的脉率和运动中的心率比较接近。运动强度和心率的关系见表 24-2。

表 24-2　运动强度和心率

运动强度	最高心率（%）*	运动强度	最高心率（%）*
Ⅰ度（最轻度）	<35	Ⅳ度（强度或重度）	78~89
Ⅱ度（轻度）	35~54	Ⅴ度（非常强）	>90
Ⅲ度（中度）	55~69		

注：*，一般人的最高心率 = 220 − 年龄

4. 靶心率　临床上将能获得较好的运动效果，并能确保安全的运动心率称为靶心率（THR）。靶心率的确定最好通过运动试验获得，即取运动试验中最高心率的 60%~85% 作为靶心率。无条件做运动试验时，可用下列公式进行推算。

$$靶心率 = 安静心率 + 安静心率 \times （50\%~70\%）$$

有时更简单地用 170 或 180 减去患者年龄数后的余数作为运动时的靶心率。

四、医学营养评定

1. 理想体重　可按照患者身高、性别、年龄查标准体重表得出，也可利用公式粗略计算：理想体重（kg）= 身高（cm）−105。在上述理想体重 ±10% 以内为正常，±10% 以上为超重或偏瘦，超过 20% 者为肥胖，低于 20% 者为消瘦。

2. 总热量　应根据患者理想体重、生理条件、劳动强度及工作性质而定。最理想的基础能量需要测定为间接能量测定法，并结合患者的活动强度、疾病应激状况确定每日能量需要。但由于间接能量测定法受仪器、环境等因素的限制，可用下列公式计算。

每日所需总热量（kcal）= {理想体重（kg）× 劳动强度与每千克体重每日所需热量 [kcal/（kg·d）]}。

不同劳动强度每千克体重每日所需热量，以及劳动强度和工作种类对应关系分别见表 24-3、表 24-4。

表 24-3　劳动强度与每千克体重每日所需热量表（kcal）

劳动强度	超重或肥胖	正常体重	体重不足或消瘦
休息状态	20	25	30
轻体力劳动	25	30	35
中体力劳动	30	35	40
重体力劳动	35	40	45

表 24-4　劳动强度与劳动种类

劳动强度	劳动种类
轻体力劳动	包括所有坐着的工作：洗衣、做饭、驾驶汽车、缓慢行走等
中等体力劳动	搬运轻东西、持续长距离行走、环卫工作、庭院耕作、油漆工、管道工、电焊工等
重体力劳动	重工业、重农业、室外建筑、搬运、铸造、收割、挖掘等

3. 热量分配　中国营养学会在普通人每日膳食推荐量中提出碳水化合物应占成人每日摄入总能量的 55%~65%，糖尿病患者的碳水化合物推荐摄入量比普通人群略低。脂肪占总能量摄入不宜超过 30%。根据膳食营养素参考摄入量（DRIs）的推荐，可接受的蛋白质摄入量范围占能量摄入的 10%~15%。糖尿病患者的蛋白质摄入量与一般人群类似，通常不超过能量摄入量的 20%。

碳水化合物及蛋白质每克（g）产热 4kcal，脂肪每克产热 9kcal。根据总热量及营养结构，可以计算每日饮食分配量。有细算法与估计法两种。

（1）细算法

脂肪（g）=［总热量（kcal）-4×蛋白质（g）-4×碳水化合物（g）］/9

碳水化合物（g）=［总热量（kcal）-4×蛋白质（g）-9×脂肪（g）］/4

蛋白质（g）=［总热量（kcal）-9×脂肪（g）-4×碳水化合物（g）］/4

（2）估计法　按体力需要，休息患者每日主食 200~250g，轻体力劳动者 250~300g，小或中等体力劳动者 300~400g，重体力劳动者 400g 以上。每日荤菜 150g 左右，蔬菜 250~500g 或更多，烹调用油 30~50g。一般糖尿病患者，脂肪进食量以动物脂肪和植物油各占一半比较合理。

五、心理评定

一般通过交谈的方式，也可采用量表的方式进行。常用的量表有症状自评量表、焦虑自评量表和抑郁症自评量表、Rutter 儿童行为问卷、老年抑郁量表等。

六、活动能力评定

造成糖尿病患者活动受限的主要原因是并发症、合并症。患者 ADL 低下一般发生在糖尿病发病 10 年以上，年龄偏高者。可通过直接观察患者能否按照要求完成规定的项目，或通过询问的方式来收集资料和进行间接评定，或采用普适量表进行评定，如 Barthel 指数、Katz 指数、PULSES 评定等。应根据患者的实际情况，选择性地进行评估。

七、参与能力评定

糖尿病患者参与局限性的主要原因也是严重并发症、合并症，如抑郁症、脑血管病、视力障碍等。家庭生活能力、人际交往和相处关系能力、接受教育和工作能力、参与社会和社区生活能力等方面，可根据患者的具体情况进行评定。社会生活能力的评定可选用功能活动问卷、社会功能缺陷筛选表，工作能力的评估方法常用的有微塔法、工作评估表等。目前应用较多的参与能力评定是糖尿病生活质量评定。

评估糖尿病患者生活质量的量表可分为普适性量表和特异性量表两大类。糖尿病特异性生活质量量表在实际应用中最好采用普适性量表来进行对比，以便发现潜在问题。普适性量表常用的有健康调查简表（MOS SF–36）、WHO 生活质量问卷（WHOQOL–100）等；常用的特异性量表有修订的糖尿病生存质量量表（A–DQOL）、糖尿病患者特异性生存质量量表（DSQOL）等。我国研究设计的 T2DM 患者生存质量量表、糖尿病患者生存质量评估量表等也可选用。

项目三　康复治疗

一、康复治疗目标与原则

糖尿病的治疗目标是使血糖达到或接近正常水平；纠正代谢紊乱，纠正糖尿病引起的症状；防止或延缓并发症的发生，防止引起心、脑、肾、眼、血管和神经等病变；肥胖者积极减体重，维持较好的健康和劳动能力；儿童保持正常的生长发育；提高老年人的生活质量，延长寿命，降低病死率和致残率。

二、康复治疗方法

1. 饮食疗法　由于糖尿病患者的代谢紊乱和机体能量调节障碍，需要依靠人为地调节能量物质的供给，才能保持机体能量代谢的平衡。饮食调理是药物治疗的基础。

（1）饮食量的控制　糖尿病患者每天食物摄入量应根据患者每天对热量的需要供给。每日需要总热量与体重和工作性质有关，应该为：标准体重 × 每天每公斤体重所需热量。这些热量由食物中的三大营养物质碳水化合物、蛋白质、脂肪提供，其中碳水化合物应占总热量的 60%~70%，蛋白质占 10%~20%，脂肪占 30%，据此可以计算出三大营养物质每天的摄入量。一日三餐热量分配可按早 1/5、中 2/5、晚 2/5 为宜。

（2）饮食调理的注意事项　①制定饮食处方前，应先对患者个人的饮食习惯、经济条件等进行调查，考虑不同患者的个体差异；②计算基本固定主食量，在相对稳定后调整副食，使副食品种富于变化，满足生活要求，定期根据血糖、尿糖变化、体重和工作生活耗能进行调整；③主食应多摄入粗粮，如荞麦面、玉米面等，增加纤维素的摄入，豆制品含丰富的蛋白质，且具有降低胆固醇和甘油三酯的作用，也是糖尿病患者的良好食物；④避免使用糖和甜食，水果只在病情控制较好的情况下少量摄入，避免富含胆固醇和甘油三酯的事物；⑤不宜饮酒。

2. **运动疗法**　运动不足是Ⅱ型糖尿病发病的重要环境因素，长期规律的运动可以减少Ⅱ型糖尿病的发生，提高胰岛素的敏感性，有利于控制血糖和预防糖尿病并发症。

（1）适应证　Ⅱ型糖尿病肥胖者和空腹血糖在 16.7mmol/L 以下者，以及Ⅰ型糖尿病稳定期的患者。

（2）禁忌证　严重的Ⅰ型糖尿病患者，伴有肾病、眼底病变以及合并严重高血压、缺血性心脏病者，不适于进行运动治疗。老年糖尿病患者伴有严重感染、肝肾功能衰竭、心衰、血管栓塞等，应禁止运动治疗。

（3）运动的风险　运动有潜在危险性，特别是已有糖尿病并发症的患者，可使冠心病加重，运动中血压升高，视网膜出血，尿蛋白增加，足溃疡加重，退行性关节病变加重以及发生低血糖等。但只要严格选择适应对象，加强监护和指导，这些危险是可以预防的。

（4）运动处方　①运动强度：糖尿病患者适宜的运动强度为中等强度，可以根据运动中靶心率确定，也可以根据运动试验确定，常取运动试验中最高心率的 70%~80% 作为靶心率。②运动量：运动量 = 运动强度 × 运动时间，体重正常的患者，运动所消耗的热量大于摄入热量。③运动项目：行走、慢跑、骑自行车、游泳、登山、上下楼梯、乒乓球、篮球、网球等运动，可以改善心血管功能和代谢功能；散步、太极拳、健身气功、保健体操等可起到放松精神、消除疲劳的作用，都适合糖尿病患者长期进行，其中步行是国内外最常用的运动项目。④运动时间：运动时间可自 10min 开始，逐渐延长至 30~40min，如果运动时间过短达不到体内代谢的效果，但运动时间过长，易产生疲劳、加重病情。⑤运动频率：一般认为每周运动 3~4 次较为合适，如果身体较好，每次运动后不感觉疲劳者，可坚持每天 1 次，运动锻炼不应间断。

（5）注意事项　①进行运动治疗前应先对患者身体状况进行全面的检查，充分了解糖尿病的程度和并发症的情况，以便选择合适的运动方式、运动强度和运动量；②运动应循序渐进，持之以恒，切忌操之过急或半途而废；③观察运动后的尿糖和血糖水平，据此确定运动量和强度是否合适，运动后尿糖阴性、血糖平稳，说明运动的方法和强度基本适合，否则，应考虑改变运动方法和运动量；④运动量应控制在中等，即全身出汗，心率＜每分钟 130 次，持续 20~30 分钟，最长可延长至 1 小时；⑤为避免运动中低血糖发生，训练应安排在餐后 1~2 小时为宜，注射胰岛素的患者在药物作用高峰期间应避免运动，以防止低血糖；⑥运动期间应注意安全，注意防止皮肤损伤和骨折。

三、康复教育

1. 注重饮食疗法和运动疗法指导。

2.建立糖尿病日记，记录每天饮食、运动、精神状况和胰岛素注射、血糖、尿糖等情况。

3.鼓励患者正确认识疾病，树立战胜疾病的信心。

【复习思考题】

1.糖尿病患者如何进行运动功能评定？

2.糖尿病患者的康复治疗方法有哪些？

3.某男，50岁，身高1.65m，体重78kg，轻体力劳动。如何进行医学营养治疗？

扫一扫，知答案

扫一扫，看课件

模块二十五

肥胖症的康复

【学习目标】

1. 掌握肥胖症的康复治疗。

2. 熟悉肥胖的定义、病因及康复评定。

3. 了解肥胖的流行病学及临床特征。

【考纲摘要】

掌握肥胖症的定义、康复治疗。

项目一 概 述

一、定义

肥胖症（obesity）是指体内脂肪堆积过多和（或）分布异常、体重增加，是包括遗传和环境因素在内的多种因素相互作用所引起的慢性代谢性疾病。目前认为，当一个人的体重超过理想体重的 20% 以上即诊断为肥胖。但必须排除肌肉发达或钠水潴留等因素。2001 年 6 月在北京召开的"中国人群肥胖与疾病研讨会"，将体重质量指数 ≥ 24 定为超重，≥ 28 定为肥胖；男性正常腰围应在 85cm 以内，女性腰围应在 80cm 以内，否则也算肥胖。

二、流行病学

肥胖已成为危害人类健康的世界性问题之一。据世界卫生组织统计，全球目前有 10 亿人超重，2.5 亿人患肥胖症，占全球人口的 7%。预计到 2025 年，肥胖症患者将是 1995 年的 2 倍。亚洲国家肥胖问题最严重的是日本、韩国和中国，现在我国的肥胖者已经超过

7000 万。

三、病因及发病机制

肥胖症可分为单纯性肥胖和继发性肥胖两类，前者被认为是无明显原因可寻者，后者指继发于其他疾病（如丘脑 – 垂体的肿瘤、内分泌疾病、营养失调等）者。单纯性肥胖与以下因素有关：

1. 热量摄入过多、消耗减少　肥胖的出现通常是在一个人的能量摄入超过了能量消耗时出现，摄入过多主要由于食欲亢进，消耗减少则由于活动减少。

2. 遗传因素　大约有 1/3 的人与父母肥胖有关。调查发现：双亲体重正常，其子女肥胖发生率为 10%；双亲中一人肥胖，其子女肥胖发生率为 50%；双亲均肥胖，其子女肥胖发生率高达 70%。

3. 情绪因素　许多研究证明，心理应激和各种消极的情绪反应，如焦虑、恐惧、愤怒、忧郁等，也能促进人们对某种食物的强烈食欲。

4. 饮食习惯　欧洲人过多食肉及奶油，游牧民族大量食肉等都可以导致肥胖。

5. 内分泌因素　肥胖常与高胰岛素血症并存，高胰岛素血症性肥胖者的胰岛素释放量约为正常人的 3 倍。除此之外，肾上腺皮质功能亢进、甲状腺功能低下等也与肥胖密切相关。

四、临床特征

1. 临床表现　肥胖症的临床表现随不同病因而异，继发性肥胖者除肥胖外，具有原发病症状。

（1）脂肪堆积　男性脂肪分布以颈项部、躯干部和头部为主，而女性则以下腹部、大腿及臀部为主。

（2）肺泡低换气综合征　患者因胸腹部脂肪较多，腹壁增厚，横膈抬高，使呼吸运动受限，换气困难，常导致 CO_2 潴留，患者可发生肺动脉高压、心衰和睡眠呼吸暂停综合征。

（3）心血管系统综合征　肥胖者常伴有高血压、动脉粥样硬化，加重心脏负担，同时心肌内外有脂肪沉着，更易引起心肌劳损，以致左心扩大与左心衰竭。

（4）代谢紊乱　常合并高脂血症及高胰岛素血症（胰岛素抵抗），成为动脉粥样硬化、冠心病、胆石症等病的基础。

（5）消化系统综合征　食欲亢进，善饥多食，便秘、腹胀较常见。肥胖者可有不同程度的肝脂肪变性而肿大，伴胆石症者有慢性消化不良。

（6）心理表现　肥胖者常常存在着悲观、焦虑、抑郁、负疚感等不良心态，这些心理负担常可表现为某些躯体症状，如头痛、腹痛、失眠等。

（7）其他　肥胖者嘌呤代谢异常，血尿酸增加，使痛风发病率明显增高。

2.诊断　依据体重质量指数（BMI）、腰围与臀围比，以及通过视诊观察身体外形，可确定肥胖。

（1）BMI<35 的轻、中度肥胖者，伴有合并症时，均诊断为肥胖症。

（2）BMI>35，或内脏性肥胖（高危肥胖者），就诊时虽未出现脏器损害，但预计不久将出现并发症者，也诊断为肥胖症。

案例导入

患者，女，46岁，文员，身高1.65m，近3年由于工作关系，活动量明显减少，体重明显增加，由70kg增至105kg，并逐渐出现活动后胸闷气短，思睡，睡眠时打鼾明显，伴头昏、神疲乏力、四肢倦怠等。1年前曾出现突发晕厥1次，持续几秒后清醒，无口吐白沫及四肢抽搐等其他症状，自行清醒后如常，无癫痫、心脏病、脑创伤史。既往糖尿病史3年，高血压史5年。平时喜欢肉类食品与干果类零食，嗜酒。查体：T 36.6℃，P 88 次 / 分，R 22 次 / 分，BP 150/75mmHg。慢性病容，神志清楚，呼吸平稳。心音低弱，心率88次 / 分，律齐，无杂音。实验室检查：血常规（－）；尿常规（－）；空腹血糖9.7mmol/L；心电图显示ST-T改变，提示心肌缺血。患者诊断为肥胖症、高血压病、糖尿病、冠心病。

提问：该患者存在什么功能障碍？进行康复的目的是什么？如何实施康复治疗？

项目二　康复评定

一、肥胖的评定

1.体重测定　根据标准体重值及脂肪层所占的百分比，可将肥胖分为轻度、中度和重度。

标准体重（kg）=［身高（cm）-100］×0.9

肥胖度（%）=（实际体重 - 标准体重）÷ 标准体重 ×100%

肥胖度 >20% 为轻度肥胖；>30% 为中度肥胖；>40% 为重度肥胖。

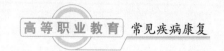

2.体质指数 又称体重质量指数，简称 BMI，是衡量人群肥胖水平常用的标准。WHO 将 BMI ≥ 25 规定为超重，BMI ≥ 30 规定为肥胖，分类方法见表 25-1。

表 25-1 BMI 的体重分类（成人）

体重分类	BMI	发生肥胖及相关疾病的危险
体重过低	<18.5	低（但发生其他临床问题的危险增加）
正常范围	18.5~24.99	一般
体重超重	≥ 25	增加
肥胖前期	25~29.99	增加
Ⅰ级肥胖	30~34.99	中度增加
Ⅱ级肥胖	35~39.99	重度增加
Ⅲ级肥胖	≥ 40	极度增加

BMI = 体重（kg）/［身高（m）］^{2}，国内标准 >28 为肥胖，国外多采用 >30 为肥胖，其中 30~34.9 为Ⅰ级肥胖，35~39.9 为Ⅱ级肥胖，≥ 40 为Ⅲ级肥胖。

3.腰围与臀围比 腰围是反映脂肪总量和脂肪分布的综合指标，测量方法是：被测者直立，双足分开 25~30cm，从肋下缘与髂前上棘连线中点的水平位置进行测量，皮尺要紧贴皮肤，但不能压迫软组织，在正常呼气末测量，读数准确到 0.1cm。肥胖可以分为苹果形肥胖和梨形肥胖两种，男性腰围 >85cm，女性腰围 >80cm 为苹果形肥胖。臀围是水平测量臀部最大的周径。腰臀比（WHR）男性超过 0.90，女性超过 0.85，则考虑为苹果形肥胖，又称腹部型肥胖。患者患冠心病、脂肪肝和糖尿病的危险性要比梨形肥胖大得多。梨形肥胖者的脂肪主要沉积在臀部以及大腿部。

二、肌力评定

肌力测试是肌肉功能评定的重要方法，尤其是对肌肉、骨骼、神经系统疾病引起的肌肉病变评定十分重要，也可以作为健康人、肥胖人群或运动员的体质评定指标。肥胖病人的肌力基本是正常的，但肌肉耐力水平会有不同程度的下降。肌肉耐力是指肌力所能维持的时间。常用的评定方法如下。

1.四肢关节肌肉耐力测定

（1）等长肌肉耐力测定 在等速测试仪上设定运动速度为 0°/s，测定肌群以最大等长收缩起始至收缩力衰减 50% 的维持时间。

（2）等速肌肉耐力测定 在等速测试仪上以 180°/s 的运动速度连续做最大收缩20~25 次，计末 5 次或 10 次与首 5 次或 10 次的做工量之比，即可测定肌肉耐力比，作为判断肌肉耐力的指标。

2.背肌和腹肌的耐力评定

（1）背肌耐力评定　患者俯卧位，两手抱头，脐部以上的上身部分在床缘外，固定双下肢，伸直后背部，使上体凌空成超过水平位，若低于水平位为终止。记录其能维持此姿势位的最长时间，一般以 1min 为正常值。

（2）腹肌耐力评定　患者仰卧位，两下肢伸直并拢，抬高 45°，记录其能维持的最长时间，也以 1min 为正常值（注意此时实际不仅评定腹肌耐力，同时还评定了髂腰肌的耐力）。

三、脏器功能的评定

长期的肥胖会对多个脏器功能产生影响，尤其是影响心、肺功能。心功能评定方法参考冠心病的康复评定，肺功能的评定方法参考慢性阻塞性肺病的康复评定。

项目三　康复治疗

一、康复治疗目标与原则

1.控制饮食，加强运动锻炼，降低体重，纠正代谢紊乱。

2.指导呼吸训练，改善缺氧症状。

3.采用作业疗法，提高患者 ADL 能力。

4.注意保护负重关节，避免损伤。

5.做好心理治疗，帮助患者树立康复治疗的信心。

二、康复治疗方法

1.饮食疗法　是通过限制能量摄入，动员体内储存能量的释放，减少体内脂肪，减轻体重的方法。

（1）饮食治疗原则

1）控制总热量　长期控制能量的摄入和增加能量的消耗是肥胖症的基础治疗，应对原有的不良生活和饮食习惯进行彻底改变。膳食中应根据患者的年龄、体重、活动量，按照能量的负平衡的原则，控制摄入饮食的总热量，使长期多余的能量被消耗，直到体重恢复到正常水平。对能量的控制要循序渐进，逐步降低体重，如成年轻度肥胖者，按每月减轻体重 0.5~1.0kg 为宜，中度肥胖者每周减轻体重 0.5~1.0kg。

2）营养平衡　合理安排蛋白质、脂肪和碳水化合物，保证无机盐和维生素的充足供应。①适量供给蛋白质：控制在总热量的 20%~30%，即每千克体重 1g 左右。②限制脂肪摄入量：脂肪产热能最多，是碳水化合物的2倍，限制过多脂肪，应占总热能的25%~30%以下。③限制糖类摄入量：以占总热量的40%~55%为宜，尤其应控制单糖食物如蔗糖、麦芽糖、果糖、蜜饯及甜点心等，因为这类食物容易引起脂肪沉积。④鼓励患者多摄入新鲜蔬菜和低糖水果。

（2）饮食治疗的方法　常用的饮食治疗方法有饮食限制疗法、低热量疗法、超低热量疗法以及绝食疗法。

1）饮食限制疗法　适用于超重或轻度肥胖者。总热量控制在每天1200~1800kcal，可采用高蛋白（40%~50%）、低脂肪（20%）、低糖类（20%~25%）饮食，也可以是高糖类、低蛋白（35g/d）、低脂肪（10%）的饮食。前一方案有生酮作用，使机体脱水造成体重下降的假象。后一方案强调食用水果、蔬菜、谷类，是医院较多采用的饮食方案。

2）低热量饮食疗法（LCD）　适用于中度肥胖的患者。总热量控制在每天600~1200kcal，饮食设计中适当提高蛋白质的比例（25%），每天60g，并给予高生物价蛋白质，糖类占20%，脂肪占20%，这种饮食可保证常量元素和微量元素的供给。此疗法具有抗生酮作用，可在较长时间内达到减重效果，患者较易接受。

3）超低热量饮食疗法（VLCD）　是一种快速减肥的饮食控制方法，仅适用于重度肥胖及采用LCD法加运动治疗无效的肥胖患者。总热量控制在每天600kcal以下，选择蛋白质25~100g、糖类30~80g、脂肪3g以下的液状食物。此种疗法初期效果好，以后逐渐减缓，停止后可发生反弹，配合行为治疗可以维持减肥的疗效。VLCD可导致组织蛋白分解增多，可引起不良反应，因此应严格掌握适应证，严重心脑血管病变、造血功能障碍、肝肾功能障碍等不能使用此疗法。

4）绝食疗法　仅适用于重度肥胖采用VLCD法加运动治疗无效的肥胖患者，可分为间歇绝食疗法和完全绝食疗法。前者是指在LCD的基础上，每周完全禁食24~48h，后者是连续绝食1~2周，禁食期间饮水不限。其缺点是不仅丢失脂肪，而且也大量丢失蛋白质，不良反应较大，因此实际应用很少。

2. 运动疗法　单纯控制饮食仅可以使轻度肥胖的患者达到减肥的目的，而长期的饮食控制可导致机体诸多不良反应而影响患者的身体健康，使减肥难以持久。近年来，运动治疗肥胖的方法越来越受到重视，运动可纠正因饮食控制所引起的不良反应，能增进心肺功能，减少心血管危险因素，增加能量消耗。

（1）运动处方

1）运动方式　选择大肌群参与的动力性、节律性有氧运动，如步行、慢跑、健身操、骑车和游泳等，其中骑车和游泳尤其适合肥胖者。配合力量性练习，在减少脂肪的同时还可以增强肌力，改善体形，方法有仰卧起坐、下蹲起立、用哑铃或拉力器锻炼等。

2）运动强度　以最大耗氧量的50%~70%或60%~80%的最大心率为宜，训练强度由低到高，逐渐增量。

3）运动时间　有氧训练每次运动时间应持续 30~60min，其中包括准备活动时间 5~10min，运动时间 20~40min，放松时间 5~10min。

4）运动频率　每周至少 3 次，5~7 次最好；如果患者情况允许，也可每天早、晚各一次。

（2）注意事项

1）运动疗法应与饮食治疗配合进行，以增强减肥的疗效。

2）靶运动前后应有充分的热身运动和放松运动，以防止心脑血管意外的发生。

3）运动要循序渐进，充分注意安全。

3. 药物治疗　当饮食及运动治疗未能奏效时，可以采用药物进行辅助治疗。减肥药分为六类：食欲抑制剂、营养吸收抑制剂、脂肪合成阻滞剂、胰岛素分泌抑制剂、代谢刺激剂和脂肪细胞增殖抑制剂。

4. 外科治疗　吸脂术是新兴起的一项减肥技术，它利用负压吸引器连接特制的金属管在皮下脂肪层反复抽吸，去除皮下堆积的脂肪。吸脂术具有出血少、操作简单、脂肪吸出率高的优点，但只适合于局部皮下脂肪堆积的轻、中度肥胖者。超声碎脂术是利用超声波将皮下脂肪乳化，再用负压吸引器将乳化液吸除，吸脂效果更佳。

三、康复教育

1. 教育患者认识饮食治疗的重要性　根据营养学的要求，合理安排每日所需要能量的食谱。

2. 肥胖的预防教育　肥胖与遗传、饮食、生活习惯、运动量、内分泌等因素有关。通过开展教育，使人们对肥胖有正确的认识，改变不良的生活方式，多进行运动。

3. 心理康复治疗　使肥胖患者正确认识疾病，消除不良心理状况，积极参与康复锻炼。

【复习思考题】

1. 肥胖的饮食及运动康复治疗方法是？

2. 肥胖的评定方法是？

3. 肥胖的病因及发病机制是？

4. 肥胖的临床特征是？

扫一扫，知答案

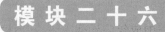

模块二十六
慢性疼痛的康复

【学习目标】

1. 熟练掌握疼痛的定义；掌握疼痛的病因、临床表现；掌握疼痛的临床处理原则；掌握目测类比测痛法；掌握疼痛的康复目标、物理治疗。

2. 了解伤害性感受器致痛物质的激活、疼痛传导的周围神经；疼痛的初级中枢、皮质下中枢、高级中枢、传导束；疼痛的调控机制；疼痛的病理改变和冲动传导；疼痛反应过程的病理生理；疼痛的辅助检查；数字疼痛评分法、口述分级评分法、多因素疼痛调查评分法、痛阈的测定、行为疼痛测定法；药物治疗、神经阻滞疗法、其他治疗方法。

【考纲摘要】

1. 掌握痛觉感受器。
2. 掌握疼痛的发生、疼痛的性质。

项目一 概　述

一、定义

1986 年国际疼痛研究协会（International Association for the Study of Pain）将疼痛定义为："疼痛是各种与组织损伤或潜在组织损伤相关的不愉快的主观感受和情感体验。"疼痛是继血压、脉搏、呼吸、体温之后的第 5 大生命体征。根据时间和性质特征，疼痛分为急性疼痛与慢性疼痛。慢性疼痛（Chronic Pain）一直影响着许多人的生活。国际疼痛协会认为"凡是疼痛持续或间歇持续 3 个月以上者均称为慢性疼痛"。

二、流行病学

慢性疼痛是 21 世纪主要的健康问题，它影响着大多数人的生活、学习和工作。在我国成年门诊病人中，慢性疼痛患者占 30% 到 60%；慢性疼痛困扰了英国和加拿大 11% 的人群，新西兰为 14%~24%，在瑞典这一比例更是高达 40%。根据美国疼痛基金会（American Pain Foundation）的报道，在美国有将近 3200 万人患有慢性疼痛，其中四分之一的病人病情较为严重。

三、病因病理及发病机制

慢性疼痛的病因复杂多样，并非由单一因素造成，研究分析表明，慢性疼痛与年龄、性别、患慢性疾病、宗教信仰、经济状况以及自觉健康状态等有关。

疼痛的发生机制更为复杂，从生物解剖学来看，疼痛是由一定刺激作用于外周伤害性感受器，当感受器受到刺激后转变成神经冲动，相应的感受传导通路进入中枢神经系统，经脊髓、脑干、间脑中后直到大脑边缘系统和大脑皮质，通过各级中枢整合后产生疼痛感受和疼痛反应。

1. 痛感受器　痛感受器广泛分布在皮肤、角膜、血管壁等，为游离的神经末梢。慢性疼痛由 C（无髓鞘）纤维传导，可被各种机械、化学、温热刺激兴奋，故称多型伤害性感受器。C 纤维传导速度慢，兴奋阈较高，主要传导慢痛。

2. 疼痛传导通路　主要有新脊髓丘脑束、旧脊髓丘脑束、旁中央上行系统、背索多突触系统、内脏痛的传导通路。

3. 疼痛调控　由新脊髓丘脑束构成的传导快痛的特异通路与由旧脊髓丘脑束构成的传导慢痛的非特异传导通路间，在功能和作用上是相辅相成的。

慢性疼痛会导致患者生活质量降低，更可能引发大脑激素水平异常、脑活动降低、心理障碍、肌肉疼痛、认知功能受损等症状，严重损害患者的身心健康。慢性疼痛理论包含了与之相关的躯体、情感、动机和认知等多方面的机制，又受到伤害性刺激与个人的概念判断、社会文化背景以及动机和情感等因素影响。这些机制的综合形成了人对疼痛的感受和反应。Power 最近提出，影响疼痛体验的因素见图 26-1。

四、临床特征

慢性疼痛不仅仅是一个症状，还是一种疾病，称为"慢性疼痛综合征"。其主要表现为：疼痛、睡眠障碍和情绪障碍三联征。疼痛的原因复杂，部位数目不确定，性质多样，表现不同，常伴随行为、情绪及日常生活受限等心理社会问题发生，多数无明显组织损伤。慢性持续反复的疼痛，不仅使患者活动能力受限，还可影响患者的睡眠，影响患者的情绪，表现为沮丧、喜怒无常、焦虑等，同时引起患者行为改变，严重影响患者的生活质量。

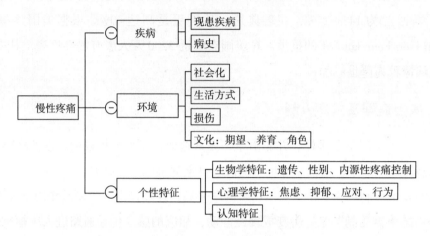

图 26-1 影响疼痛的因素

慢性疼痛的特点（Martin Crabois，1997）：

1. 以弥漫性剧痛为主诉。

2. 不良姿势和活动能力低下以及误用支具、围领、步行器等造成的功能障碍。

3. 误用、滥用或过量用药。

4. 对医院和家庭的过度依赖。

5. 其残疾程度大大超过了现实存在的病理情况。

6. 持续的疼痛主诉以获得同情和更多的医疗福利费用。

📚 案例导入

　　患者，女，27岁，无家族遗传病史及严重病史，朝九晚五职业白领，经常伏案工作，偶尔参加体育锻炼但不规律。最近3个月左侧颈肩部常常反复疼痛，按摩、贴膏药、针灸、拔火罐等治疗方法均试过，治疗结束时会有舒适感，但是效果持续时间很短，尤其工作至下午后会感觉左侧颈肩部开始疼痛，最近几天疼痛加剧，影响睡眠与正常工作。去医院检查后，医生诊断为颈肩劳损。

　　提问：对该患者需要进行哪些评估？可进行哪些康复治疗？

项目二　康复评定

一、病史

1.疼痛的发生和发展情况　让患者叙述发病的整个过程，如疼痛发生的时间，如何发展的，是稳定的还是逐渐加重等。

2.疼痛的性质、特点　描述疼痛性质有助于疼痛的分类，故非常重要。有刺痛、灼痛、酸痛、放射痛、牵涉痛等。

3.疼痛与时间的关系　疼痛的时间因素可为临床提供有价值的依据，故应询问疼痛时间是否存在规律性。

4.疼痛减轻或加重的因素　在询问患者病史时，要注意哪些因素加重疼痛，哪些因素减轻疼痛，这些因素都可能对评定有帮助。

5.有无伴随的症状　疼痛的伴随症状常常可以提示疼痛的原因和性质，为评定提供依据。

6.接受治疗的情况　疼痛发生后接受哪些治疗和治疗效果如何，为疼痛治疗方案的制定提供参考。

7.观察　在接诊过程中详细观察患者的表情、发声、行走步态、行为表现和某些特点的保护姿势，为评定提供有意义的信息。

二、体格检查

主要为神经、肌肉和关节功能检查，以明确导致疼痛的病理所在。

1.肌肉骨骼和关节功能的检查　对有相关疼痛的患者要详细检查。

2.神经系统的检查

（1）感觉的检查　注意身体双侧的对比。

（2）神经功能的实验室检查　对有神经病损的患者要检查肌电图、体感诱发电位、脑干诱发电位等。

三、慢性疼痛影响的评估

应考虑对慢性疼痛所导致的功能障碍和心理障碍状况的评估，必要时可参考心理方面的量表等。

四、疼痛评定的内容与方法

1. 口述描绘评分法（verbal rating scales，VRS）　是由一系列用于描述疼痛的形容词组成，这些形容词以疼痛从最轻到最强的顺序排列。一般分 5 级评分，分为无痛、轻度痛、中度痛、重度痛和极重度痛。目前还有 4 级评分、6 级评分、12 级评分和 15 级评分。最轻程度疼痛的描述常为 0 分，每增加 1 级即增加 1 分，以此来评定疼痛的强度。

2. 视觉模拟评分法（visual analogue scale，VAS）　最为简便，广泛用于临床评测和科研中。具体方法：在白纸上画 10cm 长的直线，按 mm 划格，两端分别表示"无痛"（0）和"极痛"（100）（图 26-2）。让患者根据自己感受的程度，用手指或笔在直线上某一点标出，然后用直尺测量从"无痛"到患者标出位置的距离，测出的数字即疼痛的强度。

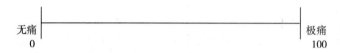

无痛　　　　　　　　　　　　　　　　　　　　　　　　极痛
0　　　　　　　　　　　　　　　　　　　　　　　　　100

图 26-2　视觉模拟评分

3. 问卷调查法　常用的有疼痛简明记录量表（brief pain inventory，BPI）和简式 McGill 疼痛问卷等。BPI 由威斯康星大学神经科疼痛小组提出，是将感觉、情感和评价三个因素分别量化的疼痛评定量表。此表包含了疼痛的原因、部位、程度等，从多方面对疼痛进行评价。简式 McGill 疼痛问卷由 11 个感觉类和 4 个情感类描述词以及现时疼痛强度和 VAS 组成。每个描述词以 0~3 分进行强度分级，分数越高表示越疼痛。

4. 疼痛行为的评定　疼痛行为量表（pain behavior scale）是对疼痛引起的行为变化做出定量测定。包括面部表情、躯体姿势、躺卧时间、活动度、行为和紧张度等疼痛行为的严重程度和频率进行三级评分。

项目三　康复治疗

一、康复治疗目标与原则

1. 寻找摆脱疼痛的途径，减少疼痛行为。

2. 缓解或控制疼痛反应，恢复功能。

3. 提高活动水平和日常生活活动的独立性。

4. 避免或减少不必要的镇痛药。

5. 提高患者及其家庭的心理适应技术。

6. 使患者重新适应职业活动和业余活动，重返社会。

二、康复治疗方法

1. **运动疗法** 运动疗法通过肌肉的规律性运动能够激活抑制疼痛的 β – 内啡肽系统以减轻疼痛。一些骨骼肌肉疾患的慢性疼痛，其发生主要是由于长期维持某一不良姿势，或反复进行某一动作造成局部慢性劳损，以致骨骼肌肉的力量关系不平衡 所引起。故运动疗法中所用的体操和手法等主要是纠正骨骼肌力量的不平衡，改善血液循环和代谢，同时运动疗法能够产生良性的心理效应，减轻疼痛。

（1）医疗体操 根据伤病情况，为达到预防、治疗及康复的目的而专门编排的体操运动及功能练习。我国传统医疗体操有导引术、五禽戏、八段锦、太极拳等。西方医疗体操有骨科体操、矫正体操、关节体操、器械体操等。配合物理因子治疗、药物治疗，可取得很好疗效。

（2）关节松动术 主要是针对颈、肩、腰、腿痛的病人，用适当的手法促进肌肉、骨骼、关节正常生物力学关系的恢复。再结合专门的医疗体操，让患者进行主动训练以达到镇痛的目的。

2. **物理因子疗法**

（1）经皮神经电刺激疗法（transcutaneous electric nerve stimulation，TENS） 以特定的低频脉冲电作用于皮肤，刺激感觉神经而达到镇痛效果。用一对或多对电极放在疼痛区或相应的神经节段上，每次治疗 30min 左右，每日 1~2 次。同时，TENS 还具有扩张血管、促进血液循环的作用，并可加速局部致痛物质的排除。

（2）经皮脊髓电刺激疗法（TSE） 将电极安放在相应脊髓节段的背部皮肤，使用高频率、短时间的电流刺激，使上行神经传导经路达到饱和，从而患者难以感受到疼痛。

（3）脊髓电刺激疗法（SCS） 将电极安置相应脊髓节段的硬膜外间隙，以脉冲电流刺激脊髓神经以镇痛。目前主要用于顽固性慢性疼痛，对神经病理性疼痛、心绞痛和外周缺血性疼痛等有明显镇痛效果。

（4）热疗 在疾病的急性阶段和慢性阶段，常采用热疗法。热的直接或间接作用可以提高痛阈，直接减低肌梭的敏感性，间接减少肌梭的兴奋性，缓解肌痉挛；热疗对慢性炎症疾病造成的关节僵直，还有减轻疼痛、增加运动范围、提高功能的作用。常用的方法有：热水袋、热水浴、热敷、蜡疗等，适用于肌肉、关节和软组织损伤或退行性变所致的疼痛。

（5）冷疗 冷可以降低肌张力，使神经传导速度降低，达到镇痛作用。一般损伤初期（48 小时内）使用冷疗，能够减轻疼痛，预防和减少出血与肿胀。常用的方法有：冰袋、冰块刺激等。

（6）其他物理因子疗法 如干扰电疗法、音频电疗法等中频电疗；短波、超短波等高频电疗；脉冲磁疗法；超声波等也有不同程度的止痛作用。

3. **药物治疗** 是疼痛治疗中最基本、最常用的方法。在慢性疼痛的临床处理中常见有两种患者，一种是慢性疾病所造成的疼痛，如风湿性关节炎、烧伤等，另一种是没有器质性病变的慢性疼痛。第一种疼痛当疾病病情控制时，疼痛也趋于缓解。第二种治疗药物分为：非类固醇抗炎药、麻醉性镇痛药和辅助药物。

（1）非类固醇抗炎药 包括阿司匹林（治疗慢性疼痛效果很好）、对乙酰氨基酚、布诺芬等。具有解热、镇痛、抗炎、抗风湿的作用，对皮肤、肌肉、关节和骨骼的疼痛疗效较好，是最好的间歇性使用药物。

（2）麻醉性镇痛药 包括吗啡、可待因、哌替啶等。镇痛效果较好，用于治疗急性疼痛和慢性顽固性疼痛，特别是癌痛。

（3）辅助药物 抗抑郁药具有镇静、抗抑郁和改进睡眠的作用，常用于慢性疼痛综合征的治疗。

4. **神经阻滞疗法** 即将药物注入末梢的神经干、丛，脑脊髓神经根、交感神经节等神经组织内或附近，或给予物理刺激而阻断神经功能传导。神经阻滞疗法通过阻断疼痛的传导通路、解除肌痉挛和抗炎以达到镇痛的目的。

5. **心理疗法**

（1）生物反馈疗法 将听觉或视觉等生物信号反馈在仪器显示屏上，指导患者放松。其主要作用是降低中枢神经系统的敏感状态，分散患者注意力，松弛肌肉，解除大脑对疼痛的感受。

（2）放松疗法 主要配合舒缓柔和的音乐和录制好的指导语，指导患者逐次放松每块肌肉，排除杂念，产生宁静的主观体验，分散对疼痛的注意及焦虑。

（3）操作性条件技术 研究认为疼痛会受到他人强化或鼓励支持而造成痛行为，因此，治疗这种"痛行为"应停止鼓励，忽略患者对疼痛的述说行为，鼓励患者的体力活动，将药物用量减到最低限度，以减轻痛行为和药物成瘾性，改善患者的功能障碍和残疾。同时，教给患者放松训练方法，分散对疼痛的注意力，并进行支持性心理治疗。

（4）认知技术和催眠术 为改变患者大脑中与疼痛经历相联系的认知结构和认知过程，要对认知行为进行修正，以帮助患者学会解决问题的认知力。其技术包括对想象力疏忽的认知策略、疼痛的虚构改变、集中注意力和分裂行为中的躯体化、缓解紧张的放松方法有深部肌肉放松、深呼吸、沉思、瑜伽术和主动训练。也可教患者进行自我催眠，催眠状态下可改变身体的感觉、意识和行为，催眠术能暗示痛觉消失或麻醉，用另一种感觉替代疼痛，将疼痛的感觉转移到很少或几乎不受累的区域，改变疼痛的意义，增加对疼痛的忍耐力，可以从部分患者的意识中将躯体的感觉分离出来。

以上心理疗法，并不是单一疗法，可采用多元化的综合治疗。

6. 手术治疗　在其他方法治疗无效时，可考虑手术治疗，破坏神经通路以止痛。如神经切断术、神经根切断术、交感链切除术及皮质毁损术等。

7. 中医疗法

（1）中药治疗　在辨证的基础上选方用药。如气血瘀阻型，治以活血化瘀通络法，用加味丹参通脉汤，药用丹参、赤芍、当归、乳香、没药、鸡血藤、川芎等；寒凝经脉型，治以温经散寒，活血化瘀法，用当归四逆汤加味，药用桂枝、细辛、桃仁、红花、当归等。

（2）针灸疗法　针刺疼痛部位及穴位，对慢性疼痛有很好的疗效。针灸可减轻或缓解疼痛。针灸治疗有毫针、耳针、皮肤针等，也可以用电针。

（3）推拿疗法　推拿手法可疏通经络，行气活血；牵拉肌肉，缓解软组织痉挛，减轻疼痛。

（4）中药贴敷　镇痛膏、定痛膏贴于患处，可达到治疗疾病、缓解疼痛的作用。

三、康复教育

积极的中西医结合综合治疗对疼痛有较好的疗效。每一种疼痛及每一个患者都有其自身的特异性，因此在疼痛的康复治疗中，要对患者进行全面深入的了解，明确病因，了解病情后，针对患者制订出个性化的综合治疗方案。

1. 疼痛教育　预防疼痛的发生和发展要重视对患者的健康教育，增加患者对自身疼痛和影响因素的认识，并让患者主动参与到治疗中，增强战胜疼痛的信心。

2. 运动锻炼　根据患者病情制定相应的运动处方，进行科学的身体锻炼。

3. 睡眠　给予患者有针对性的睡眠建议，如合适的枕头、床垫的硬度、睡眠的姿势等，保证患者睡眠的时间和质量。

4. 心理支持　患者常对疼痛的恐惧产生负面情绪，要学会控制不良情绪，适当宣泄，要学会享受生活，保持愉快的心境。

【复习思考题】

1. 慢性疼痛的定义是？
2. 慢性疼痛的评定有哪些？
3. 慢性疼痛的临床诊断及治疗是？

扫一扫，知答案

扫一扫，看课件

烧伤的康复

【学习目标】

　　1.熟练掌握烧伤的定义、病因、分度、病理特点和烧伤面积的计算法；掌握烧伤后早期和后期的创面治疗以及肥厚性瘢痕的压力治疗；掌握烧伤后正确的体位摆放，ROM训练和挛缩的处理。

　　2.了解烧伤后诊断要点、临床治疗；了解烧伤后康复的定义和全面康复，烧伤后的康复评定。

【考纲摘要】

1.烧伤的定义、病因、分度、病理特点和烧伤面积的计算法。

2.烧伤后早期和后期的创面治疗以及肥厚性瘢痕的压力治疗。

3.烧伤后正确的体位摆放、ROM训练和挛缩的处理。

项目一　概　述

一、定义

　　烧伤（burn）是指由热力（高温气体、灼热金属液体或固体）、化学物质（强酸、强碱）、电（触电、闪电伤）及放射性物质（X线、原子能）等作用于人体皮肤黏膜、肌肉等造成的组织损伤，严重者也可伤及皮下组织、血管、神经、肌肉和骨骼组织等。烧伤后导致毁容及肢体功能障碍，严重影响患者的生存质量。

二、流行病学

　　我国每年发生烧伤人数为总人口的5%~10%，其中7%~10%需要住院治疗，3.5%~5%

有暂时或永久的功能损害，临床上以热烧伤最常见，占 85%~90%，目前化学烧伤和电击伤也有所增加。烧伤发生的男女比率为 3∶1，烧伤部位以头颈、四肢多见，以中、小面积烧伤占多数。

三、病因及发病机制

根据烧伤病理生理特点，病程大致分为三期。

1. 急性体液渗出期（休克期）　烧伤后即刻反应是局部组胺释放，引起强烈的血管收缩，数小时后血管舒张，烧伤区血管通透性增高，血浆渗透到伤口周围，受损细胞肿胀，血小板和白细胞聚集，导致局部栓塞缺血和进一步损伤。小面积烧伤，体液渗出量有限，通过人体的代偿，不致影响全身的有限循环血量。烧伤面积大而深者，由于体液的大量渗出，引起有效循环血量的锐减，导致急性血容量不足，而发生休克。

2. 感染期　烧伤后皮肤屏障被破坏，若早期创面处理不当，可出现创伤周围发生炎症。严重烧伤，致组织缺血、代谢障碍，全身免疫功能处于低迷状态，对病原菌的易感性很高，容易发生创面感染甚至引起败血症。

3. 修复期　伤后 3~4 周，健康肉芽屏障形成，浅度烧伤可自行愈合。二度、三度烧伤难以自愈，与感染期并行存在，此期治疗的重点是防治感染和促进创面愈合，并对一些关节、功能部位进行防挛缩、畸形的措施与锻炼。

四、临床特征

烧伤的局部反应有红肿、渗出、水疱形成，组织水肿，严重者蛋白凝固、坏死、形成焦痂，甚至炭化；全身反应出现于大面积严重烧伤，包括血容量下降、休克、肾衰竭、合并感染甚至死亡。烧伤所致的功能障碍主要有皮肤挛缩和关节活动障碍、肌肉萎缩和肌力下降、褥疮、心肺功能障碍、瘢痕、日常生活活动能力和职业能力障碍、心理障碍等。

案例导入

　　患者，男，40 岁，60kg，因"全身多处烧伤 1 小时"入院。患者夜间睡眠中因室内着火大声呼救，头、面、颈、背及臀部烧伤。体查：脉搏 115 次 / 分，呼吸 28 次 / 分，血压 85/60mmHg，神志恍惚，头、面、颈、背部有大量水疱，臀部呈皮革样。

　　提问：烧伤后，患者存在哪些功能障碍？烧伤早期可进行哪些康复治疗？

项目二　康复评定

一、烧伤面积评定

以烧伤范围占体表面积的百分比来计算烧伤面积。我国体表面积的计算采用中国新九分法和手掌法。

1.**中国新九分法**　主要用于成人、大面积烧伤的估算。将人体各部分划分为 11 个 9% 的等份，外加 1%，构成 100% 的体表面积。即头颈部 =1×9%，躯干 =3×9%，双上肢 =2×9%，双下肢 =5×9%，会阴 =1%，共为 11×9%+1%（表 27-1）。儿童体表面积的计算与成人略有区别，因儿童头部相对较大而四肢较小，应稍加修改：头颈部面积 =［9+（12- 年龄）］×100%，双下肢面积 =［46-（12- 年龄）］×100%（表 27-1）。

表 27-1　中国新九分法

部位		占成人体表面积 %	占儿童体面积 %		
头颈部	面部	3	9（1×9）	9+（12- 年龄）
	发部	3		
	颈部	3		
躯干	躯干前侧	13	27（3×9）	3×9
	躯干后侧	13		
	会阴	1		
双上肢	双上臂	7	18（2×9）	2×9
	双前臂	6		
	双手	5		
双下肢、臀部	双臀	5	46（5×9+1）	5×9+1-（12- 年龄）
	双大腿	21		
	双小腿	13		
	双足	7		

2.**手掌法**　以患者一个手掌（五指并拢）的面积视为体表面积的 1%，来估算烧伤面积的方法。此法不论年龄大小与性别均适用，对小面积的烧伤直接以手掌法来计算，大面积烧伤则以手掌法减去未烧伤的面积，更为方便。

二、烧伤深度评定

目前采用三度四分法，分为Ⅰ度、浅Ⅱ度、深Ⅱ度、Ⅲ度，表现如下。

1.**Ⅰ度烧伤（红斑性烧伤）**　烧伤达表皮角质层。局部皮温稍高，皮肤发红，稍肿，烧灼样疼痛，3~5天后表皮皱褶、脱落、不留瘢痕，愈合后新生上皮光亮、红嫩。

2. Ⅱ度烧伤（水疱性烧伤）

（1）浅Ⅱ度烧伤 烧伤达真皮浅层。烧伤后因局部毛细血管扩张、充血而使其红肿，有大小不等的水疱形成，疱液清亮透明，呈淡黄色或蛋白凝固状的胶状物。已破溃的水疱可显露出红润、潮湿的基底部，患者疼痛明显。不并发感染者2周左右可痊愈，不留瘢痕，有色素沉着。

（2）深Ⅱ度烧伤 烧伤达真皮深层，有皮肤附件残留。局部肿胀，疱底发白或呈棕黄色，其间有散在的小水疱，破溃的水疱基底部微湿，颜色为红白相间或白中透红，并可见红色小点，感觉迟钝，疼痛不明显。不合并感染者3~4周可痊愈，愈后留瘢痕。

3. Ⅲ度烧伤（焦痂性烧伤） 烧伤达皮肤全层，甚至累及肌肉和筋骨。烧伤处蜡白，呈褐色或炭黑色，或炭化状，干燥无水疱，无疼痛感，质韧呈皮革样坚硬，可见粗大的血管网凝固于焦痂下。感觉消失，局部发凉。愈后留有瘢痕和畸形。

三、烧伤严重程度评定

1970年全国烧伤会议提出的标准：

1. 轻度烧伤 Ⅱ度烧伤总面积在9%以下。

2. 中度烧伤 Ⅱ度烧伤总面积在10%~29%之间，或Ⅲ度烧伤面积在10%以下。

3. 重度烧伤 总面积在30%~49%之间，或Ⅲ度烧伤面积在10%~19%之间；或Ⅱ度、Ⅲ度烧伤总面积不足上述百分比，但全身情况较重或已有休克、复合伤、中－重度吸入性损伤者。

4. 特重烧伤 总面积在50%以上，或Ⅲ度烧伤面积在20%以上。

四、烧伤肥厚性疤痕评定

瘢痕是烧伤后遗症，是组织烧伤后以结缔组织替代的修复，是一种不完全具有正常皮肤结构与功能、异常的、不健全的组织。处于关节部位的瘢痕发生挛缩，造成患者关节活动受限，甚至关节强直，评定可分为临床评定和仪器评定两方面。

1. 临床评定 包括肉眼观察和照相比较肥厚性瘢痕的颜色、厚度、弹性、质地、面积、是否伴随痛痒及代谢状况等。还可以采用Vancouver烧伤瘢痕评估表（表27-2）

表 27-2 Vancouver 烧伤瘢痕评估表

项目	评分	评分标准
色素沉着 M	0	正常，与身体其他部分颜色相似
	1	较浅色素
	2	混合色素
	3	色素沉着

续表

项目	评分	评分标准
血供 V	0	正常，与身体其他部分颜色相似
	1	粉红色
	2	红色
	3	紫色
柔顺性 P	0	正常
	1	柔软，很小外力作用即变形
	2	较软，压力作用下即变形
	3	坚硬，外力作用下不变形，不易被推动，或呈块状移动
	4	带状，绳索样，伸展瘢痕时，组织变白
	5	挛缩，瘢痕永久性缩短，导致畸形
瘢痕厚度 H	0	正常、平坦
	1	0<H<1mm
	2	1mm<H<2mm
	3	2mm<H ≤ 4mm
	4	H>4mm

2. 仪器测定

（1）超声波测定 因瘢痕组织和正常组织间存在明显界限，故可用超声波测量瘢痕的厚度。

（2）激光多普勒测定 根据激光多普勒原理测量组织的血流量，可以反映肥厚性瘢痕的进程，对评价治疗有帮助。临床采用功率为 5mW、波长为 632.8nm 的氦 - 氖激光测量瘢痕区域，0.7~1.5mm 的穿透深度，每次测定约 $1mm^2$ 大小面积的皮肤，探头停留在测定区 30s，肥厚性瘢痕的血流指数明显高于其他瘢痕和正常皮肤，治疗后血流指数明显降低。

（3）经皮氧分压测定（$TCPO_2$）测定 可反映组织代谢状况。用血氧疤痕计测量瘢痕的 $TCPO_2$，肥厚性瘢痕的 $TCPO_2$ 明显高于其他瘢痕和正常皮肤，治疗后其 $TCPO_2$ 明显下降。

（4）血、尿羟脯氨酸含量的测定 可反映胶原蛋白代谢情况。瘢痕面积与血尿中羟脯氨酸含量成正比，以判定瘢痕是否成熟。

五、心理状态的评定

烧伤后遗留的瘢痕对伤者的容貌及肢体功能、生活能力、工作社交能力造成重大的影响，产生心理问题。常见心理障碍有依赖心理、角色认知冲突、抑郁、焦虑、绝望等，可用观察、调查、心理测验等方法进行评定。

项目三　康复治疗

一、康复治疗目标与原则

1. 抑制瘢痕增生，促进瘢痕成熟。
2. 减轻疼痒等不适症状。
3. 预防关节萎缩、维持并增加关节活动度。
4. 减轻、消除心理障碍，提高生存质量。
5. 增强肌力、体能，改善日常生活活动能力。
6. 增强职业能力及社会适应能力。

二、康复治疗

烧伤后患者若无禁忌证，康复治疗越早介入越好。可减轻患者疼痛，预防和控制感染，预防关节挛缩畸形和瘢痕增生。下肢烧伤患者应尽早下地行走，促进血脉回流，预防压疮和静脉炎的发生。

（一）创面康复

烧伤后应进行清创和创面处理，而良好的处理是后期获得较好功能和较佳外观的前提，不良的处理会造成肥厚性瘢痕等影响美观。Ⅰ度烧伤患者，通常无须特殊处理。对小面积或肢体的浅Ⅱ度烧伤患者，可采用包扎疗法，抽出水疱液后消毒；若水疱皮已撕脱，可以用无菌活性敷料包扎。创面可用冷疗、红外线照射或超短波等理疗。对于深Ⅱ度以上的烧伤患者，需去除焦痂，可在水疗中或水疗后进行机械性清创；使用敷料软化焦痂，去除敷料后，焦痂也随敷料去除；使用清创药物如枯草菌酶等；外科手术切痂或削痂。清创后的创面用生物移植物覆盖，局部和全身应用抗生素。配合高压氧治疗、紫外线照射、水疗法、电光浴等理疗。

（二）瘢痕康复

1. 体外摆放　伤后良肢位摆放，可限制水肿的形成，维持关节活动度，预防肢体挛缩畸形。基本原则是使关节处于功能位，以抗挛缩体位为主，通常采取伸展、外展、抬高位。大面积烧伤患者每隔2小时翻身一次，以预防压疮和肺部感染。由于烧伤未愈创面疼痛难忍，一般采用枕头、泡沫垫等维持良肢位，也可应用矫形器帮助体位摆放。

2. 矫形器的应用和常见体位摆放　矫形器可以帮助体位摆放，维持已有的关节活动度。矫形器应用期间，每日应两次去除矫形器，观察创面愈合情况，进行运动治疗，每日锻炼时间不超过 4 小时。另需经常评定患者的关节活动度。常见体位摆放与矫形器应用如下。

（1）颈部　颈前烧伤时，颈后伸，不用枕头；颈后或两侧烧伤时，使头部保持中立位。矫形器选用软的颈围，必要时可使用夹板，以预防挛缩。

（2）肩部　采用上肢夹板或腋部矫形器使肩保持外展 90° 和外旋位。

（3）肘部　上肢屈侧烧伤时保持肘伸展位，上肢伸侧烧伤时保持肘屈曲 70°~90° ，前臂中立位。可用肘伸展或屈曲位矫形器。

（4）腕部与手部　全手烧伤时，保持功能位，腕关节背伸 20°~30° ，掌指关节屈曲 80°~90° ，指间关节屈曲 5°~10° ，拇指外展位。手背烧伤时，腕关节背伸 20°~30° ，掌指关节屈曲 50°~70° ，指间关节伸直，拇指外展位。手掌侧烧伤时，腕关节背伸 30°~49° ，掌指关节、指间关节均保持伸展位，拇指水平外展。可用腕部矫形器。

（5）髋部　用枕头或矫形器保持髋关节中立伸展位，防止内外旋。

（6）膝部　用夹板或矫形器保持膝伸直位或轻微屈曲（膝下垫一小毛巾）。

（7）踝部　以夹板或足托保持踝关节背伸位，防止足下垂。

3. 压力治疗　指利用各种弹性组织物，如弹性压力衣、束套、硅凝胶、塑胶面具等，对伤口愈合部位持续压迫而达到预防和治疗瘢痕增生的方法。具体方法有弹性包裹、管形加压绷带和紧身服等。作用原理主要是通过加压使烧伤瘢痕内血管管腔变窄，增生的毛细血管栓塞，降低局部血液供应和水肿，促使瘢痕成熟及胶原纤维有序排列，造成瘢痕内组织缺氧，成纤维细胞的增殖受到阻碍，生成胶原纤维和基质的功能降低，从而达到使瘢痕变薄、软化的目的。压力治疗可控制水肿，预防和抑制增生性瘢痕。压力治疗应尽早进行，不同患者烧伤后，所需施加的压力不同，如儿童患者压力不可过高，胸腹部、五官部的压力不可过大，活跃、增生的瘢痕应选择较高压力，以 1.33~3.33kPa 为宜。治疗必须持续进行，每天尽量加压治疗 24 小时，持续 6~18 个月甚至 2 年，直至瘢痕成熟。

（三）物理因子疗法

可起到止痒止痛、松解粘连、软化瘢痕的作用。另外，配合理疗，可促进创面愈合，防治感染。如水疗法可保持创面清洁，减少感染，在水中做运动增加关节活动范围、增加肌力；冷疗法可减轻疼痛，减少渗出；紫外线疗法促进创面愈合；红外线疗法促进创面干燥结痂，预防和控制感染；超短波有消炎、镇痛和促进组织再生的作用。

（四）运动疗法

主要以患者主动活动为主，宜适量多次，可增加关节活动度、改善血液循环、减轻水肿。术后 7~9 天可在辅助下主动活动，9~12 天可被动伸展活动，并逐步增加活动范围。

1. 关节活动度训练　可预防烧伤后组织粘连和关节囊的紧缩，有助于保持关节活动范围、肌肉力量和功能。烧伤患者若无禁忌证，越早运动越好，患者可每天进行 2~4 次肢体的主动活动，动作轻柔缓慢，尽可能达到最大幅度，然后维持几秒，用力以引起紧张或轻度疼痛感为度，每一动作重复多次。各关节全范围被动活动训练，每天至少进行 3~4 次；每一关节至少活动 10 次，尽早达到全关节活动范围。在运动治疗时应注意观察患者的心率、血压、呼吸，锻炼时患者的心率每分钟不能超过 170– 患者的年龄。终止训练的指标有：当患者的收缩压 >180mmHg（23kPa）或舒张压 >120 mmHg（16kPa）时；当舒张压突然升高 20 mmHg（2.66kPa）则提示已超出患者的心储备量，应停止运动；训练时患者出现呼吸困难、面色苍白、皮肤冰凉等症状；未烧伤的耳郭由粉红色转变为苍白色；患者感觉明显疲劳时和心电图有心肌缺血表现时。

2. 肌力训练　可防止患者因长期卧床，肢体制动所引起的失用性肌萎缩，以增强肌力，增加关节稳定性，对于患者早日下床，达到生活自理有重要意义。根据患者肌力大小选择不同训练方法，肌力 0~1 级的患者可给予被动运动、传递神经冲动训练；肌力在 2~3 级以上的患者可进行辅助 – 主动运动；肌力在 4 级以上的患者可进行渐进性抗阻训练、等长收缩练习、等速练习等。

（五）心理疗法

烧伤后患者因不良刺激，承受着巨大的心理压力，产生焦虑、恐惧等心理。针对不同时期的心理状况，适时地接受正确的心理疏导，保持一种平稳积极乐观的心态，树立对康复治疗的信心，充分配合治疗，促进功能恢复，早日回归家庭和社会。可选用支持性心理治疗、行为疗法和认知疗法。

（六）手术治疗

包括植皮术、皮瓣修复术、矫形手术等，可配合其他疗法进行。

（七）中医疗法

1. 中药治疗　根据患者具体情况在辨证基础上选用中药内服或外用，可有效治疗瘢痕，缓解疼痛瘙痒症状，同时中药可改善瘢痕体质，促进瘢痕的软化、消退。

2. 推拿治疗　用各种手法软化瘢痕，增加关节活动度，使各关节的功能逐渐恢复。

3. 针灸治疗　针灸有活血化瘀作用，可改善创面组织愈合；针刺可以减轻创面组织水肿，增强烧伤机体的抗氧化能力。

4. 气功与武术　患者通过练习气功和五禽戏、太极拳等传统体育运动，可调和气血和脏腑功能，平衡阴阳，促进疾病康复以及身心的健康。

三、康复教育

1. 做好心理疏导　烧伤患者的容貌或功能因烧伤而发生改变，使患者感到身心痛苦，出现抑郁、焦虑等心理问题。因此，要帮助患者建立自尊心，克服自卑心理，解除患者后顾之忧，积极投入康复训练中。

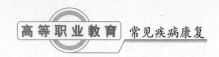

2. **做好残余创面皮肤的护理** 创面及时换药，避免受压，注意新生皮肤的保护，注意房间空气净化消毒，减少陪护和探视人员。

3. **加强功能锻炼，减少并发症** 当创面基本愈合，应尽早加强恢复肢体功能、增强肌力、预防瘢痕挛缩的功能锻炼。

4. **养成良好的生活习惯** 教育患者忌烟酒、辛辣刺激食物，避免强光刺激皮肤，预防色素沉着及疤痕增生。

【复习思考题】

1. 烧伤的定义、病因、分度、病理特点和烧伤面积的计算法。

2. 烧伤后正确的体位摆放，ROM 训练。

3. 简述烧伤的疤痕评定内容包括哪些。

扫一扫，知答案

扫一扫，看课件

骨质疏松症的康复

【学习目标】

　　1. 熟练掌握骨质疏松的定义、骨代谢变化；掌握骨密度的测定，原发性Ⅰ、Ⅱ型骨质疏松症；掌握骨质疏松的治疗目的和物理治疗。

　　2. 了解骨质疏松症的分型、发病机理、病因；了解骨质疏松的危险因素；了解骨质疏松的症状、体征及相应治疗。

【考纲摘要】

1. 骨质疏松症的定义。

2. 原发性Ⅰ、Ⅱ型骨质疏松症。

3. 骨质疏松的治疗目的和物理治疗。

项目一　概　述

一、定义

　　骨质疏松症（osteoporosis，OP）是一种以骨强度（骨骼的抗骨折能力，包括骨密度和骨质量）降低、骨微结构破坏，导致骨脆性增加，易发生骨折为特征的一种全身骨代谢障碍疾病。骨质疏松的康复即用传统和现代康复方法，改善因骨质疏松引起的各种功能障碍，提高生活质量等。

　　骨质疏松症分为原发性和继发性两种，原发性骨质疏松症又分为Ⅰ型和Ⅱ型。Ⅰ型主要指绝经后骨质疏松症，一般发生在妇女绝经后 5~10 年，为卵巢功能衰减，雌激素水平下降所致。Ⅱ型指老年型骨质疏松症，一般发生在 70 岁以后的老人，有成骨功能缺陷，表现为骨形成和骨吸收的生化指标正常或降低。继发性骨质疏松症常由某些疾病导致骨代谢异常所致。本节主要介绍原发性骨质疏松症。

二、流行病学

原发性骨质疏松症以老年人多见，发病率女性多于男性，随着年龄的增长骨质疏松症的发病率逐年递增。发病情况还与地区环境、食物结构、营养水平以及种族有关。我国随着人口的老龄化，骨质疏松症已成为越来越严重的公共性健康问题。

三、病因及发病机制

引起骨质疏松的原因总体可分为不可控因素和可控因素。可控因素包括饮食、生活方式、疾病等，不可控因素包括种族、性别、年龄及家族等。

1. **遗传**　黑人比白人发病率高，黄种人比白种人发病率低。

2. **性别**　女性患病率比男性患病率高 2~8 倍。

3. **年龄**　随着年龄增加，发病率增高，女性绝经后 5~10 年发病率明显升高，80 岁以上的女性有 2/3 患有骨质疏松症。

4. **体型**　身体瘦小者，骨骼负荷小，成骨活性降低，易患骨质疏松症。

5. **激素调控**　甲状旁腺激素增加，绝经或卵巢切除后雌激素降低，长期使用皮质激素及钙调节激素的分泌失调。

6. **生活方式**　过度饮酒、咖啡、浓茶均使尿钙增加，骨吸收增加。

7. **其他**　营养状态、体育运动、慢性疾病等。

四、临床特征

疼痛、脊柱变形和发生脆性骨折是骨质疏松症最典型的临床表现。

1. **疼痛**　常见腰背持续性酸困疼痛（骨量丢失 12% 以上），或伴四肢酸痛、麻木，部分患者出现腓肠肌阵发性痉挛，俗称"小腿抽筋"。其特点是晨起加重，或长期保持固定姿势时加重，活动后疼痛缓解。

2. **骨折**　由于骨脆性增加，多在轻微震动后发生骨折，如扭转、跌倒等，多发于脊柱、股骨近端、桡骨远端等。

3. **脊柱变形**　驼背曲度加大、胸廓畸形、身长缩短。

4. **功能障碍**　主要表现为腰椎活动受限、腰背肌肌力下降及起坐、站立、行走及个人护理等功能障碍。

📚 案例导入

患者，女，60 岁，因"雨天不小心滑倒后腰痛伴功能障碍 2 小时"就诊。

车床推入诊查室，生命体征平稳，既往健康。腰1棘突及椎旁软组织压痛阳性，脊柱活动范围受限。神经查体未见病理征。急诊X线片显示：腰椎透明度明显增加，第1腰椎Ⅰ度压缩；腰1~2、腰2~3椎间盘退行变，腰1~3椎体前缘有骨质增生。临床初步诊断：腰1压缩性骨折、骨质疏松。

提问：为什么骨质疏松患者易于骨折？怎样对骨质疏松患者进行康复评定和康复治疗？

项目二　康复评定

一、骨密度的测定

1. 双能X线吸收测定　定量测定骨密度是诊断骨质疏松最基本的依据。
2. X线检查　一般骨量丢失30%以上才会出现阳性体征。
3. 超声波测定　可测定骨密度和骨强度。

二、生活质量量表

选用Bathel指数、生活质量问卷量表、日常功能水平评定量表以及适合社区老人的骨质疏松症自我效能量表（OSES）。

项目三　康复治疗

一、康复治疗目标与原则

1. 减轻疼痛，松解粘连，增加骨量和骨密度。
2. 改善循环，消肿止痛，促进骨痂形成，促进骨折愈合。
3. 增加肌力、耐力、关节活动度和平衡能力，预防摔倒致骨折。
4. 改善腰部功能，加强脊柱稳定性，纠正不良姿势。
5. 防止失用性改变（肌萎缩、关节挛缩、骨质疏松）和骨量丢失。
6. 调节骨的代谢，促进神经体液的调节，促进胃肠蠕动，促进营养吸收。
7. 改善工作学习和日常生活能力，提高生活质量。

二、康复治疗方法

1. **疼痛的处理** 疼痛为骨质疏松常见症状，一般分为轻中度疼痛，重度疼痛，如轻中度脊柱疼痛或姿势异常疼痛，可选用矫形器、物理因子治疗，严重疼痛予以镇痛、神经阻滞疗法。

2. **运动疗法** 目前运动疗法逐渐成为治疗骨质疏松的基本疗法，主要是通过运动锻炼增强肌力、耐力，维持和改善关节活动，促进骨质代谢，改善症状，延缓老年退行性改变，改善老年人的步态和平衡能力，减少跌倒的危险。运动内容根据患者功能障碍的性质和程度不同有针对性地选择治疗部位、运动方式和运动强度，设计相适应的手法及训练方法。

（1）运动方式 有氧训练如走路、奔跑、有氧操、体操等可增加骨强度，使骨小梁的数量、骨皮质的厚薄下降减低；承重训练及抗阻训练有助于骨重建，是治疗和预防骨质疏松症的重要措施之一；柔韧性和协调性训练延缓骨的脆性降低。

（2）运动强度 从低强度开始，根据年龄和体重而定，在耐受强度范围内，每周3~4次，以次日不感疲劳为度。若为力量性项目的练习，运动强度应控制在能重复1次负荷的60%~80%，每组10~15次，重复1~2组；若为耐力性项目的练习，则运动强度为本人最大心率的60%~85%，且每次的运动时间应持续30min以上。

3. **物理因子疗法**

（1）高频电疗法 常用超短波、微波，温热量，每日1次，每次20min，可改善局部血液循环，消炎止痛。

（2）低频电疗法 包括经皮神经电刺激疗法（TENS）、音频疗法、干扰电疗法等，每日一次，每日20min，可起到促进血液循环、止痛的作用。

（3）超声波疗法 常用超声波接触移动法，0.8~1.5W/cm^2，每个部位20min，每日或隔日1次，具有明显的镇痛作用。

（4）温热疗法 包括红外线、蜡疗、温水浴、中药熏蒸等，每日或隔日1次，每次20min，具有消肿止痛的作用。

（5）磁疗法 可选用脉冲电磁疗法，每日1次，每次20min，起到消炎镇痛，促进钙磷沉淀，促进骨折愈合，维持或提高骨密度的作用。

4. **中医疗法**

（1）中药治疗 在辨证的基础上选方用药。如肾精亏虚型，治以补肾益精，活血行气，方用虎潜丸加味，药用知母、黄柏、熟地黄、白芍、干姜、虎骨等；脾虚血亏型，治以益气健脾，生血养骨，方用四君子汤加味，药用党参、茯苓、陈皮、甘草、黄芪、当归等；肾虚血瘀型，治以强腰补肾，活血化瘀，方用身痛逐瘀汤加味，药用桃仁、红花、当归、川芎、牛膝、地龙、没药、羌活等；气阴两虚型，治以益气养阴，滋补筋骨，方用知柏地黄丸和二至丸加味，方用知母、黄柏、生地黄、山药、茯苓等。

（2）针灸疗法　骨质疏松多以肾虚为主，治以补肾通阳，舒筋活血。针灸治疗有体针、耳针、艾灸等，也可用电针。

（3）推拿疗法　推拿操作以足太阴脾经和足阳明胃经为主。推拿手法有擦法、按揉法、拿法等。

（4）拔罐疗法　具有缓解肌肉紧张、疏通气血、镇痛的作用。

三、康复教育

1. 健康教育　骨质疏松是影响老年人健康的社会问题，需制订和采取相应的预防措施，以加强宣传教育。尤其对老年女性予以重点照顾，应尽早发现并消除骨质疏松的危险因素，如绝经过早、活动过少、吸烟、喝酒、饮咖啡、喝浓茶等。尽早发现以便尽早治疗，针对患者的不同病情提供不同的科学有效的治疗方案，学会自我保护，减少骨折的发生。本病的预防比治疗更重要。

2. 注意饮食营养

（1）摄入足量的钙　建议钙的供给量为每日 1000~1500mg，含钙多的食物有牛奶、蛋类、骨头汤等。

（2）注意影响钙吸收的食物　增加钙吸收的食物，如动物肝脏、鱼肉及蛋黄。

（3）注意烹调方法　如菠菜、苋菜中含有较多的草酸，影响钙的吸收，如果将这些菜在水中焯一下，滤去水再烹调，可减少部分草酸。

（4）供给充足的蛋白质　如乳制品、骨头、蛋类等食物，都含有弹性蛋白和胶原蛋白。

3. 保持良好的生活习惯　坚持体育锻炼，增加户外活动和日照。

【复习思考题】

1. 骨质疏松症的定义是？

2. 骨质疏松症分为哪几型？

3. 骨质疏松症的康复治疗是？

扫一扫，知答案

扫一扫，看课件

精神发育迟滞儿童的康复

【学习目标】

　　1. 掌握精神发育迟滞儿童临床康复评定和治疗方法。

　　2. 熟悉精神发育迟滞儿童的临床特征。

　　3. 了解精神发育迟滞的病因及机制

【考纲摘要】

1. 掌握精神发育迟滞儿童康复评定。

2. 掌握精神发育迟滞儿童康复治疗。

项目一　概　述

　　精神发育迟滞又称精神发育不全，是一种由多种原因引起的脑发育障碍所致的综合征，以智力低下和社会适应困难为主要特征，可伴有某种精神障碍或躯体疾病，是导致儿童终身残疾的主要原因之一。精神发育迟滞关键在于早期发现、早期干预，治疗原则是以照管、训练教育促进康复为主，并结合病因和具体病情采用药物治疗。患儿由于治疗时间长，疗效缓慢，甚至伴有终身残疾，给社会、家庭带来沉重的负担。

一、定义

　　精神发育迟滞（mental retardation）是指 18 岁以前发育阶段由于遗传因素、环境因素或社会心理因素等各种原因引起，临床表现为以智力明显低下和社会适应能力缺陷为主要特征的一组疾病。精神发育迟滞不是独立的疾病，它是由多种因素造成的脑发育受阻的一组疾病。起病年龄在 18 岁以前，如果在 18 岁以后，由于某种原因引起脑损害，继发智能障碍，应归为痴呆范畴。精神发育迟滞患者智商（intelligence quotient，IQ）小于 70，缺陷程度越严重，智商越低，同时伴有社会适应能力不同程度的缺陷。

二、流行病学

精神发育迟滞的患病率，据国际文献资料报道大多在 1%~10% 之间。世界卫生组织（WHO）报告严重的精神发育迟滞患病率为 4%。轻度精神发育迟滞患病率高达 30‰。据1982 年我国六大行政区精神发育迟滞调查结果，总患病率为 3.33‰（包括中度和重度精神发育迟滞），而 7~14 岁的患病率为 5.27‰。我国于 1988 年对 0~14 岁儿童进行了抽样调查，发现儿童智力低下患病率为 10.7‰；农村患病率高于城市，前者为 14.6‰，后者为7.5‰，男性与女性精神发育迟滞的患病率一般无显著差异。程度的比率以轻度精神发育迟滞占多数，约占 75%，重度和中度占 20%，极重度占 5%。程度越重者，往往伴有躯体先天畸形，而且死亡率也越高。

三、病因和发病机制

世界卫生组织将造成精神发育迟滞的病因分为十大类：①感染和中毒；②外伤和物理因素；③代谢障碍或营养不良；④大脑疾病（出生后的）；⑤不明的出生前因素和疾病；⑥染色体异常；⑦未成熟儿；⑧重性精神障碍；⑨心理社会剥夺；⑩其他和非特异性的病因。

精神发育迟滞的病因复杂多样，涉及范围广泛，诸如生物学因素、社会心理因素以及其他因素等，均可能导致脑功能发育阻滞或大脑组织结构的损害。随着医学科学的发展，部分病例可查明病因，但仍有许多病例尚未能发现致病原因。

四、临床特征

精神发育迟滞的临床表现与智力缺陷的程度密切相关。通过临床检查包括智力测验和社会适应能力评定结果，确定智力低下的程度。IQ 可作为评定精神发育迟滞分级的指标，IQ=（智龄 / 实际年龄）×100，正常范围为 100±15，IQ 在 70 或 70 以下者为智力低下。临床根据 IQ 将精神发育迟滞分为 4 个等级：轻度（智商为 50~70）；中度（智商为35~49）；重度（智商为 20~34）；极重度（智商为 20 以下）。

（一）精神发育迟滞的临床特征

1. 轻度精神发育迟滞　最为多见，但因程度轻，往往不易被识别。躯体一般无异常。语言发育迟滞。适应社会能力低于正常水平，可以社会交往，具有实用技能，如能自理生活，能从事简单的劳动或技术性操作，但学习能力、技巧和创造性均较正常人差。读写、计算和抽象思维能力比同龄儿童差，显示学习困难，经过特殊教育可使他们的智力水平和社会适应能力得到提高。

2. **中度精神发育迟滞** 能部分自理日常简单的生活，能做简单的家务劳动。语言、运动功能和技巧能力明显落后于同龄正常儿童。阅读、计算能力很差，理解能力差，对学校的功课缺乏学习的能力。成年时期不能独立生活。少数患者伴有躯体发育缺陷和神经系统异常体征。

3. **重度精神发育迟滞** 社会适应能力明显缺陷，日常一切生活均需别人照护，不知危险和防御。言语发育明显障碍，或只能学会一些简单的词句，不能理解别人的言语。运动功能发育受限，严重者不能坐、立和走路。不能接受学习教育。常伴有癫痫、先天畸形。

4. **极重度精神发育迟滞** 较少见。大多数在出生时就有明显的先天畸形。完全缺乏自理生活能力，终生需别人照料，不会讲话，不会走路，无法接受训练。

5. **边缘智力** 智商在 70~85 之间，为精神发育迟滞与正常智力的过渡状态，可伴有轻度的社会适应不良。严格而言，边缘智力并非精神发育迟滞。

（二）精神发育迟滞的心理特征

患者心理活动特征与中枢神经系统损害及智力缺陷的程度密切相关。弱智儿童心理特征如下：

1. **言语和思维** 常见表现为言语发育迟缓，表达能力低下，思考与领悟迟钝，缺乏抽象、概括能力。重度或极重度者言语能力丧失，几乎无思维能力。

2. **感知** 感知缓慢，知觉范围狭窄，很难区分物体形状、大小、颜色的微小差异。

3. **注意和记忆** 往往注意力不集中，注意广度明显狭窄。记忆力差，识记速度慢，再现不准确。

4. **情感** 表现幼稚、不成熟，情感不稳定，缺乏自我控制，易冲动。常表现胆小、孤僻、害羞、退缩等。

5. **运动和行为** 常见体型不匀称，运动不协调，灵活性差，或表现过度活动，破坏、攻击行为或其他不良行为等。

（三）精神发育迟滞的特殊类型

本症是由各种不同原因所致的一组疾病。有部分病例由于染色体异常、先天代谢障碍等所致，临床构成了特殊类型。几种常见的特殊类型为：Down 综合征（又称 21 三体综合征或先天愚型）、脆性 X 综合征、结节性硬化、苯丙酮尿症、半乳糖血症、先天性甲状腺功能减退症（又称地方性呆小病或克汀病）、先天性睾丸发育不全、先天性卵巢发育不全及胎儿酒精综合征等。

案例导入

患者王某，女，2010 年 4 月出生。2017 年经甘肃省妇幼保健院诊断为智力缺陷，精神发育迟滞。同年8月入我校学习。眼睛近视，身体体质弱，平衡能力差，走路摇摆，上台阶很吃力，需人搀扶。生活自理能力差，不爱活动，与人沟通困难，认识简单汉字。课堂自制力差，爱做小动作。有一定的表现欲望，对新事物兴奋，生气时情绪不容易控制。

提问：该患者存在哪些功能障碍？如何进行康复治疗？

项目二　康复评定

精神发育迟滞的康复评定需要收集多方面资料，加以综合评定。

一、临床评定

1. 详细收集病史　特别应了解家族有无遗传史，父母是否近亲婚配，母孕期是否存在高危因素，患儿的发育史和既往病史等。

2. 体格检查　包括神经系统检查、生长发育状况，如身高、体重、头围、头形、有无畸形、视力、听力以及皮肤、毛发有无异常等。

3. 实验室检查　包括脑电图、头颅影像检查、脑诱发电位、生化检验和遗传细胞学检查等。

二、心理学评定

包括智力测验、发育评估、社会适应能力评定。

1. 智力测验　目前国内常用的有多种智力量表和发育评定量表，可根据个体具体情况正确运用。Bayley婴儿发育量表，适用于2~30个月儿童；Peabody图片词汇筛查试验，适用于2岁以上儿童；Gesell发育量表，适用于0~3.5岁儿童；Denver发育筛查（DDST），适用于0~6岁儿童；Wechler学龄前期和学龄初期智力量表，适用于4~6.5岁儿童；50项提问智能测验法，适用于4~7岁儿童；画人试验，适用于4~12岁儿童；修订Wechler儿童智力量表（WISC-RC），适用于6~16岁儿童。

2. 发育评估　诊断精神发育迟滞，不能单纯依靠智力测验，应结合儿童具体情况、社会文化教育背景、临床多方面资料以及社会适应能力评定加以综合分析，诊断是否为智力低下，取慎重态度，避免轻易给予"智力低下"的标签。

3. 社会适应能力评定　社会适应能力是指人类适应外界环境，从而赖以生存的能力，即个体对其周围的自然环境和社会需要做出反应和适应的能力，是儿童心理发展的重要组成部分，可用幼儿社会适应量表评定，如左启华等修订的婴儿–初中学生社会生活能力量表（日本 S-M 社会生活能力检查 - 修订本）。全量表分为独立生活能力（SH）、运动能力（L）、作业（O）交往（C）、参加集体活动（S）、自我管理（SD）6 个领域，共有 132 个项目，全表共 7 个起始年龄，由每个家长或每天照料孩子的抚养者根据相应的年龄段，按儿童具体情况进行逐项填写。得分越高，表示适应能力越强，根据总分值由低至高分轻度、边缘、正常、高常、优秀 5 个级别。

三、日常生活自理能力及言语、吞咽功能评定

具体评定内容见本套规划教材中《康复评定技术》的相关章节。

项目三 康复治疗

一、治疗目标与原则

精神发育迟滞患者康复治疗目标是减轻致残因素造成的后果，尽可能改善智力能力、提高生活自理能力、社会交流、社会适应力，改善患儿生活质量，争取达到生活自理和能够接受正常的教育或特殊教育，为将来参与家庭或社会奠定基础。精神发育迟滞关键在于早期发现、早期干预。治疗原则是以照管、训练教育、促进康复为主，并结合病因和具体病情采取药物治疗。

二、康复治疗方法

（一）教育干预

教育干预是精神发育迟滞的主要康复治疗方法。研究证明智力低下儿童也具有相当大的潜能，他们的心理发展和成熟的速度虽较缓慢，积极进行早期教育与训练，可促使他们智力的发展，有效地补偿其智力和适应能力的缺陷，使智力残疾人尽量得到补偿和康复，提高他们适应社会生活的基本能力和发展其智力水平与技能，帮助他们成为家庭和社会残而不废的成员。

1. 教育干预的原则 教育干预应遵循的原则是根据精神发育迟滞儿童的严重程度分级，从简单到复杂，从易到难，进行有计划的、循序渐进的训练与教育。对轻度和中度精神发育迟滞儿童，着重训练其劳动技能，达到自食其力。大多数轻度精神发育迟滞儿童在成年后可过接近正常人的生活，尤其是程度较轻的社会文化型精神发育迟滞儿童，经过早期教育干预可达到正常人的智力和适应能力。对重度和极重度精神发育迟滞儿童，着重训练其生活自理能力，教会其简单的卫生习惯及基本的生活能力。社区康复应包括社区特殊训练和特殊教育，在康复中心可进行语言、运动或听力障碍等有针对性的特殊训练，以纠

正和补偿其生理缺陷。在弱智幼儿园或弱智学校可进行智力开发、行为习惯、思想品德、独立生活能力和文化基础知识方面的特殊教育。对于无社区康复条件者，可进行家庭康复，在家中对精神发育迟滞儿童进行家庭训练和教育。可入学者，尽量入学，智力低不能入普通学校者，可入特殊学校就读，如培智学校、盲聋哑学校等，进行学习和训练。

2.**教育干预的方法和内容**　对精神发育迟滞儿童需要进行社区康复和家庭康复。社区康复应包括特殊训练和特殊教育，国外是将两者结合起来进行。在康复中心可进行特殊训练，通过康复治疗师对精神发育迟滞儿童的语言、运动或听力等障碍进行有针对性的特殊训练，以纠正和补偿其生理缺陷。在弱智幼儿园或弱智学校可进行特殊教育，通过特殊教育工作者对精神发育迟滞儿童进行智力开发以及行为习惯、思想品德、独立生活能力和文化基础知识方面的教育。对于无社区康复条件者，可进行家庭康复，在家中对精神发育迟滞儿童进行家庭训练和教育。

（1）教育干预方法　可采用个别训练、集体训练和集体活动3种训练方法。个别训练是根据每个患儿的具体情况和接受能力制订个性化训练计划，由1位教师对1名精神发育迟滞患儿进行教学。集体训练是由1位教师同时对10~15名精神发育迟滞患儿进行训练，训练内容和难易程度依据绝大多数患儿的水平来定。集体活动是由教师或其他专业人员组织活动，如去公园、动物园、郊外等地方，内容较为活跃而丰富。

（2）干预内容　主要包括对自身及他人理解训练、奠定生活基础训练、培养兴趣及理解事物训练、语言理解及沟通训练、促进身体运动训练和基本生活训练等。

1）自身及他人理解训练

①对自身及他人关系的理解

a.让患儿意识到自己，提高对自己的关心程度，扩大对周围人和事的兴趣。

b.扩展人际交流，设定一个有丰富人际交流体验的训练场景，找出与患儿相处的方式；学习反应及应答的方法，即在做出反应的同时辅以相应的动作，如叫到名字时举手等；在一天的日常生活中寻找一对一训练的时机，明确在什么场景中训练什么内容，如用餐时，对患儿说"这是你的牛奶"等。

c.让患儿意识到自己的名字，不要在远处叫喊，同时手放在患儿肩上，看着患儿的脸，做出尽量与患儿接触的举动；在日常具体事件中自然呼唤患儿名字。d.训练患儿对别人的声音有反应，可在自由活动、运动游戏等场景中将语言和动作结合在一起训练。e.训练患儿关心别人的行为，如一起散步、一起看其他孩子做游戏等。f.注意与患儿情绪紧密结合，适当给予奖赏的行为，如握手、拥抱等。

②对身体部分及身边的人的认识训练，通过学习身体接触寻求人际关系的扩展，初步学习动作模仿。

a.以身体为轴心，尝试各种各样的身体接触，包括理解自己的身体，意识到别人的存在，理解镜子中的自己。可以通过做游戏、触摸孩子的身体、模仿练习来完成。

b.采用患儿容易理解的方式，如让患儿抚摸老师的身体同时说出名字，身体某个部分的运动，模仿游戏。

c.培养患儿的情感，和孩子多做荡秋千等游戏，培养患儿意识。

2）奠定生活基础训练

①奠定人际关系的基础

a.培养对交往方式的理解能力，身体接触培养初步人际关系，引导出预测行为的能力，理解所做任务并做出反应。

b.明确游戏的目的，游戏必须伴随动作，简单易学，动作与简单的语言结合在一起，同时利用感觉刺激，大量使用身体运动，积累快乐经验。

c.身体接触距离，按身体紧密接触、牵手面对面、保持一定距离的顺序完成。

d.身体接触游戏，如脸贴脸、拥抱、背背翘、举高高、转圈圈等。

e.利用感觉及运动的游戏，如挠痒痒、跑步、摔跤、球类游戏、翻滚游戏等。

②从独自玩耍向集体游戏过渡

a.提高游戏技能，给患儿充分的独立游戏的经验，优先考虑和大人游戏，提高对人的关心程度的训练。

b.和别人交往的游戏与方法，和大人游戏获得交往及游戏方法，和低年龄、同年龄的孩子游戏创造角色任务，制造交流机会。

③在集体中获得规则和角色分配的常识。此类训练着眼于了解自己，关心别人，与别人情感上的交流，理解简单的行为构成。采用阶梯训练的原则，从具体的活动开始，给予行为修正及示范性提示。如拼人脸、纸牌、图画卡训练，大运动和感觉运动组合的体力循环游戏，过家家和购物游戏等。

3）培养兴趣及理解事物训练

①触觉、视觉、听觉训练：提高区分各种刺激的能力，训练内容包括看人、看物、追视人和物及区分人或物，训练时注意利用视觉发现兴趣点，利用听觉了解兴趣点，以个别训练为中心，重视感知觉训练。动作模仿训练：患儿先观看动作，然后发指令模仿。看物训练：找同样的东西，拼图，拼形状，找图画的缺损部分，可以用色彩鲜艳并能引起患儿兴趣的照片或商品目录。追视人或物的训练：训练的目标是关心远处的人和物，对患儿关心的对象、表现出的兴趣一旦发现应立即做出反应。区分人或物体训练：最好和患儿手拉手进行。对人、物、声音关心的训练：选择能自然与人脸部相对并进行接触的游戏，如集体舞、捉迷藏等。

②理解即将发生的事件：在各种场景中指导患儿以物为线索，理解目前所处的环境状况，推断正确的行为，理解某个事物和行为的联系。如将语言和物品结合起来，洗澡前认

识毛巾、香皂，起床时认识衣服，购物前认识购物袋等。

③认识两个事物之间的关系：可促进语言理解及物体的对应方法。寻找物物之间的关系，如具体物与具体物的配对，具体物与图片配对，图片与图片配对；理解物与状况的关系，如给娃娃穿衣服游戏；将声音和行为联系起来的游戏，如随口令跑停、韵律游戏等。

④提高模仿能力，如身体模仿，模仿人，包含学习要素的模仿，各种模仿游戏（握手、拍手、点头、举手、电视模仿，模仿老师、父母，仿画等）。

⑤用形状、图画、文字表达：可促进患儿将不断丰富的对人或物的影像与对物的认知、语言社会性的发育结合。训练目标是通过积木、橡皮泥、纸、笔等将头脑中各种各样的物体或状况的影像表现出来。如穿脱衣服、洗脸、积木搭电车、橡皮泥游戏、拼图、画画、使用剪刀、折纸游戏等。

4）语言理解及沟通训练

①指示沟通训练：以指示为连接点，让患儿学会关心人和物，提高语言的理解力。训练包括表达要求、指认身体名称、颜色触摸识别、插图内容识别、图片购物等，训练从具体到抽象。

②模仿发音说话：以构音发音为基础，从单音节向双、三音节过渡，重叠音的组合。认识声音训练，如模仿元音、口唇音；母亲对患儿多说话；旋律简单、歌词短、重复的歌曲等；通过游戏模仿声音；引入学习要素的训练：培育听的能力和态度，以听懂单词和音节为目标，如配乐器游戏、声音配对游戏、分辨词汇游戏等；训练发声器官的游戏，如吹纸人、吹乒乓球等学习气息的使用方法，嚼口香糖、舔盘子提高两颌运动能力。

③动作表现训练：动作表现为患儿学会语言之前频繁使用的一种沟通方法，如Bye-Bye、再见、你好、请给我、我要、不、嗯、Yeah、上厕所的信号、敲门等，训练的目标是增加与人的沟通机会，提高语言理解力。训练采用日常生活中的内容，如传递小物品、帮忙拿报纸、物品搬家等，将语言和动作结合起来，逐渐向有声语言发展。

④提高语言理解能力：从患儿感兴趣的内容开始，着重观察患儿现在能够理解什么程度的语言，现有的应对方式是什么，循序渐进增加词汇量。训练内容包括：身体部位、进食时食物、动物、交通工具、动词（坐、站、跳）、方位词（前后、左右、上中下）的认识训练。

⑤理解故事的脉络训练：故事应该简单，叙述清楚，重复的语言多，包含患儿在实际生活中常见的东西。

5）促进身体运动训练

①大运动训练：可培养韵律感和协调性，奠定动作模仿的基础，保持身心协调。应该按照发育的顺序进行干预，把身体的运动变为快乐的活动，从他动到自动，辅以丰富的感觉训练，以反复进行、持续不断的原则，活泼的身体运动游戏，如彩带操，根据不同旋律

节奏的音乐改变活动，培养韵律感及协调性；抢椅子游戏培养速度感及敏捷性；跑步培养持久力，抬轿子等培养肌肉力量等。

②协调运动训练：通过走、跑、跳等大肌肉运动自由移动身体；各个关节在可动范围内的训练提高关节的可动性，如下楼梯、攀登架、垫上翻转运动等；四肢协调训练，如爬彩虹筒、独轮车、荡秋千；结合声音韵律的身体运动训练，如广播体操。

③手指精细运动训练：应细心安排游戏，结合患儿兴趣，内容符合患儿日常生活活动，且不能太难，表现出色的应及时表扬。如将物体放入、取出，摞杯子、玉珠盘、穿绳子，使用剪刀、拧螺丝等。

④发声器官的训练：如各种吹气游戏，吹蜡烛、吸果汁、嚼苹果、舔果汁、刷牙等。

6）基本生活训练

①进食训练：最大目标是独立进食，一对一开始，按洗手到最后收拾的一定顺序进行，尽量少的规则，重视自发性的培养。同时注意患儿进食时离开座位、撒饭、进食时间太长等问题。

②大小便自理训练：目标是明白尿意、便意的感觉，掌握排泄技能，确立指示行为和自我控制能力，同时考虑个体差异，重复进行，注意孩子的信号，在固定的顺序下进行，让孩子有安全感。

③穿衣的自理：帮助患儿记住穿衣的顺序，培养患儿区分裤子从脚穿、上衣从头穿的能力，发展手指功能及手眼协调能力。必须循序渐进，菜单化指导，从易到难，在日常生活场景中练习以及重复练习。适当时机予以帮助及赞扬。

（3）注意事项　在进行精神发育迟滞患儿教育干预时，应注意下列问题

①每次训练内容不可多，先易后难，对较困难的内容可分为有连贯的小项目，顺序进行，然后再连成整个内容。

②每天坚持定时、定量训练，以便养成训练习惯。每天训练时间不宜过长，15~30min即可。

③从一个训练项目转换到另一个项目时，不可追求速度，以免患儿难以适应。

④尽量利用图片、实物进行训练，以便于理解。

⑤训练环境要安静，过多无关物品应拿开，以免患儿分心。注意患儿的心境，心境不佳时暂停训练。对训练要抱有信心，并要多次重复训练，不可轻易放弃。

（二）药物疗法

1. 病因治疗　对某些精神发育迟滞类型病因明确者，在特殊教育训练的同时，应针对不同的病因进行治疗，以防止病情发展，有利于康复。如先天代谢缺陷、先天性甲状腺功能减退，早期采用饮食疗法或补充必需的元素或甲状腺素，可预防精神发育迟滞；性染色体遗传性疾病致使某些性激素分泌不足，可适时给予性激素以改善患者的性征发育。

2. 促进或改善脑细胞功能的治疗　可以选用多种氨基酸、吡拉西坦、γ－氨络酸等药物治疗。

3. 对症治疗　对伴发精神症状和癫痫等，可选用小剂量抗精神病药物和抗癫痫药物治疗。

（三）中医康复疗法

1. 中药辨证治疗　中医认为本病属中医"五迟"范围，因先天胎禀不足、肝肾亏损、后天失养、五脏之精气不能上荣元神之府所致。以致神志先聪，谋虑失常，思维不灵，反应迟钝，记忆减退，智力低下，应治以补肾填精，益髓健脑，益气健脾，化瘀开窍，益智醒脑。

2. 穴位注射治疗　维生素 B_1 0.1g，维生素 B_{12} 0.5mg，生理盐水 20mL，取百会、四神聪、哑门等注射，奥拉西坦 100mg/kg 用生理盐水 10mL 稀释，取神庭、双侧头维等，针与头皮成 15° 角快速刺入帽状膜下，有针感而回抽无血后每穴推注药液 1~2mL，隔日 1 次，10 次为 1 个疗程，中间间隔 1 周。

3. 针灸治疗　取百会、四神聪、神庭、印堂、廉泉、内关、合谷、通里等。针刺方法：百会、四神聪、神庭、印堂用 1 寸毫针与头皮成 30° 角沿头皮斜刺；内关、合谷、通里以直刺方法，进针后强刺激留针 1 小时，0.5 小时后采用捻转手法强刺激行针 1 次，隔日 1 次。

【复习思考题】

1. 如何准确理解精神发育迟滞的概念？

2. 精神发育迟滞的康复原则是什么？

3. 对精神发育迟滞患儿如何进行教育干预？

扫一扫，知答案

主要参考书目

1. 张绍岚.疾病康复.北京：人民卫生出版社，2010.

2. 黄学英.常见疾病康复学.北京：中国中医药出版社，2006.

3. 邓倩.临床康复学.北京：人民卫生出版社.2014.

4. 李晓捷.人体发育学.北京：人民卫生出版社，2011.

5. 李林.小儿脑性瘫痪作业治疗.北京：人民卫生出版社，2014

6. 王玉龙.康复功能评定学.北京：人民卫生出版社，2016.

7. 窦祖林.作业治疗学.北京：人民卫生出版社，2013.

8. 张绍岚，何小花.疾病康复.北京：人民卫生出版社，2016.

9. 黄晓琳.康复医学.第5版.北京：人民卫生出版社，2013.

10. 郭铁成，黄晓琳，尤春景.康复医学临床指南.第3版.北京：科学出版社有限责任公司，2017.

11. 周明成.美国心脏康复和二级预防项目指南.上海：上海科学技术出版社，2016.

12. 励建安.肥胖症功能障碍康复与治疗.北京：人民军医出版社，2016.

13. 李淑芳.肥胖症康复养生.上海：上海科学技术文献出版社，2009.

14. 诸毅晖.康复评定学.第2版.上海：上海科学技术出版社，2008.

15. 邓倩.临床康复学.第2版.北京：人民卫生出版社，2014.

16. 唐强.临床康复学.上海：上海科学技术出版社，2009.

17. 燕铁斌.物理治疗学.北京：人民卫生出版社.2008.

18. 周恒忠，陈文华.实用康复技术.西安：第四军医大学出版社.2013.

19. 于长隆.骨科康复学.北京：人民卫生出版社，2010.

20. 倪朝民.神经康复学.北京：人民卫生出版社，2008.

21. 关骅.临床康复学.北京：华夏出版社，2005.

22. 恽晓平.康复疗法评定学.北京：华夏出版社，2008.

23. 卓大宏.中国康复医学.第2版.北京：华夏出版社，2004.

24. 吴江.神经病学.北京：人民卫生出版社，2010.

25. 中国高血压防治指南修订委员会.中国高血压防治指南.北京：卫生部疾病预防控制局，2010.

26. 王茂斌.神经康复学.北京：人民卫生出版社，2009.

27. 柚木馥，白崎研司.发育障碍儿童诊断与训练指导.王宁，译.北京：华夏出版社，2008.

28. 段玉梅.精神发育迟滞儿童的治疗与康复训练.乌鲁木齐：新疆人民出版社，2003.